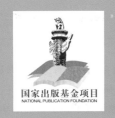

国家出版基金项目
NATIONAL PUBLICATION FOUNDATION

"十三五"国家重点图书出版规划项目

Precision
Medicine

精准医学出版工程

精准预防诊断系列

总主编 詹启敏

孕产前筛查与精准诊断

Pre-pregnancy Screening,
Prenatal Screening and Precision Diagnosis

邬玲仟 刘俊涛 等

编著

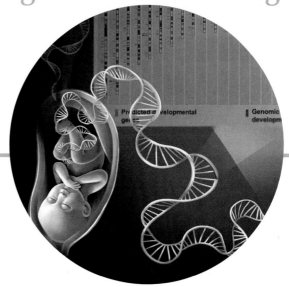

上海交通大学出版社
SHANGHAI JIAO TONG UNIVERSITY PRESS

内容提要

　　本书为"精准医学出版工程·精准预防诊断系列"图书之一。本书以作者多年的研究成果为基础，系统阐述了在孕前和产前两个阶段如何对遗传病进行精准诊断，以降低遗传病患儿的出生。首先，从出生缺陷三级预防的孕前和产前两个阶段出发，阐述了不同遗传学技术、影像学技术和生物信息学技术在染色体病、染色体微缺失/微重复综合征和单基因病等不同种类遗传病的孕前和产前检测中的作用与意义；其次，重点阐述了各种技术检测结果的判读与遗传咨询，并通过案例进行了详细分析。本书旨在提升临床医师对检测结果进行精准判读和合理遗传咨询的能力，以保证孕前和产前两个阶段遗传病防控的工作质量，为临床医师的实践工作提供指导和帮助。

图书在版编目(CIP)数据

孕产前筛查与精准诊断/邬玲仟等编著. —上海：上海交通大学出版社,2020(2021 重印)
精准医学出版工程/詹启敏主编
ISBN 978-7-313-20484-4

Ⅰ.①孕⋯　Ⅱ.①邬⋯　Ⅲ.①妊娠诊断　Ⅳ.①R714.15

中国版本图书馆 CIP 数据核字(2018)第 269017 号

孕产前筛查与精准诊断
YUN-CHAN QIAN SHAICHA YU JINGZHUN ZHENDUAN

编　　著:	邬玲仟　刘俊涛 等			
出版发行:	上海交通大学出版社	地　　址:	上海市番禺路 951 号
邮政编码:	200030	电　　话:	021-64071208
印　　制:	苏州市越洋印刷有限公司	经　　销:	全国新华书店
开　　本:	787 mm×1092 mm　1/16	印　　张:	18.75
字　　数:	372 千字		
版　　次:	2020 年 4 月第 1 版	印　　次:	2021 年 5 月第 2 次印刷
书　　号:	ISBN 978-7-313-20484-4		
定　　价:	148.00 元		

医师)

邬堂春(华中科技大学同济医学院副院长、公共卫生学院院长,教授)

曾　强(中国人民解放军总医院健康管理研究院主任,教授)

张军一(南方医科大学南方医院精准医学中心副主任,主任医师)

张路霞(北京大学健康医疗大数据国家研究院院长助理,北京大学第一医院肾内科主任医师、教授)

张　学(哈尔滨医科大学校长、党委副书记,教授)

朱宝生(昆明理工大学附属医院/云南省第一人民医院遗传诊断中心主任,国家卫健委西部孕前优生重点实验室常务副主任,教授)

学术秘书

张　华(中国医学科学院、北京协和医学院科技管理处副处长)

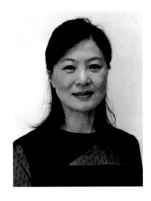

邬玲仟，1962 年出生。中南大学医学遗传学博士，现任中南大学医学遗传学研究中心、产前诊断中心主任，教授、妇产科一级主任医师、博士生导师，国务院政府特殊津贴专家。长期从事遗传病发病机制、遗传病诊断与产前诊断的教学、科研与临床工作。先后师承夏家辉院士、日本国立长崎大学医学院新川绍夫教授从事医学遗传学和临床遗传学研究，2004—2017 年任医学遗传学国家重点实验室副主任、中南大学湘雅医院产前诊断中心主任，2004—2018 年任中南大学湘雅医院生殖医学中心副主任。主持国家科技支撑计划项目、973 项目、863 项目等国家级课题 10 余项。在临床遗传学领域做出一系列开创性的贡献，研究成果获奖 6 项，其中以第一完成人获得湖南省科学技术进步奖一等奖 1 项，作为主要完成人获得国家科学技术进步奖二等奖 1 项，获得首届中国出生缺陷干预救助基金会科学技术奖的"杰出贡献奖"。创建并担任中国医师协会医学遗传医师分会首届会长，中华医学会医学遗传学分会七、八、九届副主任委员，中华预防医学会出生缺陷预防与控制专业委员会常务委员，中国医师协会毕业后医学教育专家委员会委员，国家卫生健康委员会（国家卫健委）产前诊断专家组成员、产前诊断培训基地负责人，湖南省遗传学会副会长。在 *Neurology*、*Journal of Medical Genetics* 等国际知名期刊发表论文 120 余篇，其中 SCI 收录 90 余篇。主编《医学遗传学》等多部全国规划教材和专著。

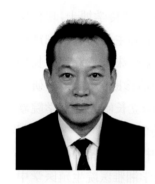

　　刘俊涛，1965 年出生。中国医学科学院北京协和医院临床医学硕士，现任北京协和医院妇产科副主任、产科主任，教授、主任医师、博士生导师。长期从事产科临床和产前诊断工作，尤其擅长产科危急重症的诊治，遗传咨询，绒毛活检、羊水穿刺和脐静脉穿刺等常用产前诊断技术，胎儿镜技术等。1999—2000 年作为访问学者专程赴澳大利亚皇家女子医院（Royal Women's Hospital Australia）学习产前诊断技术。承担及参与国家级和省部级科研课题 6 项，以及美国中华医学基金会（CMB）课题 1 项。目前兼任国家卫健委产前诊断技术专家组成员、北京市产前诊断技术专家委员会委员、中国优生科学协会医学遗传学专业委员会第一届副主任委员、中国优生科学协会出生缺陷预防专业委员会主任委员。同时担任《中华围产医学杂志》编委、《中国产前诊断杂志（电子版）》编委。

　　"精准"是医学发展的客观追求和最终目标,也是公众对健康的必然需求。"精准医学"是生物技术、信息技术和多种前沿技术在医学临床实践的交汇融合应用,是医学科技发展的前沿方向,实施精准医学已经成为推动全民健康的国家发展战略。因此,发展精准医学,系统加强精准医学研究布局,对于我国重大疾病防控和促进全民健康,对于我国占据未来医学制高点及相关产业发展主导权,对于推动我国生命健康产业发展具有重要意义。

　　2015年初,我国开始制定"精准医学"发展战略规划,并安排中央财政经费给予专项支持,这为我国加入全球医学发展浪潮、增强我国在医学前沿领域的研究实力、提升国家竞争力提供了巨大的驱动力。国家科技部在国家"十三五"规划期间启动了"精准医学研究"重点研发专项,以我国常见高发、危害重大的疾病及若干流行率相对较高的罕见病为切入点,将建立多层次精准医学知识库体系和生物医学大数据共享平台,形成重大疾病的风险评估、预测预警、早期筛查、分型分类、个体化治疗、疗效和安全性预测及监控等精准预防诊治方案和临床决策系统,建设中国人群典型疾病精准医学临床方案的示范、应用和推广体系等。目前,精准医学已呈现快速和健康发展态势,极大地推动了我国卫生健康事业的发展。

　　精准医学几乎覆盖了所有医学门类,是一个复杂和综合的科技创新系统。为了迎接新形势下医学理论、技术和临床等方面的需求和挑战,迫切需要及时总结精准医学前沿研究成果,编著一套以"精准医学"为主题的丛书,从而助力我国精准医学的进程,带动医学科学整体发展,并能加快相关学科紧缺人才的培养和健康大产业的发展。

　　2015年6月,上海交通大学出版社以此为契机,启动了"精准医学出版工程"系列图书项目。这套丛书紧扣国家健康事业发展战略,配合精准医学快速发展的态势,拟出版一系列精准医学前沿领域的学术专著,这是一项非常适合国家精准医学发展时宜的事业。我本人作为精准医学国家规划制定的参与者,见证了我国精准医学的规划和发展,欣然接受上海交通大学出版社的邀请担任该丛书的总主编,希望为我国的精准医学发展及医学发展出一份力。出版社同时也邀请了吴孟超院士、曾溢滔院士、刘彤华院士、贺福初院士、刘昌孝院士、周宏灏院士、赵国屏院士、王红阳院士、曹雪涛院士、陈志南院士、陈润生院士、陈香美院士、徐建国院士、金力院士、周琪院士、徐国良院士、董家鸿院士、卞修武院士、陆林院士、田志刚院士、乔杰院士、黄荷凤院士等医学领域专家撰写专著、承担审校等工作,邀请的编委和撰写专家均为活跃在精准医学研究最前沿的、在各自领域有突出贡献的科学家、临床专家、生物信息学家,以确保这套"精准医学出版工程"丛书具有高品质和重大的社会价值,为我国的精准医学发展提供参考和智力支持。

编著这套丛书,一是总结整理国内外精准医学的重要成果及宝贵经验;二是更新医学知识体系,为精准医学科研与临床人员培养提供一套系统、全面的参考书,满足人才培养对教材的迫切需求;三是为精准医学实施提供有力的理论和技术支撑;四是将许多专家、教授、学者广博的学识见解和丰富的实践经验总结传承下来,旨在从系统性、完整性和实用性角度出发,把丰富的实践经验和实验室研究进一步理论化、科学化,形成具有我国特色的精准医学理论与实践相结合的知识体系。

"精准医学出版工程"丛书是国内外第一套系统总结精准医学前沿性研究成果的系列专著,内容包括"精准医学基础""精准预防""精准诊断""精准治疗""精准医学药物研发"以及"精准医学的疾病诊疗共识、标准与指南"等多个系列,旨在服务于全生命周期、全人群、健康全过程的国家大健康战略。

预计这套丛书的总规模会达到 60 种以上。随着学科的发展,数量还会有所增加。这套丛书首先包括"精准医学基础系列"的 10 种图书,其中 1 种为总论。从精准医学覆盖的医学全过程链条考虑,这套丛书还将包括和预防医学、临床诊断(如分子诊断、分子影像、分子病理等)及治疗相关(如细胞治疗、生物治疗、靶向治疗、机器人、手术导航、内镜等)的内容,以及一些通过精准医学现代手段对传统治疗优化后的精准治疗。此外,这套丛书还包括药物研发,临床诊断路径、标准、规范、指南等内容。"精准医学出版工程"将紧密结合国家"十三五"重大战略规划,聚焦"精准医学"目标,贯穿"十三五"始终,力求打造一个总体量超过 60 种的学术著作群,从而形成一个医学学术出版的高峰。

本套丛书得到国家出版基金资助,并入选了"十三五"国家重点图书出版规划项目,体现了国家对"精准医学"项目以及"精准医学出版工程"这套丛书的高度重视。这套丛书承担着记载与弘扬科技成就、积累和传播科技知识的使命,凝结了国内外精准医学领域专业人士的智慧和成果,具有较强的系统性、完整性、实用性和前瞻性,既可作为实际工作的指导用书,也可作为相关专业人员的学习参考用书。期望这套丛书能够有益于精准医学领域人才的培养,有益于精准医学的发展,有益于医学的发展。

本套丛书的"精准医学基础系列"10 种图书已经出版。此次集中出版的"精准预防诊断系列"系统总结了我国精准预防与精准诊断研究各领域取得的前沿成果和突破,将为实现疾病预防控制的关口前移,减少疾病和早期发现疾病,实现由"被动医疗"向"主动健康"转变奠定基础。内容涵盖环境、食品营养、传染性疾病、重大出生缺陷、人群队列、出生人口队列与精准预防,纳米技术、生物标志物、临床分子诊断、分子影像、分子病理、孕产前筛查与精准诊断,以及健康医疗大数据的管理与应用等新兴领域和新兴学科,旨在为我国精准医学的发展和实施提供理论和科学依据,为培养和建设我国高水平的具有精准医学专业知识和先进理念的基础和临床人才队伍提供理论支撑。

希望这套丛书能在国家医学发展史上留下浓重的一笔!

北京大学常务副校长
北京大学医学部主任
中国工程院院士
2018 年 12 月 16 日

出生缺陷是导致婴儿死亡和先天残疾的主要原因，不仅严重危害儿童的生存和生活质量，影响家庭幸福和谐，也给社会带来沉重的负担。我国作为出生缺陷高发国家之一，人口基数大，每年新增出生缺陷病例总数庞大，因而预防出生缺陷已经成为国家的公共卫生问题。及时查找出生缺陷的发病原因是防治出生缺陷的重要前提条件。染色体畸变、基因突变是导致出生缺陷非常重要的因素，因此，通过各种检测技术和方法在孕前和产前查出染色体畸变、基因突变，预防遗传病患儿，尤其是严重致愚、致残、致死性患儿的出生是降低出生缺陷的有效手段之一。

精准医学是当今医学发展的一种新模式，旨在通过个体化诊断、治疗与管理达到更科学、更有效地诊治与预防疾病的目的。《孕产前筛查与精准诊断》是"精准医学出版工程·精准预防诊断系列"图书之一。本书紧扣我国孕前和产前筛查与诊断的实际情况，以精准医疗为核心，即通过传统和现代的遗传检测技术、影像学技术和生物信息学技术分析表型正常或异常夫妇生育遗传病患儿的风险，再采用个体化的管理方案降低或预防遗传病患儿的出生，以达到降低出生缺陷、提高人口素质的目的。

本书共计5章。第1章为遗传病孕前筛查部分，主要介绍了遗传病孕前筛查的分类、方法及意义，其中包括染色体病、群体携带率高的隐性单基因病以及特殊群体单基因病携带者的孕前筛查等。第2章和第3章为遗传病产前筛查部分，主要介绍目前产前筛查的主要方法及筛查内容，既包含传统的血清学筛查及超声、磁共振成像（magnetic resonance imaging，MRI）等检测方法，又包含新的基于孕妇外周血胎儿游离DNA的无创产前检测技术。第4章为遗传病产前精准诊断部分，分别介绍染色体病、染色体微缺失/微重复综合征和单基因病的产前诊断，重点介绍细胞遗传学检测技术和分子遗传学检测技术在精准产前诊断中的应用。第5章为植入前遗传学检测部分，介绍其适应证和禁忌证、操作流程及各种植入前遗传学诊断/筛查技术。此外，本书还介绍了在孕前和产前阶段各种情况下对不同遗传病的遗传咨询。本书文后还包括了两篇附录，分别为2015年和2018年国际组织针对胎儿遗传病诊断的推荐意见，供读者参考。

　　本书特别强调对于遗传咨询门诊和产科门诊临床实践的实用性，注重基础理论与实际案例相结合。在疾病种类上，不仅包含了常见遗传病、典型遗传病，也包含了地方高发遗传病和一些特殊病例，使读者能根据不同种类疾病选择合适的实验室遗传学检测方法，并对检测结果进行正确的判读与合理的咨询。本书力求与时俱进，除介绍传统的防控方法外，还介绍了与遗传病检测相关的国内外最新进展，尽管部分检测技术目前还未应用于临床实践，但这将给读者带来一些新的视角。

　　与既往的医学书籍不同，本书没有以遗传病所累及的系统分章节，而是从三级预防的角度分章，希望能为读者提供一个清晰的孕前和产前预防思路。本书各章根据遗传病不同变异程度分节，以遗传病检测和咨询为主线，全面地介绍了遗传病孕前和产前的临床处理方法，以便临床医师能为有生育要求的夫妇提供防控遗传病患儿出生的指导。此外，本书还结合国情为读者提供了常见遗传病、典型遗传病和地方高发遗传病的病例分析，内容包括患者表型、实验室检测技术、检测结果判读以及遗传咨询等，使相关内容更加具体丰富，便于读者举一反三。希望本书不仅能在专业理论知识上给广大读者提供帮助，也能在临床实践中提供指导。

　　本书在编著过程中得到了全国同行专家的大力帮助和指导，在此致以衷心的感谢！本书第 1 章由陈新、邬玲仟、文曙执笔；第 2 章由梁德生、刘俊涛、戚庆炜、谭虎、邬玲仟执笔；第 3 章由董素贞、刘俊涛、戚庆炜执笔；第 4 章由梁德生、沈亦平、谭虎、王剑、文娟、邬玲仟、曾兰兰执笔；第 5 章由桂宝恒执笔；附录由李卓执笔翻译。编著秘书为林彭思远。

　　由于时间有限，受水平限制，书中可能存在谬误与疏漏之处，恳请读者批评指正。

编著者

2018 年 10 月

目录

1 遗传病孕前筛查

人类遗传病(genetic disease)风险主要包括两大类：单基因致病变异造成的单基因病(monogenic disease)和染色体数目或结构异常造成的染色体病。孕前遗传病携带者筛查一般是指在无症状个体中进行遗传学检测，以确定该个体是否携带染色体结构变异或在相关的基因中携带隐性致病变异。本章将分别介绍这两类遗传病风险的携带者筛查。

染色体病中 90％属于新发突变致病(父母正常)，其原因是怀孕时受精卵或胚胎内发生了新生的染色体变异而不是遗传自父母，此类染色体病只能通过在怀孕期间进行产前筛查或诊断才能检测到。少部分染色体病由父母携带的罗伯逊易位、相互易位、倒位和插入等结构异常导致，对于这种类型的染色体病可以通过在孕前对夫妻实施染色体检测筛查出携带者，再通过产前诊断(prenatal diagnosis)或胚胎植入前遗传学诊断(preimplantation genetic diagnosis，PGD)阻断染色体病患儿出生。单基因病可由父母携带的相关致病基因突变遗传所致。根据对大量全外显子组和全基因组测序(whole genome sequencing，WGS)数据的分析，目前认为普通人群个体每人平均携带 1～5 个隐性遗传病致病变异，因此，理论上人群中任何两个男女个体婚配都有一定概率生育隐性遗传病患儿。在实际生活中，人群中的个体并非完全自由婚配，而是倾向于和在种群及地理距离上与自己较为接近的个体婚配，人们将这种选择和自己的外形、种群等相近者婚配称为选型婚配(assortative mating)。在部分种群中，选型婚配和近亲婚配(consanguineous mating)现象相当常见，导致某些人群中一些特定的隐性遗传病发病率特别高，如中国南部省份人群中地中海贫血(珠蛋白生成障碍贫血)高发，德裔犹太人中泰-萨克斯病、戈谢病等高发。

因此，婚前隐性遗传病致病变异携带者筛查及染色体结构变异携带者筛查将有助于受检者了解自己携带的遗传病致病变异，并通过遗传咨询(genetic counseling)选择最适合自己的生育策略。常见的生育策略包括：

(1) 胚胎植入前遗传学诊断，又称为第三代试管婴儿。

（2）妊娠期的产前诊断，抽取胎儿羊水、脐带血或绒毛等进行遗传病诊断。

（3）如果父母决定让患儿出生，及早知道患儿的患病状态也将有助于对患儿进行及时的医疗处理，如苯丙酮尿症、生物素酶缺乏症等。只要患儿能及早得到诊断和治疗，就能获得几乎和正常人一样的生活质量和预期寿命。

1.1　单基因病孕前筛查

隐性遗传病与显性遗传病、线粒体 DNA 突变病、印记遗传病一样，是遗传病中的一大类。线粒体 DNA 突变病因为在不同世代细胞之间的传递性难以预测，不作为常规遗传病筛查项目，不在本章进行讨论。印记遗传病发病率较低，而且多为新生突变造成，一般也不作为常规筛查项目。某些隐性遗传病在人群中有较高的携带率，而且患者的致病变异主要是由健康的致病变异携带者父母传递而来，在普通人群中进行筛查以找出那些携带者父母有显著的临床意义，因而隐性遗传病孕前筛查是本章主要关注的内容。

隐性遗传病可分为常染色体隐性遗传病和 X 染色体连锁隐性遗传病（Y 染色体遗传病发病率较低，本章不予讨论）。常染色体隐性遗传（autosomal recessive inheritance）是指致病基因位于常染色体上，并且性状是隐性的，需要两个等位基因都携带致病变异才会导致疾病。X 连锁隐性遗传（X-link recessive inheritance，XLR）是指致病基因位于 X 染色体上，并且性状是隐性的，因此只有一条 X 染色体的男性如果在这条染色体上带有致病变异即可出现表型，女性有两条 X 染色体，一般情况下杂合子不会出现表型。但是 X 染色体的情况可能更复杂，如女性两条 X 染色体的不均衡失活（即 X 染色体失活偏移，skewed X-chromosome inactivation）也可能导致出现表型；约有 1/500 的男性有两条或更多的 X 染色体（即克兰费尔特综合征，Klinefelter syndrome），而不孕不育的男性患有克兰费尔特综合征的比例更高。这些患有克兰费尔特综合征的男性有超过一条 X 染色体，X 连锁隐性遗传病的表现方式和普通女性类似。由于患有不孕不育症，这些有多条 X 染色体的男性多在生殖门诊就诊，他们特殊的染色体遗传方式需要相关医疗人员额外注意。

1.1.1　单基因病携带者筛查的分类

单基因病携带者筛查可以针对一种特定的隐性遗传病或多种隐性遗传病进行，根据检测范围不同可以分为单基因病针对性携带者筛查（targeted carrier screening）和扩展遗传病携带者筛查（expanded carrier screening）。通过人群遗传病携带者筛查，可以获得相关致病变异在该人群中的实际概率，从而为受检者遗传咨询提供依据，制订合适的生育策略。在某个人群中进行大量的携带者筛查后得到的统计结果往往能够反映这个人群中相应疾病的实际携带者概率。因此,如果一个受检者没有家族史,根据该受检者所属的人群携带者概率,可以推测该受检者的携带概率。

传统上,医疗人员会根据受检者的种群和原籍选择进行何种携带者筛查。已知有些疾病在部分种群和部分地区具有特别高的携带率,如地中海贫血携带人群在广西壮族自治区高达 20％以上,一般涉及 *HBA1*、*HBA2* 和 *HBB* 三个基因。过去,这种基于受检者种群和原籍方式预测的隐性遗传病携带风险是较为准确的。在之前基因检测价格较高的时候,受检者一般每次只根据这种方法选择一种或少数几种携带者筛查,也能取得较好的临床效果,大大降低了患儿的出生率,这种筛查方法也可以称为针对性携带者筛查。

遗传学检测技术在过去 10 年中迅速发展,DNA 分析和测序的成本近年来大幅下降,如今在技术和成本上已经可以同时快速廉价筛查多种遗传病,针对多种遗传病热点变异进行筛查的针对性携带者筛查项目也随之发展起来。目前,较全面的针对性携带者筛查技术可以同时筛查 5～10 种遗传病,甚至多达数十种[1],如德裔犹太人 11 种遗传病筛查套餐(见表 1-1)。

表 1-1　德裔犹太人 11 种遗传病筛查套餐

疾 病 种 类	携带率	检测突变数	携带者检出率(%)	残余风险
布卢姆综合征(Bloom syndrome)	1/100	1	97	1∶3 300
卡纳万病(Canavan disease)	1/40	4	99	1∶3 900
囊性纤维化(cystic fibrosis)	1/24	32	94	1∶400
家族性自主神经失调症(familial dysautonomia)	1/30	2	99.5	1∶5 800
C 组范科尼贫血(Fanconi anemia, group C)	1/89	2	99	1∶8 800
戈谢病(Gaucher disease)	1/13	8	96	1∶301
糖原贮积症 Ⅰa 型(glycogen storage disease type Ⅰa)	1/71	2	>99	1∶7 000
枫糖尿症(maple syrup urine disease)	1/113	3	>99	1∶11 000
黏脂贮积症Ⅳ型(mucolipidosis type Ⅳ)	1/100	2	95	1∶2 000
尼曼-皮克病(Niemann-Pick disease)	1/90(A 型)未知(B 型)	4	95	1∶1 780
泰-萨克斯病(Tay-Sachs disease)	1/30	7	98	1∶1 450

随着大范围远距离的人口流动和不同种群之间的婚配越来越频繁,人们越来越难以确定准确的种群和原籍。因此,若再仅根据一个受检者自己填写的种群和原籍判断

应该进行哪种单基因病的携带者筛查,可能会遗漏很多高风险个体[1]。此外,由于跨种群/地域婚配者不断增多,原来比较局限的遗传病往往不再局限于特定的高危群体,这也促进了针对所有人群设计的扩展携带者筛查的出现,扩展遗传病携带者筛查又称为普适遗传病携带者筛查(universal carrier screening)。扩展遗传病携带者筛查不再基于受检者的种群和原籍,而是向所有受检者提供相同的携带者筛查项目。这种项目包含的基因往往很多,从几十种到几百种不等。这种方法在很大程度上取代了针对性携带者筛查[2]。

美国妇产科学会(American College of Obstetricians and Gynecologists,ACOG)的临床指南目前给医疗人员的建议是:在对准父母进行与遗传病携带者筛查有关的临床咨询时,可以基于准父母的原籍、种群、家族史等推荐针对性或扩展的遗传病携带者筛查。每个妇产科医师或其他医疗人员应尽力建立一种在临床实践中可以普及的标准操作规程,只要遵守这种规程,就能确保医疗人员可以在每一对准父母怀孕前告知其生育隐性遗传病患儿的风险以及几种备选的遗传病携带者筛查方法。妇产科医师或其他人员可以根据这个标准操作规程向这些准父母解释各种可能筛查方式的局限性、优势和其他可能的替代方案,并向这些准父母提供他们最终选择的筛查服务。在筛查结果出来后,还可以遵照该流程向这些准父母提供相应的遗传咨询。另外,需要注意的是,这些筛查项目不应该是强制性的,而应该尊重准父母的个人决定。

准父母及医疗人员都应该意识到,遗传病携带者筛查并不能完全替代新生儿筛查。实际上,新生儿筛查仍然有其不可替代的作用。首先,因为遗传病携带者筛查并不能保证所有的致病变异都被检测到,新生儿筛查可以发现一些遗漏的致病变异。例如,一些位于内含子深部的或者大片段缺失型的致病变异,采用常规的第二代外显子捕获测序法经常会漏诊。另外,有些遗传病可能由多个相关基因变异造成,但并不一定所有的相关基因都会包含在筛查内容中,如果只进行遗传病携带者筛查的基因检测,这些遗漏的基因变异就可能导致假阴性患儿的出生,而新生儿筛查检测的是异常的代谢产物,只要相关的代谢途经有功能异常,新生儿筛查结果都应有阳性发现。其次,并不是所有的夫妇都会进行遗传病携带者筛查。为后代进行新生儿筛查,能为这些夫妇提供有价值的医疗信息,如果他们的后代是某种已知遗传病患者,可以通过新生儿筛查诊断出患儿的疾病,并进行及时的医疗干预[3]。

需要注意的是,任何一种遗传病携带者筛查都不是适合所有人群的。对于那些有遗传病家族史的个体,直接鉴定家族特异性致病变异是更合适的临床解决方案。对这些家庭而言,针对特定家族性致病变异进行检测的产前诊断方式往往更具体、更准确、更快速、更廉价。而扩展遗传病携带者筛查,在同时对大量人群进行大量位点的快速筛查时难免会因为各种技术问题造成少数变异位点的漏诊。

对于遗传病携带者筛查,另一个需要关注的方面是医保支付问题。遗传病携带者筛查的保险支付政策在不同地区可能不一样,如在中国南方部分省份地中海贫血的筛查是由政府医保支付的。因此,医疗人员需要提醒准父母,在进行遗传病携带者筛查之前要确认保险范围,或者获得医保部门或医保公司的预先批准。

遗传病携带者筛查,无论是针对少数遗传病病种的针对性筛查,还是针对大量遗传病病种的扩展筛查,都应该尊重受检者自己的选择。能够对准父母在怀孕前就进行遗传病携带者筛查是最理想的情况,因为这为准父母尽早地提供了了解自己遗传病携带者状态的机会,并使他们在怀孕前充分地了解自己和配偶是否是同一疾病的基因携带者。然后,准父母可以有更加充足的时间考虑是否使用辅助生殖技术,如胚胎植入前遗传学诊断或供体配子妊娠。即使是怀孕期间进行的遗传病携带者筛查,也能给准父母提供产前诊断的机会,使他们有更多的选择,如对患儿进行子宫内治疗,或产后及时进行医疗干预,或终止妊娠。

对于一些遗传病,已经有了有效的治疗方案或姑息疗法。在这种情况下,遗传病携带者筛查有助于尽早对患儿进行临床干预,从而使患儿获得更好的预后。因此,如果发现夫妇一方是某种遗传病的携带者,应该建议另一方也进行遗传病筛查,以便获得更加全面的信息,在生育患儿的风险方面为这对夫妇提供更准确的遗传咨询。一般来说,遗传咨询包括产前检测的具体内容、残余风险(residual risk)和生育方案的选择。总之,遗传病筛查的目标是为受检者提供信息,使他们能够根据个人价值观指导怀孕计划,而医疗人员应始终尊重准父母的个人选择。

2015 年,美国妇产科学会和其他几个组织发布了关于扩展遗传病携带者筛查的联合声明,为医疗人员、正在考虑进行筛查的受检者和准备提供遗传病携带者筛查检测的实验室提供指导[2]。该声明强调,对于接受遗传病携带者筛查的任何受检者,检测前后咨询都必须做到知情同意[2]。《知情同意书》应注意向受检者强调:每个个体在完成遗传病携带者筛查且结果为阴性时,仍然可能在遗传病携带者筛查时漏检致病变异,即有残余风险。这是因为遗传病携带者筛查不可能识别所有有筛查条件风险的个体,也不是每一种可能的遗传病或致病变异都会被包括在筛查基因包中,而且患儿本身有新发致病变异的可能性存在。此外,产科医师和其他医疗人员应尽一切努力保持遗传病携带者筛查和诊断测试结果的保密性,并尊重受检者所有遗传信息的隐私权。

随着遗传病携带者筛查越来越普遍,确定受检者是否已经筛查出特定疾病以避免重复筛查变得越来越重要。虽然筛查技术水平不可避免地会随着时间推移而提高,但一般来说,特定的遗传病携带者筛查在一个人的一生中应该只进行一次。重新筛查的决定应该在遗传学专业人士的指导下进行,这些专业人士能够较好地评估重复检测时新检测的增量效益。

1.1.2 单基因病携带者的精准筛查方法

不同隐性遗传病的携带者筛查方法有所不同,总体而言,主要的技术路线分为两类，即根据表型的筛查方法和直接检查基因型的筛查方法。

1）根据表型的筛查方法

以我国开展的 α-地中海贫血和 β-地中海贫血筛查为例，携带者往往都有明显的血液学改变。通过对育龄夫妇的外周血进行血常规及血红蛋白电泳等检测，就能较为有效地将普通人群中疑似携带杂合致病变异的地中海贫血携带者筛查出来。又如在德裔犹太人中常见的泰-萨克斯病，通过直接检测相关的 β-氨基己糖苷酶就能筛查出人群中的携带者。

2）直接检查基因型的筛查方法

根据基因型的筛查方法又因所针对的变异类型不同而有所差异。例如，隐性遗传病 α-地中海贫血和 β-地中海贫血携带者筛查，在完成血常规和血红蛋白电泳筛查且结果为阳性时，即可根据具体结果选择合适的基因分型做进一步筛查（详见 1.2.1）。又如目前越来越为社会接受的扩展遗传病携带者筛查，可通过高通量基因测序的方法同时对几个到几百个隐性遗传病基因进行检测（详见 1.3.2）。

基于表型的筛查方法往往较为快速廉价，但其定性能力不如基于基因型的筛查方法。因此，目前一般的策略是先进行表型筛查，结果疑似阳性的再继续行基因筛查。下面以目前我国筛查中最常见的隐性遗传病 α-地中海贫血和 β-地中海贫血以及在德裔犹太人中常见的泰-萨克斯病为例，介绍该筛查策略的流程和临床效果。

1）地中海贫血携带者筛查

在广西壮族自治区广西籍人群中，地中海贫血携带率高达 24.13%。在临床上，绝大多数地中海贫血携带者（又称为杂合子、轻型地中海贫血、地中海贫血特质）是无症状的，但他们常表现出一些血液学异常的表型特征，如小细胞低色素性贫血的症状、Hb A_2 改变等（详见 1.2.1）。这些血液学表型特征是在人群筛查时发现地中海贫血携带者个体的指标，并可根据这些表型指标改变的不同组合进行血红蛋白病的分类，其具体的实验室诊断流程如图 1-1 所示。血液学表型分析主要包括红细胞指标［如平均红细胞体积（mean corpuscular volume，MCV）和平均红细胞血红蛋白含量（mean corpuscular hemoglobin，MCH）等］的测定和血红蛋白分析（包括异常血红蛋白病检测等），必要时辅以铁代谢状态的分析以排除缺铁性贫血。血液学表型分析可用于指导后续的基因检测，最终通过基因诊断鉴定地中海贫血的携带者个体。

目前，用于红细胞指标测定的血细胞自动分析仪和用于血红蛋白分析的全自动血红蛋白分析仪均为高通量自动化设备，可基本满足人群地中海贫血基因携带者筛查的需要。

在上述血液学表型分析结果的指导下，2011—2013 年广西壮族自治区共有 262.95 万人进行免费婚检，婚检率由 2009 年的 14.34% 大幅提高至 2013 年的 97.54%，出生缺陷发生率从地中海贫血筛查前（2009 年）的 20.62‰ 下降至 2013 年的 11.63‰[4]。

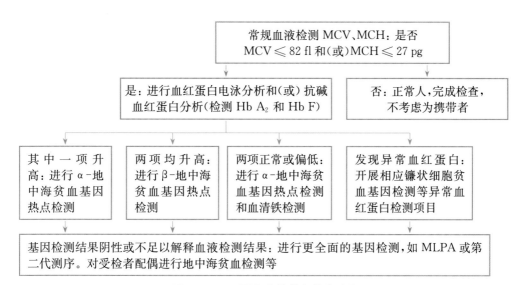

图 1-1　血红蛋白病携带者筛查流程

MCV, mean corpuscular volume, 平均红细胞体积；MCH, mean corpuscular hemoglobin, 平均红细胞血红蛋白含量；MLPA, multiplex ligation-dependent probe amplification, 多重连接探针扩增技术

2) 泰-萨克斯病携带者筛查

泰-萨克斯病是一种导致脑和脊髓神经细胞破坏的遗传性疾病。其最常见的类型是婴儿型泰-萨克斯病，患儿在 3～6 月龄时症状加重，失去翻身、坐或爬行的能力，其他常见的症状包括癫痫发作、听力损失，通常患儿在儿童早期死亡。少部分患者在儿童期或成年后发病，症状往往较为轻微。泰-萨克斯病由 15 号染色体上的 *HEXA* 基因发生致病变异导致。*HEXA* 基因编码的 β-氨基己糖苷酶 A 是参与 GM2 神经节苷脂分解的溶酶体酶，当 *HEXA* 基因突变时 β-氨基己糖苷酶 A 活性遭到破坏，使得 GM2 神经节苷脂降解障碍而在中枢神经系统细胞内大量沉积，导致毒性（https://ghr.nlm.nih.gov/condition/tay-sachs-disease#genes）。

该病在德裔犹太人等特定种族人群中相对常见。在美国，大约每 30 个德裔犹太人中就有一个是该病携带者，在自然状态下有约 1/3 500 的美籍德裔犹太人是该病患者[5]。在德裔犹太人群中，由 1278insTATC（标准命名为 c.1274_1277dupTATC，p.Tyr427Ilefs）插入移码突变作为基础突变最为常见，该变异可对酶活性产生非常严重的损害。20 世纪 60 年代，当该致病变异尚不明了时，β-氨基己糖苷酶 A 功能异常的现象就已经被研究清楚了，即该病患者的 β-氨基己糖苷酶 A 活性很低或者没有活性，而携带者的酶活性仅部分下降。而当 β-氨基己糖苷酶 A 的同工酶 β-氨基己糖苷酶 B 的活性同时降低时，则考虑另一种疾病即 Sandhoff 病。随后，在美籍德裔犹太人群中对于 β-氨基己糖苷酶活性的筛查全面展开。目前比较成熟的筛查流程如图 1-2 所示。

该筛查策略取得了很好的临床效果。1970—2000 年采用 β-氨基己糖苷酶活性筛

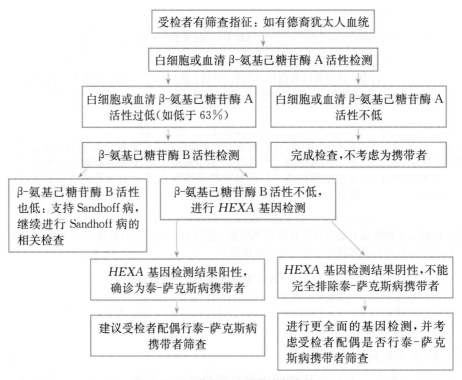

图 1-2　泰-萨克斯病携带者筛查流程

查和基因检测的综合方法(为了获得最佳的敏感性和特异性)对全世界 140 多万人进行了该项目筛查,共鉴定出 1 400 多对夫妇为泰-萨克斯病携带者。通过对 3 200 多例孕妇进行产前检测,已经防止超过 600 名患有这种致命性神经退行性疾病婴儿的出生。在美国和加拿大,犹太人中泰-萨克斯病的发病率已经下降了 90% 以上[6]。需要注意的是,在酶活性筛查阳性者中,93% 的德裔犹太人携带的为明确致病的 3 个基础变异,分别为 1278insTATC(77%)、IVS12+1g>c(12%)与 c. 805G>A(G269S,4%);而另外 3% 的德裔犹太人和 43% 的非德裔犹太人携带的为非致病性变异,这种变异结果并没有影响 GM2 神经节苷脂的分解,但可使酶活性呈现无效反应,也就是假阳性[6],因此对这些人来说,基因检测是最准确、最合适的选择。

1.1.3　孕前遗传病携带者筛查的主要注意事项

(1) 对于孕前和产前受检者,种群特异性的单基因病针对性携带者筛查和针对多种疾病的扩展遗传病携带者筛查都是应该考虑的策略。应建立一种向受检者提供遗传病携带者筛查的标准执行方案,由产科医师或其他医疗人员执行。最好在受检者怀孕前向其提供遗传病携带者筛查的选择,并与之讨论。当然,受检者有权拒绝遗传病携带者筛查。

（2）如果受检者要求采用与妇产科医师或其他医疗人员所建议的不同的筛查方案，医疗人员在对受检者充分解释这些方案的局限性、优势和替代方案后，应尊重受检者的选择，向受检者提供他们所要求的筛查项目。

（3）对于准备怀孕或已经怀孕的受检者，无论筛查策略和种群如何，都应提供进行性脊髓性肌萎缩的携带者筛查，以及完整的血细胞计数和血红蛋白病筛查，疑有欧洲血统者还应推荐囊性纤维化检测。对于具有脆性 X 综合征（fragile X syndrome，FXS）或智力障碍家族史的妇女，建议进行脆性 X 综合征前突变（premutation）携带者筛查，而对于那些疑似有脆性 X 综合征或具有卵巢功能不全史的妇女，除建议进行脆性 X 综合征检测外，还可以根据家族史或具体种群选择额外的筛查。

（4）应向近亲结婚者提供充分的遗传咨询，告知其后代发生隐性遗传病的风险将远高于普通人群，以及遗传病携带者筛查的局限性和优势。

（5）应告知受检者，即使某种疾病被包括在遗传病携带者筛查基因包内，这种筛查也不能找出有该疾病风险的所有个体，应向受检者解释残余风险的存在。

（6）遗传病携带者筛查不能代替新生儿筛查，新生儿筛查也不会降低产前遗传病携带者筛查的潜在优势。

（7）如果一名妇女经检测为特定遗传病的携带者，则应为其性伴侣提供筛查或该特定遗传病基因检测，以便在生育患儿的风险方面为这对夫妇提供更准确的遗传咨询。遗传咨询的内容应该包括产前检测的具体情况、残余风险和可以选择的医疗处理方法。

（8）如果携带者夫妇即夫妻双方是相同隐性遗传病的携带者，在怀孕前就均已确诊，则应鼓励他们寻求更多的遗传咨询以便选择可行的生育方案，如胚胎植入前遗传学诊断、产前诊断。

（9）针对具有遗传病家族史的个体，直接检测家族特异性致病变异的优势要大于遗传病携带者筛查，对特定家族性致病变异的直接检测有利于进行更明确和更快速的产前诊断。

（10）扩展遗传病携带者筛查基因包中可包含多种遗传病。纳入病种时，应考虑以下标准：携带者概率为 1/100 以上，具有明确的表型，对生活质量造成明显的不良影响，导致认知或身体受损，需要手术或医疗干预，或者在生命早期发病。此外，被筛查的遗传病应能够在产前得到确诊并可以提供产前干预、改善妊娠及围生期管理以优化新生儿和婴儿预后，以及对父母进行患儿出生后特殊护理需求的教育。

（11）遗传病携带者筛查基因包内不应包括主要在成年期发病的相关遗传病，如亨廷顿病[7]。

（12）当某个受检者被发现是遗传病的携带者时，这个受检者的亲属有携带相同致病变异的风险，应鼓励受检者向其亲属转达遗传病携带者筛查的风险和医学意义。产科医师或其他医护人员不得在未经受检者许可的情况下向受检者亲属透露此信息。

（13）获取受检者的家族史，最好也包括受检者性伴侣的家族史，并且以此计算其后代的患病风险，这一点非常重要。家族史应包括家庭成员的种群背景以及任何已知的血缘关系。对有遗传病家族史的个人应该根据具体情况提供遗传病携带者筛查，并帮助他们从遗传咨询中受益。

（14）特定条件的遗传病携带者筛查一般只应在一个人的一生中进行一次，结果应记录在受检者的健康记录中。由于遗传测试的快速发展，更多的遗传病携带者筛查基因包中可能会包含其他致病变异。建议在遗传学专业人员的指导下再次对受检者进行遗传病携带者筛查，这些专业人员可以更好地评估再次测试的增量效益。

（15）由于高通量测序方法的出现，单个疾病的遗传病携带者筛查成本可能高于扩展遗传病携带者筛查基因包的成本。因此，在选择遗传病携带者筛查方法时，应考虑到不同方案会给受检者带来的费用成本。

（16）建议向所有人工辅助生殖技术中的供精/供卵者施行遗传病携带者筛查，以尽量避免将来患儿出生时可能出现的各种问题和纠纷[7,8]。

1.2　高发隐性遗传病孕前筛查

下面将举例说明几个常见高发隐性遗传病及其基本筛查策略。

1.2.1　血红蛋白病孕前筛查

血红蛋白病是世界上最常见的隐性遗传病之一，流行地覆盖欧洲、亚洲、非洲的大片区域，携带者数以亿计，整个中国南方地区也是该病的高发区。截至目前，我国重型和中间型血红蛋白病患者为 30 万人左右，血红蛋白病致病基因携带者超过 3 000 万人，涉及近 3 000 万个家庭，血红蛋白病致病基因携带者主要集中在长江以南地区，尤以两广地带最为严重，广东省的血红蛋白病致病基因携带者超过 10%，广西壮族自治区的血红蛋白病致病基因携带者超过 20%。随着我国经济、社会的发展，人口迁移、南北通婚群体日渐增多，血红蛋白病致病基因携带者逐渐向北方地区蔓延[9]。由于致病基因携带率高和人口基数大，这类遗传病是导致我国南方地区人口出生缺陷的一类重要公共卫生问题，预防血红蛋白病是我国南方血红蛋白病高发区减少出生缺陷的战略需求。因此，有理由认为所有正在怀孕的女性都应进行包括红细胞指数的全血细胞计数检测。这不仅可以评估其贫血风险，还可以评估其后代罹患血红蛋白病的风险。最好在女性怀孕前就向她们提供这项检测。

如果基于受检者种群（中国南方地区、东南亚、非洲、地中海、中东或西印度血统）怀疑其可能有血红蛋白病，除了进行全血细胞计数检测外，还应进行血红蛋白电泳检测。其他受检人群如果红细胞指数显示平均红细胞血红蛋白含量低或平均红细胞体积低，也应进行血红蛋白电泳检测。

血红蛋白由 4 条珠蛋白链组成,每条珠蛋白链由珠蛋白基因编码产生。人类珠蛋白基因以基因簇的形式存在[见图 1-3(a)],α-珠蛋白基因簇定位于 16p13.3,β-珠蛋白基因簇定位于 11p15.3。α1-珠蛋白基因($HBA1$)和 α2-珠蛋白基因($HBA2$)表达同一种产物,即 α-珠蛋白链。α-珠蛋白链从妊娠前期开始产生,自胎儿 6 个月后一直维持在稳定水平。在胎儿期,两条 α-珠蛋白链与两条 γ-珠蛋白链形成 Hb F,为主要的血红蛋白。在妊娠中期,Hb F 逐步降低,β-珠蛋白基因(HBB)表达开始增强,两条 α-珠蛋白链与两条 β-珠蛋白链形成 Hb A,Hb A 成为出生后主要的血红蛋白[见图 1-3(b)]。另外,从妊娠中期开始即存在少量由两条 α-珠蛋白链与两条 δ-珠蛋白链形成的 Hb A$_2$。

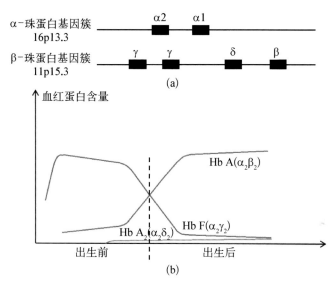

图 1-3　人体 α-珠蛋白基因簇和 β-珠蛋白基因簇结构模式图及不同发育时期血红蛋白含量

(a) 人体 α-珠蛋白基因簇和 β-珠蛋白基因簇结构;(b) 人体不同发育时期的血红蛋白含量

1.2.1.1　镰状细胞病

镰状细胞病(sickle cell disease)是指一组涉及异常血红蛋白的常染色体隐性遗传病。HBB 基因编码的 β-珠蛋白多肽链第 6 位谷氨酸被缬氨酸取代,产生异常的 S 珠蛋白链,一个 HBB 等位基因突变将形成异常血红蛋白 S(Hb S),两个 HBB 等位基因均突变形成血红蛋白 SS(Hb SS)。具有杂合等位基因突变的个体,体内只有一个等位基因产生异常的 S 珠蛋白链,形成 Hb S,这种个体一般无临床症状,又称为携带者或具有镰状细胞特质(sickle cell trait)。具有纯合等位基因突变的个体,体内两个等位基因都产生异常的 S 珠蛋白链而形成 Hb SS,表现为一种严重的临床表型,称为镰状细胞贫血。

镰状细胞病不仅发生在具有 Hb SS 表型的患者中,在那些一条染色体上携带 Hb S

变异,另一条染色体上携带 *HBB* 基因致病变异的患者中也可以见到。其中最常见的是 Hb SC 病和血红蛋白 S/β-地中海贫血。在血红蛋白 C(Hb C)中,与 Hb S 的基因处于同样位置的 β-珠蛋白多肽链第 6 位谷氨酸被赖氨酸取代。当这些异常血红蛋白与 Hb S 基因一起遗传时,可能会引起临床上显著的血管收缩现象和类似具有 Hb SS 表型患者的溶血性贫血。

镰状细胞病最常见于非洲裔人群中。大约 1/10 的非洲裔美国人有镰状细胞特质[10]。每 300～500 名非洲裔美国新生儿中就有一名患有某种形式的镰状细胞病。其他人群[如中国南方人、希腊人、意大利人(特别是西西里人)、土耳其人、阿拉伯人、南伊朗人和印度人]中也可见 Hb S[11]。

镰状细胞病患者的经典临床特征为在氧分压下降时,红细胞变为各种形状,其中一些细胞形状类似镰刀。变形的红细胞导致血液黏度升高,溶血和贫血增加,氧合指数进一步降低。当微血管发生广泛栓塞时,重要器官(包括脾、肺、肾、心脏和脑等)的血管正常灌注中断,这些器官的功能受到影响,导致血管阻塞危象。患者通常需要住院治疗,多次发生危象的患者通常会增加对阿片类药物的耐受性,并可能需要大剂量阿片类药物才能缓解由急性血管阻塞危象带来的痛苦。此外,这些患者通常具有导致慢性疼痛的其他病因,即使没有急性血管阻塞危象,也可能需要每日服用止痛药物。携带 Hb SS 的成年患者,在功能上相当于青春期接受了脾切除术,缺乏脾脏将导致镰状细胞病患者的感染发生率和严重程度增加。

镰状细胞病严重者可发展为急性胸部综合征,表现为由肺部浸润导致的低氧血症和酸中毒,这种浸润并非起源于感染,而是由镰状细胞引起的血管栓塞或长骨的骨髓栓塞导致的[12]。

携带纯合突变的镰状细胞病患者中,几乎所有的血红蛋白都是 Hb S,另加少量 Hb A_2 和 Hb F。携带杂合突变的个体(Hb AS)中 Hb A 比例较高,一般没有临床症状。因此,通过血红蛋白电泳可以将携带者和患者区分开来。需要注意的是,单独的溶解度测试不足以诊断镰状细胞病,因为它们不能区分杂合(Hb AS)和纯合(Hb SS)的基因型。溶解度测试也无法鉴定其他病理变异体如 Hb C、Hb E 和 β-地中海贫血特质,因此不是一种合适的筛查方法。

1.2.1.2 地中海贫血

地中海贫血患者表现出广泛的血液学异常,其主要特征是珠蛋白链合成减少,导致小细胞性贫血。临床上可表现为进行性溶血性贫血、发育迟缓、特殊面容、肝脾大等。根据受影响的珠蛋白链类型不同可以对地中海贫血进行分类,最常见的是 α-地中海贫血和 β-地中海贫血[13]。

1) α-地中海贫血

α-地中海贫血通常是由 α-珠蛋白基因(*HBA*,包括 *HBA1* 和 *HBA2*)的两个或多个拷贝的基因缺失引起的,称为缺失型 α-地中海贫血。少部分 α-地中海贫血是由 *HBA* 基因点突变引起,即非缺失型 α-地中海贫血。一般情况下,一个 *HBA* 基因缺失($-\alpha/\alpha\alpha$)或其他类型突变($\alpha^T\alpha/\alpha\alpha$ 或 $\alpha\alpha^T/\alpha\alpha$)在临床上难以发现,实验室检查结果通常正常,需通过基因检测才能识别,称为静止型 α-地中海贫血。两个 *HBA* 基因缺失(顺式,$--/\alpha\alpha$ 或反式,$-\alpha/-\alpha$)或其他类型突变($-\alpha/\alpha^T\alpha$)导致轻型 α-地中海贫血,也称为 α-地中海贫血特质,表现为轻度的无症状小细胞性贫血。具有上述基因缺陷的个体被称为携带者,他们生育 3 个或 4 个拷贝 *HBA* 基因缺陷地中海贫血患儿的风险增加,表现为中间型或重型 α-地中海贫血,表 1-2 中列举了一些可能的遗传组合。

表 1-2 α-地中海贫血基因型与表型变化关系

缺陷 *HBA* 基因数量	基因型举例	描　　述	临 床 特 征
0	$\alpha\alpha/\alpha\alpha$	正常	正常
1	$-\alpha/\alpha\alpha$,$\alpha^T\alpha/\alpha\alpha$,$\alpha\alpha^T/\alpha\alpha$	杂合性 α^+-地中海贫血	无症状携带
2	$-\alpha/-\alpha$	纯合性 α^+-地中海贫血	轻度小细胞性贫血
	$--/\alpha\alpha$	α^0-地中海贫血	轻度小细胞性贫血
3	$--/-\alpha$,$--/\alpha^T\alpha$	Hb H 病	溶血性贫血,脾大,骨骼异常,血色素沉着
4	$--/--$	Hb Bart 病	胎儿水肿

(表中数据来自参考文献[14])

在东南亚、非洲和西印度血统以及地中海血统个体中,α-地中海贫血很常见,但世界上不同种族的 *HBA* 基因突变谱不同,中国人群中最常见的是$--^{SEA}$,之后依次为$-\alpha^{3.7}$、$-\alpha^{4.2}$、$\alpha^{CS}\alpha$,这 4 种突变几乎占我国南方 α-地中海贫血基因型的 95% 以上[15]。这些突变基因型的携带者生育 Hb Bart 病或 Hb H 病后代的风险增加。由 3 个 α-珠蛋白基因拷贝缺陷引起的 Hb H 病通常与轻度至中度溶血性贫血有关。Hb Bart 病患者无 α-珠蛋白($--/--$),该类型与胎儿水肿、胎儿子宫内死亡和先兆子痫有关[11]。

2)β-地中海贫血

β-地中海贫血主要是由 β-珠蛋白基因(*HBB*)发生点突变导致,少部分是由 *HBB* 基因缺失导致,突变的 *HBB* 基因编码产生的 β-珠蛋白链减少(β^+-地中海贫血)或无 β-珠蛋白链生成(β^0-地中海贫血),从而表现为 β-地中海贫血携带者或患者。亚洲、地中海、中东、西班牙裔和西印度裔血统个体携带 β-地中海贫血突变的比例更高。

β-地中海贫血的分类主要基于 *HBB* 基因突变形式或临床表现,通常携带有杂合突

变个体患有轻型 β-地中海贫血,携带有纯合或复合杂合突变的个体表现为中间型 β-地中海贫血或重型 β-地中海贫血(Cooley's 贫血症)。*HBB* 基因致病突变形式多样,多数 β-地中海贫血是由 *HBB* 基因复合杂合突变导致的,由于每种突变对 β-珠蛋白链的量都将产生不同的影响,因此 β-地中海贫血基因型与表型之间的关系较为复杂。β-地中海贫血患者的 Hb F 水平升高,这主要是机体为了补偿 Hb A 缺乏做出的一种代偿性反应,但是这种代偿性反应不足以扭转疾病进展,除非早期开始定期输血治疗,否则患者通常在 10 岁以前死亡。输血治疗后,严重贫血会被逆转,髓外红细胞生成被抑制。在带有不太严重的 β-地中海贫血致病变异的纯合子即中间型 β-地中海贫血患者体内,可产生少量的 β-珠蛋白链,结果产生多少不等的 Hb A。除此之外,另外一些个体还可以从一个亲本遗传 Hb S 致病变异,从另一个亲本遗传 β-地中海贫血致病变异,最终导致的 Hb S/β-地中海贫血的表达比例由 β-地中海贫血致病变异的类型决定[16]。

此外,一些其他因素也可影响 β-地中海贫血的表型。若 β-地中海贫血杂合子同时携带 α-珠蛋白基因拷贝数增加或异常血红蛋白突变,将表现为中间型 β-地中海贫血。分子伴侣 α 血红蛋白稳定蛋白(alpha hemoglobin stabilizing protein,AHSP)、转录调节因子 GATA1 的基因突变可导致 β-地中海贫血杂合子基因型携带者的表型加重,表现为中间型 β-地中海贫血。基因型为纯合子或复合杂合子(β^0/β^0 或 β^0/β^+)的 β-地中海贫血患者,若同时合并 α-地中海贫血或其他因素引起的 γ-珠蛋白表达增高,可使 β-珠蛋白链与 α-珠蛋白链比例失衡减轻,表现为中间型地中海贫血。2014 年,南方医科大学的徐湘民研究团队发现 *KLF1* 基因杂合突变与 *HBB* 基因突变共同存在时,可升高 Hb A_2 与 Hb F 的水平,从而改善 β-地中海贫血患者的临床症状[17]。

1.2.1.3　筛查过程

医疗人员可能需要结合多种实验室检测方法来获得必要的信息,以便为各种基因型的地中海贫血或镰状细胞病携带者夫妇提供咨询。血红蛋白病精准筛查对于遗传咨询至关重要,因此应对怀孕的所有妇女进行包括红细胞指数在内的全血细胞计数,这不仅可以评估这些妇女患有贫血的风险,还可以评估其后代患血红蛋白病的风险。如果红细胞指数提示平均红细胞血红蛋白含量低或平均红细胞体积低,还应进行血红蛋白电泳检测。如果基于种群怀疑有血红蛋白病(中国南方地区、非洲、地中海、中东、东南亚或西印度血统),除了完成血细胞计数检测外,还应进行血红蛋白电泳检测。这些检测最好是在孕前就提供。如果这些妇女有以往的血红蛋白电泳结果可用,则不需要重复检测。

用于初步筛查的几项测试,包括溶解度测试(如 Hb S 的存在测试)、等电聚焦电泳和高效液相色谱等。然而,溶解度测试并不适用于筛查,因为其不能识别一些遗传性的影响胎儿健康的异常血红蛋白(如 Hb C 性状、β-地中海贫血、Hb E 性状患者体内的血红蛋白)。携带这类异常血红蛋白的个体通常是无症状的,但如果他们的伴侣具有镰状细胞特质或其他血红蛋白病,则他们的后代可能有更严重的血红蛋白病,如 Hb S/β-地中海贫血或镰状细胞病。

一般来说,行业内公认推荐测定平均红细胞体积,以评估 α-地中海贫血或 β-地中海贫血的风险。对于那些平均红细胞体积低(小于 80 fl)的个体,应进行血红蛋白电泳检测以判定其是否患有某一种地中海贫血,也应测量其血清铁蛋白水平以排除缺铁性贫血的可能。β-地中海贫血与 Hb F 升高和 Hb A$_2$ 升高(大于 3.5%)有关。血红蛋白电泳和溶解度测试都不能识别那些有 α-地中海贫血症状的个体,需要用分子遗传检测才能准确识别。如果个体的平均红细胞体积低于正常值,则缺铁性贫血可能已排除,此时如果这些个体的血红蛋白电泳结果与 β-地中海贫血不一致(即没有 Hb A$_2$ 或 Hb F 的升高),则应使用基于 DNA 的方法检测 α-珠蛋白基因缺失。一些常见血红蛋白病的血液学特征如表 1-3 所示。如果夫妻双方均为血红蛋白致病基因的携带者,则建议他们进行遗传咨询。筛查流程详见 1.2.1。

表 1-3　常见血红蛋白病的血液学特征

疾　病	杂　合　状　态	纯　合　状　态
α$^+$-地中海贫血	出生时 Hb Bart 为 0~2%	新生儿期 Hb Bart 为 5%～10%,低 MCV
α^0-地中海贫血	新生儿期 Hb Bart 为 5%～10%,MCV 低,Hb A$_2$ 正常	Hb Bart 型胎儿水肿
β^0-地中海贫血	MCH 低,MCV 低,Hb A$_2$ 为 3.5%～7.0%	重型地中海贫血:Hb F 为 98%,Hb A$_2$ 为 2%
β$^+$-地中海贫血(重型)	MCH 低,MCV 低,Hb A$_2$ 为 3.5%～7.0%	重型地中海贫血:Hb F 为 70%～95%
β$^+$-地中海贫血(轻型)	MCH 低,MCV 低,Hb A$_2$ 为 3.5%～7.0%	中间型地中海贫血:Hb F 为 20%～40%
Hb S 镰状细胞贫血	Hb A,Hb S,Hb A$_2$	Hb S,Hb F(1%～15%),Hb A$_2$
Hb S 镰状细胞贫血/β-地中海贫血	＿	β^0-地中海贫血:严重的镰状细胞贫血;β$^+$-地中海贫血:较前者轻微
Hb E 镰状细胞贫血/β-地中海贫血	＿	中间型或重型地中海贫血:Hb E 为 60%～70%,Hb F 为 30%～40%

注:MCV,平均红细胞体积;MCH,平均红细胞血红蛋白含量(表中数据来自参考文献[18])

1.2.1.4　产前遗传学检测

对于可能生育血红蛋白病患儿的夫妇来说,遗传咨询能帮助他们了解这些疾病的自然病史、治疗的预期效果、治愈该类疾病的方法(如骨髓干细胞移植)、产前基因检测的方法以及相关的人工辅助生殖技术(如供精/供卵、胚胎植入前遗传学诊断等)。针对地中海贫血和镰状细胞病的产前基因诊断已经在临床广泛使用。

如果已在双亲中检测出致病突变,则可针对胎儿检测是否患有 α-地中海贫血或 β-地中海贫血,即通过绒毛膜取样获得绒毛样本或通过羊膜腔穿刺术获得并培养羊水细胞,之后进行基于 DNA 的检测。对于一些夫妇,胚胎植入前遗传学诊断与试管婴儿相结合可能是避免人工流产的理想方法。目前,镰状细胞病和大多数类型地中海贫血的胚胎植入前遗传学诊断已经有不少成功的案例。

1.2.2 进行性脊髓性肌萎缩孕前筛查

进行性脊髓性肌萎缩(spinal muscular atrophy,SMA)是一种常染色体隐性遗传病,其特征为脊髓运动神经元变性,导致骨骼肌萎缩和全身无力。该病是由运动神经元存活基因 1(survival motor neuron gene 1,SMN1)突变引起,SMN1 基因编码运动神经元执行功能所必需的蛋白质[19]。

进行性脊髓性肌萎缩在活产胎儿的发生率为 1/10 000～1/6 000。据报道,该疾病是婴儿死亡的首要遗传原因。大多数人群的携带频率为 1/60～1/40,但西班牙裔人群的携带频率似乎较低,为 1/117[20]。表 1-4 对进行性脊髓性肌萎缩携带者频率和残余风险进行了分种群总结。约 2% 的进行性脊髓性肌萎缩病例是由新基因突变所致。2016—2017 年,进行性脊髓性肌萎缩治疗新药 nusinersen(Spinraza)先后获得美国食品药品监督管理局与欧盟委员会批准上市。nusinersen 是一种反义寡核苷酸(antisense oligonucleotides,ASO),通过靶向 SMN2 前信使 RNA(pre-mRNA)内含子剪接沉默子 N1(intronic splicing silencer novel 1,ISS-N1)位点,改变其剪接,使 SMN2 基因编码产生更多的全长 SMN mRNA,以增加全长功能性运动神经元存活蛋白质表达量,从而改善患儿的运动功能,降低其死亡风险。但该药物价格十分昂贵,第一年的治疗费用约为 500 万元,随后每年的治疗费用约为 250 万元,且给药方式较为麻烦,需行鞘内注射。目前该药尚未在我国上市。研究人员还开发了单剂量基因替代治疗的方法,取得了一定疗效,但其长期安全性和持久性有待评估,尚不能应用于临床[21]。由于该病在全世界各类人群中携带率均较高且患者表型相对严重,对进行性脊髓性肌萎缩的携带者筛查越来越受到关注[22]。目前,遗传学界普遍认为,应该向正在考虑怀孕或处于妊娠期间的所有妇女建议进行进行性脊髓性肌萎缩的遗传学筛查。

对于有进行性脊髓性肌萎缩家族史的受检者,应对其家系中的患者首先进行 SMN1 基因检测,然后根据检测结果对受检者进行有针对性的检测,还可建议对受检者的配偶进行进行性脊髓性肌萎缩携带者筛查。

表 1-4　基于种族的进行性脊髓性肌萎缩携带风险和残余风险

种　族	基于种族的携带者检出率(%)	基于种族的携带者风险	残余风险(*SMN1*基因 2 拷贝)	残余风险(*SMN1*基因 3 拷贝)
高加索人	95	1∶35	1∶632	1∶3 500
犹太人	90	1∶41	1∶350	1∶4 000
亚洲人	93	1∶53	1∶628	1∶5 000
非洲裔美国人	71	1∶66	1∶121	1∶3 000
西班牙人	91	1∶117	1∶1 061	1∶11 000

(表中数据来自参考文献[23])

1.2.2.1　进行性脊髓性肌萎缩的分类

根据发病年龄,可以将进行性脊髓性肌萎缩分为如下几种类型。发病越早,通常表型越严重。

进行性脊髓性肌萎缩Ⅰ型(spinal muscular atrophy type Ⅰ,SMA1)也称为韦德尼希-霍夫曼综合征(Werdnig-Hoffmann disease),婴儿型进行性脊髓性肌萎缩是最严重和最常见的类型。患儿在 6 月龄之前就有症状发作,并在 2 岁前发生呼吸衰竭而死亡。

进行性脊髓性肌萎缩Ⅱ型(spinal muscular atrophy type Ⅱ,SMA2)的严重程度为中等,典型者于 2 岁以前发病。患儿能够坐,但很少能够站立或独立行走。呼吸功能不全是青春期死亡的常见原因。进行性脊髓性肌萎缩Ⅱ型患者的寿命从 2 岁到20 余岁不等。超过 80% 的进行性脊髓性肌萎缩是Ⅰ型和Ⅱ型,两者均为致死性类型。

进行性脊髓性肌萎缩Ⅲ型(spinal muscular atrophy type Ⅲ,SMA3)也称为库格尔贝格-韦兰德病(Kugelberg-Welander disease),病情进展缓慢,在患儿出生 18 个月后才有典型的症状发作,症状的严重程度相差非常大,患儿发病前运动发育指标通常正常,发病后可以表现为儿童需轮椅辅助,或直至成年期也能完全独立行走,或仅有轻微的肌肉症状。许多患者可有正常寿命。

进行性脊髓性肌萎缩Ⅳ型(spinal muscular atrophy type Ⅳ,SMA4)成年后发病。也有人提出一种 0 型进行性脊髓性肌萎缩,它在产前就发病。

1.2.2.2　分子遗传学

人类存在两种几乎相同的运动神经元存活基因,称为 *SMN1* 和 *SMN2*。致病基因*SMN1* 定位于染色体 5q13,是编码运动神经元存活蛋白的活性基因。*SMN1* 基因位于一个大小约为 1.5 Mb 的反向重复区域中[见图 1-4(a)],其内存在多个拷贝的同源序列,易于发生基因组片段的重复、缺失等基因组结构重排。*SMN2* 基因与 *SMN1* 基因

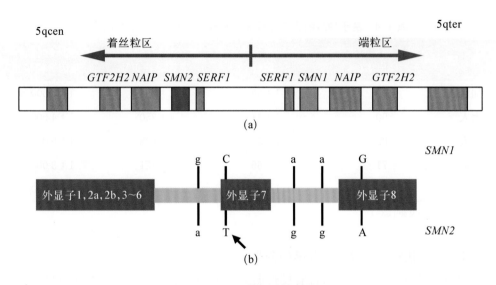

图 1-4 *SMN* 基因结构模式图

(a) 示染色体 5q13 范围内的倒位与重复区域,包括 4 个基因:*SERF1*、*SMN1/SMN2*、*NAIP* 和 *GTF2H2*;(b) 示可以区分 *SMN1* 和 *SMN2* 基因的 5 个碱基的位置

相邻,并与之高度同源,仅有 5 个核苷酸的差异[见图 1-4(b)]。与 *SMN1* 基因不同,*SMN2* 基因的 7 号外显子第 6 位核苷酸由 C 转换为 T,这导致其约 90% 的剪接产物跳跃 7 号外显子,翻译出不具备生理功能、经泛素-蛋白酶体途径快速降解的截短蛋白"SMNΔ7"。一条染色体上的 *SMN2* 基因拷贝数为 0～5 个不等,虽然 *SMN2* 基因只编码产生少量功能性运动神经元存活蛋白,为非致病基因,但其拷贝数可影响进行性脊髓性肌萎缩患者病情的严重程度,目前还无法基于 *SMN2* 拷贝数的变化精确推测进行性脊髓性肌萎缩的表型严重程度[19]。

81%～95% 的进行性脊髓性肌萎缩患者是由 *SMN1* 基因 7 号外显子纯合缺失所致,其他位点和类型的突变均罕见,统称为微突变(subtle mutation)[24]。每条染色体通常只有 1 个 *SMN1* 拷贝,5%～8% 的人群有 2 个 *SMN1* 基因拷贝并且存在于同一条染色体上。按照 *SMN1* 基因 7 号外显子的拷贝数和突变类型不同,可将 *SMN1* 等位基因分为 4 种:0 拷贝等位基因、1 拷贝等位基因、2 拷贝等位基因和微突变型等位基因。这 4 种等位基因两两组合,形成了如表 1-5 所示的人群中主要的 10 种 *SMN1* 基因型。

表 1-5 人群中 10 种主要的 *SMN1* 基因型

等位基因组合	表　　型	7 号外显子拷贝数总和
0＋0	SMA 患者	0
1＋0	SMA 携带者	1

（续表）

等位基因组合	表　　型	7 号外显子拷贝数总和
1^D+0	SMA 患者	1
$1+1$	正常	2
$1+1^D$	SMA 携带者	2
1^D+1^D	SMA 患者	2
$2+0$	SMA 携带者	2
$2+1$	正常	3
$2+1^D$	SMA 携带者	3
$2+2$	正常	4

注：0 表示 0 拷贝等位基因；1 表示 1 拷贝等位基因；2 表示 2 拷贝等位基因；1^D 表示微突变型等位基因；SMA 表示进行性脊髓性肌萎缩

1.2.2.3　诊断与携带者检测

诊断儿童或成年人进行性脊髓性肌萎缩的简单方法就是针对 *SMN1* 基因 7 号外显子的 Sanger 测序法，这种方法可检测经典的 7 号外显子纯合缺失所致的进行性脊髓性肌萎缩，对于进行性脊髓性肌萎缩患者的检测敏感度约为 95%（特异度为 100%）。然而，这种方法无法识别 *SMN1* 杂合缺失的携带者。目前，有多种遗传学检测技术适用于开展进行性脊髓性肌萎缩的携带者筛查，包括变性高效液相色谱（denaturing high performance liquid chromatography，DHPLC）、实时荧光定量 PCR（real-time PCR）、多重连接探针扩增（multiplex ligation-dependent probe amplification，MLPA）等，其基本原理均为依据检测到的 *SMN1* 基因 7 号外显子的剂量判断受检者是否为进行性脊髓性肌萎缩携带者。然而，使用以上方法确定携带者状态均存在局限性。例如，"2+0""1+1^D"和"2+1^D"3 种基因型的携带者使用这些定量的方法进行筛查会被遗漏，因此这类人群又被称为静默携带者（silent carrier）。这种情况常见于非洲裔美国人，在该人群中携带者检测阳性率降低至约 71%。在其他种族中，超过 90% 的携带者可通过 *SMN1* 的定量检测被发现。另有 2% 的普通人群无法通过 *SMN1* 基因定量分析检测到 *SMN1* 突变。在中南大学的一项中国人群进行性脊髓性肌萎缩携带率研究中，"2+0""1+1^D"和"2+1^D"3 种基因型携带者占全部进行性脊髓性肌萎缩携带者的 7.5%[25]。在 2011 年美国医学遗传学与基因组学学会（American College of Medical Genetics and Genomics，ACMG）发布的进行性脊髓性肌萎缩检测技术标准和指南中，强调携带者筛查阴性结果仅能减小但不能排除个体为进行性脊髓性肌萎缩携带者的可能性，而对进行性脊髓性肌萎缩携带率的低估会造成对携带者生育进行性脊髓性肌萎缩患者风险的低估[26]。因此,对携带者状态进行检测时的咨询,必须考虑携带者筛查测定结果为阴性时存在的残余风险,特别是有进行性脊髓性肌萎缩患者的家系。

对于"2+0"型携带者,有时单核苷酸多态性(single nucleotide morphism,SNP)g.27134T>G能够帮助判断。这个SNP在一些人群,如德裔犹太人和一些东亚人群中与这种带有两个串联的 SMN1 拷贝几乎100%连锁,在非洲裔和其他一些人群中连锁程度略有下降,但仍然很高。因此,如果检测发现一个个体共有两个 SMN1 拷贝,但g.27134T>G阳性,则提示该个体在一条染色体上有两个串联的 SMN1 拷贝,而在另一条染色体上没有 SMN1 拷贝,也就是该个体为静默携带者的可能性较高。此时,应同时检测其配偶的 SMN1 携带状况。如果其配偶也是携带者,应考虑在这对配偶怀孕时对胎儿进行 SMN1 的产前诊断。

1.2.2.4 进行性脊髓性肌萎缩携带者筛查小结

应该向准备怀孕或妊娠期的所有妇女建议行进行性脊髓性肌萎缩携带者筛查,并对其后代患病的严重程度、携带者频率和检出率(detection rate,DR)的可能范围进行适当的遗传咨询。检测后的遗传咨询应根据受检者的 SMN1 拷贝数量重新对那些筛查结果为阴性的受检者进行残余风险计算。在对有进行性脊髓性肌萎缩家族史的受检者进行评估时,应尽力取得家系中患者的分子检测报告和家属的携带者检测报告,以便在受检者的检测结果呈阴性时进行更准确的残余风险评估。如果缺少家系成员的检测报告,则建议对该受检者的配偶进行 SMN1 缺失检测。如果受检者经检测是携带者,那么应该对这对夫妇进行进一步的遗传咨询,并建议对该受检者做进一步的基因检测。

1.2.3 脆性 X 综合征孕前筛查

脆性 X 综合征是一种 X 连锁不完全显性遗传病,是智力障碍和孤独症谱系障碍最常见的遗传学原因,在人群中男性发病率约为 1/3 600,女性发病率为 1/(4 000～6 000)。男性患者一般表现为中度学习障碍至重度认知和行为障碍,还可表现为特殊面容(包括长而窄的脸和突出的耳朵),睾丸大,关节和皮肤松弛,肌张力低下,二尖瓣脱垂,语言发育迟缓,粗大和精细运动发育迟缓。患者的特殊面容在婴儿期可表现轻微,但随着年龄增长变得越来越明显,这种现象使得早期表型诊断困难,尤其是新生儿期。由于女性存在 X 染色体失活,女性患者的症状相对较轻,大部分女性患者面部特征不明显,约 1/3 的女性患者有智力障碍,与男性患者表现类似,但症状相对较轻,其余患者仅表现为中度或轻度的学习障碍、情绪或心理问题、焦虑等,还有一部分女性患者不会表现出明显的智力、行为或心理上的问题。

脆性 X 综合征的分子遗传机制较为复杂,95% 的脆性 X 综合征是由 FMR1 基因1 号外显子 5′非编码区的 $(CGG)_n$ 三核苷酸重复扩增的动态突变引起的。FMR1 基因定位于染色体 Xq27.3,编码脆性 X 智力低下蛋白(fragile X mental retardation protein,

FMRP），FMRP 主要在大脑和睾丸中高表达，可影响神经细胞突触可塑性及学习记忆。*FMR1* 基因(CGG)$_n$ 重复次数增加可导致 *FMR1* 基因的转录发生改变，引起 FMRP 水平降低，进而导致临床症状出现。

(CGG)$_n$ 的重复数目在不同个体不尽相同，可分为 4 组：正常(5～44 个 CGG 重复)，中间变异(45～54 个 CGG 重复)，前突变(55～200 个 CGG 重复)和全突变(大于 200 个 CGG 重复)[27,28]。前突变个体一般不表现出典型脆性 X 综合征的表型，但表现为脆性 X 相关震颤/共济失调综合征(fragile X-associated tremor/ataxia syndrome，FXTAS)和脆性 X 相关原发性卵巢功能不全(fragile X-associated primary ovarian insufficiency，FXPOI)的风险增加。当存在 200 个以上的(CGG)$_n$ 重复序列时(全突变)，扩增后的(CGG)$_n$ 区和 *FMR1* 基因的启动子 CpG 岛出现超甲基化(hypermethylation)，抑制 *FMR1* 基因的表达，引起 FMRP 缺乏，这将导致男性个体脆性 X 综合征的完全外显和部分女性严重程度不一的外显。

亲代是否将致病的 *FMR1* 基因变异传递给胎儿，取决于携带致病变异亲代的性别和亲本基因中的(CGG)$_n$ 重复数。在男性精子发生过程中，(CGG)$_n$ 重复数增加非常少见，因而一般只有带有全突变并且患病的男性才能将全突变传递给女性后代。然而，在卵子发生期间(CGG)$_n$ 重复次数可能会增加，具有前突变的女性有 50% 的概率将前突变传给后代，并有可能在子代中转变成全突变，从而导致后代发病。前突变重复次数越多，扩展到全突变的可能性越大(见表 1-6)。具有中间变异的女性其后代 *FMR1* 变异可能扩展到前突变，但不会扩展至全突变而表现出典型的脆性 X 综合征表型。一些因素可影响全突变扩增，如序列中夹杂 AGG 序列，可降低三核苷酸重复继续扩增的风险。另外，由于实验室分子诊断技术本身的局限性，致病变异大小的判断难以达到 100% 准确，可能会有 3 或 4 个(CGG)$_n$ 重复的可变区间。以色列的一项超过 36 000 人的大型女性脆性 X 综合征筛查研究报道，在无智力障碍或发育异常家族史的人群中 *FMR1* 等位基因携带者(重复次数大于 54)高达 157 人[27]。美国一项最新的流行病学调查数据显示，对于具有智力障碍家族史的人，携带者频率为 1/86，对于没有已知脆性 X 综合征危险因素的妇女，携带者频率为 1/257[29]。

表 1-6 脆性 X 综合征前突变母亲传递全突变至下一代的风险

突变类型	(CGG)$_n$重复数	CpG岛甲基化	稳定性	扩增为全突变风险(%)	FMRP 表达	致病性
正常	<45	否	稳定	—	正常	—
中间变异(灰区)	45～54	否	不确定	—	正常	不致病

（续表）

突变类型	$(CGG)_n$ 重复数	CpG 岛甲基化	稳定性	扩增为全突变风险(%)	FMRP 表达	致病性
前突变	55～59			4		
	60～69			5		
	70～79	否	易扩展	31	转录增加，翻译减少	FXTAS、FXPOI
	80～89			58		
	90～99			80		
	100～200			98		
全突变	＞200	是	易扩展	100	无表达	脆性 X 综合征

（表中数据来自参考文献[30,31]）

对于患有脆性 X 综合征相关疾病，或疑似有脆性 X 综合征相关智力障碍家族史，并且正在考虑怀孕或已经妊娠的妇女，应建议她们进行脆性 X 前突变携带者筛查。

如果一名女性在 40 岁以前发生不明原因的卵巢功能不全、早衰或卵泡刺激素水平升高，也建议使用脆性 X 前突变携带者筛查以确定她是否携带 *FMR1* 前突变。

应对所有发现有中间变异、前突变或全突变的携带者个体进行检测后遗传咨询，以告知她们其后代脆性 X 等位基因致病重复变异的拷贝数进一步扩大成为全突变的风险，并向其介绍其他脆性 X 相关疾病（卵巢早衰、脆性 X 相关震颤/共济失调综合征）与突变的相关性。

应该向所有已知的脆性 X 前突变或全突变携带者建议行脆性 X 综合征的产前诊断。

基于 DNA 的分子检测方法（如 DNA 印迹法和 PCR）是诊断脆性 X 综合征和确定 *FMR1* 基因$(CGG)_n$ 三核苷酸重复数的首选方法。在极少数情况下，$(CGG)_n$ 三核苷酸重复数的大小和甲基化状态不相关，这使得其临床表型难以预测。在这种不一致的情况下，应该将患者转诊至遗传科并由专业人员进行进一步诊治。

1.2.3.1 孕前或产前携带者筛查

对于具有脆性 X 综合征家族史，或疑似脆性 X 综合征相关智力障碍家族史，并准备受孕或已受孕的妇女，建议进行脆性 X 前突变携带者筛查。如果女性在 40 岁以前有不明原因的卵巢功能不全或卵巢早衰，或卵泡刺激素水平升高，建议行脆性 X 前突变携带者筛查以确定其是否有 *FMR1* 前突变。脆性 X 前突变携带者筛查的准则是针对基于当前数据认为携带者频率较高的人群进行，如果没有家族史的个体要求进行脆性 X 前突变筛查，在知情同意后向他们提供筛查也是一种合理的措施。应向所有中间变异、前突变和全突变携带者个体提供后续遗传咨询，并告知其后代$(CGG)_n$ 重复数扩展成为脆性 X 全突变的风险以及介绍脆性 X 相关疾病即卵巢功能不全、卵巢早衰和脆性 X 相关震颤/共济失调综合征。

1.2.3.2 产前诊断

应向已知的脆性 X 前突变或全突变携带者提供脆性 X 综合征产前诊断。羊膜腔穿刺或绒毛膜取样的胎儿 DNA 分析可明确检测(CGG)$_n$三核苷酸重复的次数。然而,在绒毛膜取样结果的解释中需注意:在某些情况下,绒毛样品中的 *FMR1* 基因全突变甲基化分析可能不准确,需要行羊膜腔穿刺术来准确测定基因的甲基化状态[32]。在进行任何检测之前,具有必要遗传学专业知识的产科医师或其他医疗人员应告知受检者检测的局限性。基于 DNA 的分子遗传学分析如 DNA 印迹分析和 PCR,是诊断脆性 X 综合征和检测 *FMR1* 基因(CGG)$_n$三核苷酸重复数的首选方法。在极少数情况下,(CGG)$_n$三核苷酸重复数的大小和甲基化状态不相关,这使得临床表型难以预测。在这种不一致的情况下,应该将患者转诊至遗传科,由专业人员进行进一步诊治。

1.3 扩展遗传病携带者筛查

1.3.1 基于高通量测序技术的扩展遗传病携带者筛查

随着高通量测序技术的快速发展,可实现快速、经济地一次性检测极大量的基因并获得大量位点的基因型信息,这为遗传病携带者筛查提供了一种全新的思路。与传统的遗传病携带者筛查不同,新的方法并非根据受检者的种群来源和原籍推测其最有可能携带的遗传病种并进行针对性检测,而是对所有已知的人群常见和重要的隐性遗传病进行一次性筛查,这种方法称为扩展遗传病携带者筛查,或称为普适遗传病携带者筛查。

一般来说,在设计一个扩展遗传病携带者筛查基因包时,建议选择纳入的遗传病符合以下统一标准:携带者频率在人群中足够高(如携带者频率为人群中每 100 人可见 1 例或更多);具有明确的表型;会对生活质量造成不良影响,导致认知或身体受损,需要手术或医疗干预;或者在生命早期发病[2]。此外,筛查出来的疾病应能够在产前得到其他方法的确诊,这可以帮助医疗人员进一步对患儿进行产前干预,为患儿提供改善围生期结局的机会,或者使患儿父母知道患儿出生后如何对其进行特殊护理。

此外,与儿童的基因检测类似,在遗传病携带者筛查的病种中不应包括与成年期发病相关的病症,如携带 BRCA1/BRCA2 基因致病变异的个体成年后遗传性乳腺癌和卵巢癌患病风险增加[2,33,34]。对于某些疾病,扩展遗传病携带者筛查基因包可能不是携带者检测的最敏感方法,如对于 β-地中海贫血和泰-萨克斯病,针对性的单基因检测具有价格低廉、对致病变异的遗漏可能更少等优势。这也是选择遗传病筛查方法时需要考虑的因素。

尚没有一个理想的入选标准用于确定扩展的遗传病携带者筛查基因包中的基因，目前比较公认的阈值是遗传病携带者频率大于 1/100，对应 1/40 000 的疾病发生率。一般认为，这样的阈值既包括了比较重要的遗传病，又平衡并减少了那些极罕见遗传病携带者不必要的焦虑[35]。一些遗传病只在特定人群中有较高的携带者频率，而在其他人群中极少见到，因而也无法计算其在其他人群中的携带者频率。对于这些遗传病，无法在其他人群中比较准确地估计所包括的基因和所用的检测方法，以及能够检测到百分之多少的准父母是这类遗传病的携带者，换句话说，就是无法进行残余风险计算。

这种一次测试能筛查许多疾病的方案似乎很有吸引力，但扩展遗传病携带者筛查也存在一些局限性和缺点。随着被筛查的疾病数量增加，发现某个体是遗传病携带者的可能性不断增加。即使单个疾病的发病率很低，大量被筛查的疾病也可能导致超过一半的受检者被发现是一种或多种疾病的携带者[1,35,36]。这可能需要对受检者的伴侣也进行额外测试，导致广泛的遗传咨询和焦虑增加[35]。因此，如果还不能做到同时对男女双方进行遗传病携带者筛查时，为了尽量减少对受检者不必要的损害如精神焦虑，应考虑适当控制扩展遗传病携带者筛查基因包里基因的数量。

目前，业内认为除了扩展遗传病携带者筛查外，应当保留传统的、基于种群和原籍风险估计进行的遗传病筛查项目供医疗人员和受检人群选择。如果产科医师或其他医疗人员在自己的执业过程中不打算向受检者提供扩展的遗传病携带者筛查，则对于受检者的筛查建议仍应遵循 2017 年美国妇产科医师学会发布的《遗传条件携带者筛查》中概述的遗传病携带者筛查准则。

（1）对于准备受孕或已经受孕的所有受检者，无论筛查策略和种群如何，都应提供进行性脊髓性肌萎缩的携带者筛查。

（2）若受检者可能有欧洲血统，还应建议其筛查囊性纤维化以及进行完整的血细胞计数检测及筛查地中海贫血和血红蛋白病。

（3）对于具有脆性 X 相关疾病家族史或疑似脆性 X 综合征的智力障碍，或者具有卵巢功能不全病史的妇女，推荐其进行脆性 X 前突变携带者筛查[8,14]。

（4）对于一些特殊受检者，还可以根据具体情况进行进一步的筛查，包括筛查犹太人、非洲人、地中海或东南亚祖先人群中的某些特定疾病以及那些有遗传病家族史或有遗传病高发风险因素的人，如近亲婚配夫妇[8]的遗传病携带风险。

遗传病携带者筛查基因包一般已经由商业实验室设计完成，妇产科医师和其他医疗人员应仔细评估基因包所包含的疾病，并确定提供的基因包是否合适。一些产科医师和其他医疗人员可能会选择与提供扩展遗传病携带者筛查的公司合作，共同研发一个适合自己执业环境的基因包作为替代方案。表 1-7 提供了一个扩展遗传病携带者筛查基因包的实例。经过有关筛查方式的咨询后，妇产科医师或其他医疗保健人员和受检者可以选择更大或者更小的基因包。此外，即使有扩展遗传病携带者筛查项目供选择，基于家族史或基于种群的筛查有时候可能仍是更合适的选择，具体情况需要具体对待。

表 1-7 扩展遗传病携带者筛查基因包

疾 病	普适人群遗传病携带者频率	特定种族遗传病携带者频率
α-地中海贫血	未知	非洲人（尤其是在撒哈拉沙漠南部地区的人群）：1/3 地中海人群：1/30 东南亚和中东人群：1/20
β-地中海贫血	未知	非洲裔美国人：<1/8 德裔犹太人：数据多变 亚洲人：1/20 地中海人群：1/7
布卢姆综合征	<1/500	德裔犹太人：1/100
海绵状脑白质营养不良症	<1/150	德裔犹太人：1/41
囊性纤维化	未知	非洲裔美国人：<1/61 亚洲人：1/94 德裔犹太人：1/24 高加索人：1/25 西班牙人：1/58
家族性自主神经失调症	<1/500	德裔犹太人：1/31
家族性高胰岛素血症	<1/150	德裔犹太人：1/52
C 组范科尼贫血	<1/790	德裔犹太人：1/89
脆性 X 综合征	1/259	
半乳糖血症	1/87	德裔犹太人：1/127
戈谢病	<1/100	德裔犹太人：1/15
糖原贮积症 1A 型	<1/150	德裔犹太人：1/71
家族性小脑蚓发育不全综合征（Joubert 综合征）	<1/500	德裔犹太人：1/92
中链酰基辅酶 A 脱氢酶缺乏症	未知	高加索人：1/50
枫糖尿症	1/240	德裔犹太人：1/81（1B 型） 门诺那特人：1/10（1A 型-BCKDHA p.Y438N）
黏脂贮积症Ⅳ型	<1/500	德裔犹太人：1/96

（续表）

疾 病	普适人群遗传病携带者频率	特定种族遗传病携带者频率
尼曼-皮克病 A 型	<1/500	德裔犹太人：1/90
苯丙酮尿症	未知	高加索人：1/50 爱尔兰人：1/34
镰状细胞贫血	未知	非洲裔美国人：1/10
小头-小颌-并趾综合征（Smith-Lemli-Opitz 综合征）	未知	高加索人：1/70
进行性脊髓性肌萎缩	未知	非洲裔美国人：1/66 亚洲人：1/53 德裔犹太人：1/41 高加索人：1/35 西班牙人：1/117
泰-萨克斯病	1/300	德裔犹太人：1/30 法国人、加拿大人和法国人后裔：1/30

对于中国人群，大部分遗传病的携带者频率并不像表1-7中这么清楚，因而选择适合中国人的遗传病筛查项目目前还是一件比较困难的事情，主要只能基于已有的少数相关中国人遗传病基因携带率文献以及其他种群遗传病携带率的数据进行推测，实际临床效果可能要大打折扣。在这一方面，我国遗传工作者还有大量的工作要做。

在医疗人员进行适当的解释后，如何选择筛查方法，仍应基于受检者的家族史和个人价值观。应由提供该检测的妇产科医师、其他医疗人员或遗传学专业人员对受检者进行解释和沟通后由受检者自己做出选择。对于具有遗传病病史，或疑似有遗传病家族史的受检者，医疗人员应将其转诊给具有更多遗传学专业知识的产科医师或其他医疗人员，进行后代患病风险评估和进一步处理。

1.3.2 扩展遗传病携带者筛查的临床应用实例

提供扩展遗传病携带者筛查服务的先驱和代表者是位于美国硅谷的 Counsyl 公司。该公司率先在领域内推出了扩展遗传病携带者筛查，并且在所使用的技术上不断更新换代。由于在商业上的成功，该公司积累并发表了较其他同行规模更大的筛查结果数据。下面以该公司的技术路线和结果数据为例解释新一代的扩展遗传病携带者筛查。

根据 Counsyl 公司 2010 年发表的文献，它当时采用的基因分型技术是多重折返探针法，探针能将各自对应的基因多态性转化为荧光信号[37]。该方法不仅能分析点突变，还能分析插入、缺失、三核苷酸重复、拷贝数变异等。在实验过程中，每一条探针的信号会被检测 3 次,取中位数用于最后的分析,并设置各种质控探针。该方案涉及 105 种不同隐性遗传病的 417 个已知在人群中较为常见的相关变异。

Counsyl 公司于 2013 年发表了其使用该技术对 2.3 万余名包括各个种群受检者进行遗传病携带者筛查的结果。结果显示,有 24% 的受检者至少携带其中的一个致病变异,有 5.2% 的受检者携带超过一个致病变异[38]。

值得注意的是,Counsyl 公司以及其他一些公司所使用的这些筛查方法仅针对一些美国人群中已知的热点变异。美国在遗传学领域的研究已经有数十年的积累,对于美国人群中比较常见的致病变异有丰富且可靠的流行病学支持。而目前,在中国人群中哪些致病变异较为常见以及哪些隐性遗传病较为常见还不清楚,还有不少空白点需要填补。因此,暂时还不宜在中国人群中推广类似的基于热点变异的扩展遗传病携带者筛查。即使在美国,这样的热点筛查法仍然会遗漏一部分致病变异,造成较高的残余风险。

随着高通量测序技术的进一步发展,一些医疗机构率先于 2015 年推出了基于第二代测序技术检测相关基因全长,而不是仅热点变异的扩展遗传病携带者筛查法。例如,贝勒医学院推出名为 GeneAware 的扩展遗传病携带者筛查产品,该方法可一次性检测超过 150 个隐性遗传病基因的编码区全长,并且对所有发现的致病变异和疑似致病变异都进行报告。随后,Counsyl 公司也推出了类似的基因全长测序遗传病携带者筛查产品,该产品可针对超过 175 种遗传病的致病基因编码区进行测序。

由于这类产品上市时间较短,目前还没有较为全面的临床效果总结。可以预期,随着第二代测序成本迅速下降,这类基于基因全长测序的遗传病携带者筛查产品应用会越来越普遍,其临床效果也会逐步得到更加深入的核实。

1.4　染色体病携带者孕前筛查

染色体是细胞分裂时遗传物质存在的特定形式,是间期细胞染色质多级螺旋化的结果。它是组成细胞核的基本物质,是基因的载体。正常人体细胞染色体为二倍体,含有 46 条染色体,其中 23 条来自父亲,23 条来自母亲。染色体数量异常或结构变异所导致的疾病称为染色体病。染色体病患者在临床上一般表现为流产、死胎、不孕不育、先天性智力低下、先天性多发性畸形、生长发育迟缓以及肿瘤等。

人类在不同发育时期产生的染色体畸变的遗传效应也不同。在配子形成期或在受精后 24 h 内的合子期发生的染色体畸变,将导致整个个体带有畸变的染色体,形成各种常见的染色体单体型、三体型、三倍体以及涉及两条或多条染色体的结构畸变等各种类型的染色体病。在胚胎早期的卵裂或桑葚胚期发生的染色体畸变,会导致某一个体发育成嵌合体,该个体是否出现临床症状,主要取决于正常细胞与异常细胞所占的比例。

染色体病作为人类遗传性疾病的一大类，至今已发现 2 万多种。染色体异常的危害有多大？研究者通过对流产组织、死产婴、新生儿和一般人群的调查发现，染色体异常占流产胚胎的 50%～70%，占死产婴的 10%，占新生儿死亡者的 10%，占新生儿的 5‰～10‰[39]。特别是染色体罗伯逊易位、平衡相互易位和倒位携带者，占一般人群的 5‰甚至更高，其自身表型一般正常，但后代有较高的流产、死胎或生出染色体病患儿的风险。因此，染色体病的孕前筛查对减少染色体病患儿的出生有一定的临床意义。男女双方婚前或受孕前进行染色体病筛查所占有的医疗资源相对较少，一般家庭都是可以接受的。通过孕前染色体筛查一旦确诊为染色体异常患者或携带者，受检者就可尽早接受相关的医学干预，及时采取措施防止染色体病患儿的出生。

1.4.1　针对普通人群的染色体病携带者筛查

目前，针对普通人群进行染色体病筛查在我国并不普遍，仅限于某些经济比较发达的地区。有些地方采取政府出资，在婚检时与体检和其他检查项目一起进行免费筛查。而自己主动接受筛查的一般都是高学历或高素质、优生优育意识比较强的人群。在我国实现对所有普通人群进行染色体病筛查是一项任重而道远的工作，要求遗传学工作者和医师竭尽所能做到如下几点：

1）健康教育

针对普通人群开展健康教育是非常重要的，健康教育在染色体病的筛查工作中起着不可估量的作用。这是一项花费较低、潜在收效明显的措施。通过对普通人群进行健康教育，可以指导青年男女正确地认识和把握婚姻观、生育观，增强他（她）们婚后在优生优育方面的意识，使其能够主动进行染色体病和遗传病的筛查。

2）婚前保健

在婚前进行体格检查以及相关的实验室检查，对疑有染色体病的人员需做外周血淋巴细胞培养，进行染色体核型分析或分子细胞遗传学检查。医务人员对检查的结果应予以保密。对经检查不能确诊为染色体病的受检者应及时会诊或转诊。对确诊为染色体病携带者的受检者，应进行遗传咨询和生育指导，并强调产前诊断的重要性。

3）遗传咨询

应对确诊为染色体病患者或携带者的受检者进行遗传咨询，目的是对染色体病的发病原因、遗传方式、诊断、治疗以及再发风险和携带者风险等问题进行解答，供患者及其家属在决定婚姻、生育等问题时做参考。

4）孕前保健

孕前保健涉及夫妻双方的职业，因为职业和环境因素既可影响生殖功能，又可危害胚胎、胎儿的生长发育。因此，在工作中接触有害物质的人，应加强自身保护，避免有害物质侵入机体。从事有害物质暴露严重职业的夫妻双方，最好在受孕之前暂时调离接触具有生殖毒性或胚胎毒性职业性有害因素的作业环境。

1.4.2　针对高危人群的染色体病携带者筛查

常规染色体病筛查目前一般是针对高危人群进行的。这些高危人群包括：① 原因不明的智力低下患者及其家系成员；② 智力正常，但有两个以上器官系统先天畸形者及其家系成员；③ 原发性不孕症夫妇，即婚后 1 年以上不明原因不孕不育的夫妻；④ 性发育异常或性腺及外生殖器发育异常者，表现为青春期第二性征发育不良，女性乳房不发育，18 岁仍无月经来潮或有不明原因的闭经，B 超提示盆腔未见子宫、卵巢或只见幼稚子宫，身材发育矮小等；男性无精或少精、弱精者，睾丸不发育或发育不全，或发育过大，胡须稀少等；⑤ 有过不明原因的自然流产史及死产、新生儿死亡史的人，生育过畸形胎儿的夫妻；⑥ 特殊外貌（眼距宽、扁鼻梁、张嘴、吐舌等）及生长发育迟缓的儿童；⑦ 有发育迟缓、智力低下或多发畸形的患者；⑧ 确诊为染色体病患儿的父母；⑨ 染色体平衡易位携带者的子女或曾经生育染色体异常患儿的夫妻；⑩ 长期接触 X 线、电离辐射、有毒物质的人员，孕期接受射线、抗肿瘤药物或孕期感染病毒等的人员；⑪ 恶性血液病患者等。

针对这些高危人群，遗传病工作者应该对其进行外周血染色体核型分析，并在检测前和检测结果出来后对其进行遗传咨询。遗传咨询不仅对患者本人，还应该对患者家系其他有关成员提出医学意见，尤其是对可疑携带者、肯定携带者的婚育提出医学意见。当发现或者怀疑育龄夫妻患有染色体病或其中一方是染色体病携带者时，医师应当提出准确的医学意见。对于在现有医疗技术水平上难以确诊的染色体病，应当向咨询者说明情况。生育过染色体病患儿的夫妻，在再次受孕前，应当按照国家有关规定到医疗、保健机构进行外周血染色体检查，必要时进行其他相关遗传学检测。医疗、保健机构的咨询医师应当向咨询者介绍染色体病的有关知识。咨询医师应掌握一定的妇产科学、遗传学、优生学的知识并具有一定的临床经验，应熟悉一些常见染色体病的发病原因、遗传机制及患者的临床表现和携带者生育染色体病患儿的风险率等，并能够对异常染色体形成的原因进行合理的解释，并告知风险，给患者及其家属提出较全面和准确的医学建议。咨询医师要了解细胞遗传学和分子细胞遗传学及基因组学、分子遗传学相关检查技术和诊断项目的应用知识，且需掌握这些相关技术之间的联系和每项技术的应用局限性，给患者开具较为有效、实用的医学检测项目，对检测结果提出相应的医学建议。由于遗传咨询与普通的临床治疗过程不同，在整个遗传咨询过程中，医师必须遵循遗传咨询的伦理学原则，务必做到严肃、守密、亲切、慎重。

1.5　孕前筛查的遗传咨询

遗传咨询是对患病、有可能患病或有可能生育遗传病患儿的个体提供关于遗传病自然病程、疾病处理、疾病遗传方式及生育选择的信息和建议的过程。它是孕前和产前保健的重要组成部分[40]。

孕前管理包括一系列旨在改善未来受孕期间母婴健康状况的措施。它涉及若干个不同的方面,包括饮食、生活方式、产妇保健和相关治疗、工作条件、环境暴露、遗传病以及具有遗传因素的疾病。在孕前阶段涵盖的一些问题在产前阶段也可能会出现,两者是相关的。但是,解决这些问题的最佳时间一般是在受孕之前。本节将集中讨论孕前管理中的遗传咨询部分,并重点讨论扩展遗传病携带者筛查。本节将关注遗传咨询过程中常见且容易错漏的地方,以及遗传咨询领域接下来应当如何发展,以便更好地帮助那些未来的父母应对日益复杂的相关问题。

1.5.1　孕前管理

不良妊娠结局的不断发生,如孕有各种致病和致死性先天畸形和其他遗传病胎儿,在很大程度上对如何处理已经紧张的医患关系提出了更高的要求。近年来,政府和相关专业组织越来越重视设计一种全面的临床标准流程,以向潜在的父母和育龄人士提供遗传咨询和其他相关医疗服务[41,42]。世界各地的孕前医疗管理机构可能有所不同,但均有一个共同的核心组成部分,这个核心在于全科医师、家庭医师、产科医师或受过专门培训的遗传咨询师、护士或助产士等医疗保健专业人员与准父母会面,提供通用的健康建议,评估风险,提供信息和咨询,并酌情转诊给其他医学专家。

1.5.2　孕前遗传咨询

一个全面的孕前遗传咨询应当包括准父母的饮食、生活方式、工作条件、环境暴露、遗传病史以及具有遗传因素的疾病等多个方面。下面集中讨论与遗传咨询有关的风险评估方法。

评估风险的步骤从收集详细的医疗、社会和家庭史开始。在初步开展遗传咨询期间,充分的病史信息是评估母亲和胎儿潜在遗传风险的核心。构建详细的家系图可用于记录家庭关系和诊断细节。家系图可采用专业的软件进行绘制,但使用标准符号的手写版本往往也能达到非常好的效果[43]。医疗人员应该特别关注以下这些情况,包括既往生育过遗传病患儿,复发的产科病史如复发性流产,准父母双方或一方已确诊为遗传病或疑似遗传病以及已知或疑似遗传病家族史或先天性畸形患儿生育史。此外,也需要考虑准父母的种群背景以及准父母是否可能有血缘关系。

医学专家包括临床遗传学家应该向咨询者详细了解上面这些问题,并向咨询者介绍遗传病复发风险等问题,向准父母详细介绍可选的生育方式。此外,如果准妈妈本身患有遗传病,可能会面临具体的产科风险,此时应由熟悉这些状况的产科医师进行处理。若确定需要转诊给其他专家和医疗人员,那么接诊的医疗人员仍然应尽量按照首诊的合适意见进行遗传咨询。同时,医疗人员也应该根据当地的医疗指南和推荐提供遗传检测。

1.5.3 基于家族史的基因筛查

以脆性 X 综合征为例,该综合征是智力障碍最常见的遗传因素。它是由 X 染色体上 FMR1 基因中的 CGG 三核苷酸重复扩增引起的。以 200 次以上的 CGG 重复为特征的全突变导致男性智力障碍,部分女性携带者也有临床表现。前突变携带者有发生迟发性小脑共济失调(主要是男性)和女性卵巢早衰的风险。由于 CGG 重复数量的增加,女性前突变携带者可能生育全突变的后代。由于女性携带者可能没有相关的家族史,有人建议应向所有准妈妈们推荐该病的携带者筛查。目前,《美国医学遗传学与基因组学学会指南》推荐仅针对具有智力障碍家族史的妇女进行脆性 X 综合征携带者检测[44]。该指南对基于普通人群进行 FMR1 筛查的建议提出了质疑,其主要依据是 FMR1 变异相关疾病复杂的遗传方式(主要是前突变携带者及全突变女性携带者多变的表型)以及相关遗传咨询的挑战性。Hill 等的系统性综述显示,准妈妈们可以考虑接受脆性 X 综合征的孕前或产前筛查。但该综述也认为,应该由有相关培训经历的专业人员对这些女性进行有针对性的遗传咨询,对她们做出个人选择的过程提供足够的支持和指导[45]。而对于那些没有相关家族史的妇女进行脆性 X 综合征检测的方式,医疗人员仍然需要继续深入研究,并应着重研究适当的遗传咨询方式,以解决该病遗传咨询的复杂性,并帮助受检者进行恰当的知情选择[46,47]。

1.5.4 基于种族的基因筛查

致病变异筛查对于常染色体隐性遗传病尤为重要[48-50]。对于常染色体隐性遗传病,大多数致病变异的等位基因存在于杂合子携带者中,而这些携带者本身不患病,并且可能不知道自己携带了致病变异。即使有完整的家系图也很可能不会发现任何常染色体隐性遗传病的线索,患儿往往是家庭中唯一受影响的个体。特定常染色体隐性遗传病的携带者频率在不同人群和亚种群之间差异很大,与种群背景往往有很大的关系。

地中海贫血、镰状细胞病、囊性纤维化和泰-萨克斯病是全球常见的常染色体隐性遗传病,不同人群携带者频率的差异显著。例如,与地中海贫血相关的 HBB 基因致病变异的携带者频率在地中海地区的国家很高,估计在塞浦路斯为 1/7[51]。由 HBB 基因致病变异引起的另一种血红蛋白病是镰状细胞贫血,非洲裔个体具有较高的携带者频率。引起 α-地中海贫血的 HBA 基因致病变异在东南亚人群中频率很高。在中国南方,这几种血红蛋白病都较为常见。导致囊性纤维化的 CFTR 基因致病变异的携带者频率在北欧来源人群中较高,为 1/25;泰-萨克斯病的携带者频率在德裔犹太背景的个体中高达 1/30。

相关病情的严重性及其在特定人群中相对较高的流行率使得遗传病携带者筛查变

得尤为重要。在技术上，这种筛查可以针对疾病致病基因的突变（如囊性纤维化）或针对致病基因的产物（如血红蛋白病）进行检测。如果一对准父母被确诊为常染色体隐性遗传病携带者，他们的每一个后代都有 1/4 可能为患儿。因此，如果准父母们在孕前明确其携带者的状态，他们就能为自己的生育方式做出更好的选择。例如，如果他们担心患儿出生，可以选择进行胚胎植入前遗传学诊断，在植入子宫前采用辅助生育技术检测胚胎的基因型[52]。他们还可以考虑使用供体配子，不生育子女，或采用收养等方案。显然，如果准父母们在受孕后才了解自己的遗传病携带者状态，就会失去选择上述这些方法的时机。此外，准父母也可以选择自然受孕，并进行产前诊断，这样可适时选择终止妊娠，或在患儿出生前就为他们做好相关的治疗准备。

医疗人员如需提供遗传病携带者筛查服务，应配备经过适当培训的遗传专业人员，以对遗传病携带者进行恰当的遗传咨询，并应注意知情同意的原则[53]。咨询应包括遗传病携带者筛查，涵盖疾病的描述及当前可用的治疗方法、所提供的筛查的性质及局限性，还包括筛查结果为阴性时存在的残余风险，以及如上所述的各种生育选择。此外，医疗人员还应该告知准父母遗传筛查相关的潜在问题和陷阱，如潜在的心理影响和增加的精神压力以及如果发现确实为遗传病携带者时可能带来的心理障碍[54]。然而，有一些研究表明参与遗传筛查的准父母将获得心理上的满足，这主要是因为他们可以做出知情后的决定[55]。

就血红蛋白病而言，英国已经计划向所有孕妇提供初筛，随后向初筛阳性的妇女提供携带者筛查。这种方法的局限性在于，由于受孕已经开始，它能为携带者父母提供的生育选择有限。此外，有证据表明，如果除了血红蛋白病筛查，产前检测也同时筛查其他疾病，则针对血红蛋白病的筛查前教育和遗传咨询的质量将会受到不利影响[56]。美国妇产科医师学会的筛查建议是基于种群背景联合血液学指标（平均细胞数量和铁的状况）、血红蛋白电泳和 *HBA* 基因的分子遗传分析等几项检查对受试者进行综合评估[14]。在荷兰，针对囊性纤维化等遗传病，国家卫生委员会的报告肯定了进行孕前筛查的好处，但也指出，在决定如何在全国范围内实施筛查之前需要更多的证据支持。塞浦路斯已经实施了一项系统的、孕前的全国性地中海贫血筛查方案，使得 β-地中海贫血发生率显著降低[51,57]。我国广西壮族自治区也开展了类似的孕前地中海贫血筛查并且取得了很好的效果[4]。

在美国，德裔犹太血统的个体将进行多种常染色体隐性遗传病的携带者筛查[58]。美国妇产科学会在 2009 年向这些人群提供泰-萨克斯病、囊性纤维化、卡纳万病和家族性自主神经病的筛查。美国医学遗传学与基因组学学会建议除了上述遗传病携带者筛查之外[59]，还应进行 C 组范科尼贫血、尼曼-皮克病 A 型、布卢姆综合征、黏多糖贮积症 Ⅳ 型和戈谢病的携带者筛查。就泰-萨克斯病而言，遗传病筛查已经使其发生率大幅降低[6,60]。

1.5.5 近亲婚配问题

近亲婚配在许多国家很常见,尤其在西方某些移民区。近亲婚配将导致常染色体隐性遗传病患儿的出生率增加,其原因是父母有较多共同来源的变异,比其他父母更有可能将同样的致病变异同时传递给其后代[61]。具体的遗传风险取决于亲缘关系程度:第一表亲关系将导致 3%～5% 先天性畸形、遗传性疾病或不良妊娠结局(如死胎或新生儿死亡)的风险[61-63]。但与普通人群的 2%～3% 的相关风险进行比较,风险的增高并不是特别大。在给近亲婚配的夫妇提供遗传咨询时,必须询问详细的家族史,并确定他们已经足够了解基因诊断和转诊的相关信息。除了针对亲缘关系相关风险的遗传咨询外,还可以根据受检者的国籍和种群,为特定人口或族裔群体提供合适的遗传病携带者筛查[61]。对于孕前遗传咨询来说,仔细询问亲缘关系是很重要的。有一项对澳大利亚助产士进行的调查表明,这些助产士不愿意在家族史上直接询问准父母们这个问题[64],文中描述了如何将该问题作为常规家族史的一部分,对助产士等医疗人员进行具体培训,以确保近亲婚配这种重要信息能得到准确记录。

1.5.6 扩展遗传病携带者筛查面临的挑战

过去几年,基因组学技术取得了令人瞩目的进展。第二代测序技术成本的下降,为大规模遗传检测提供了快速、有效的方法,为遗传专业人员提供了新型诊断工具[65]。大的基因包和全基因组测序方法的发展使孕前和产前筛查成为可能,这也使准父母们能够做出更明智的选择[2]。这种策略的目标是不依赖于受检者的种群,为所有人建立一个扩展的遗传病携带者筛查项目,并主要针对常染色体和 X 连锁隐性遗传病进行项目设计,可同时筛查很多种遗传病。美国的一项研究使用了理论模型风险方法比较扩展遗传病携带者筛查与传统的遗传病筛查方法的有效性,扩展遗传病携带者筛查在文章中假设的风险模型下,比传统的筛查方法更有效,这是因为传统的筛查方法主要依赖于个人对民族、种群遗传背景的主观定义,而这种定义有时候是不准确或不全面的[1]。

这种扩展的遗传病筛查策略的一个关键问题是如何选择待测试的遗传病。虽然还没有完全一致的意见,但是专业组织和专家们认为,如果某种遗传病影响认知功能和生活质量,或者需要及时识别准父母的携带者状态才能帮助准父母们选择适当的生育方式和(或)对患儿及早进行干预(如围生期和新生儿管理)[2],则应考虑将该遗传病纳入基因包中。此外,应当慎重选择成年期发病的遗传病和外显不全的遗传病[2,66]。还有一个关键问题是针对突变热点检测还是通过基因全长测序检测致病变异进行遗传病筛查。检测突变热点的方法有赖于常见致病变异的可靠数据,当检测结果为阴性时,医疗人员可根据数据准确估计残余风险。基因全长测序的方法则存在对遗传变异致病性解读复杂化的风险,因为一些遗传变异的意义是未知的。在这种情况下,实验室一般需要明确告知医疗人员和患者,他们仅对明确致病的或很可能致病的变异进行报告[2]。

　　鉴于上面提到的这些复杂因素,需要由受过适当培训的专业人员制订和执行一个步骤清晰的基因检测前和检测后遗传咨询的方案。扩展的遗传病携带者筛查所包含的疾病数量往往太多,尽管有关疾病的信息可以从电子病历系统获取,但告知受检者所有细节仍难以完成[66]。此外,在遗传病携带者筛查前的咨询过程中应该特别注意向受检者解释,筛查结果不仅关系到后代的状况,也可能与被测试人员本身的健康有关,如脆性 X 综合征携带者本人就可能有各种表型。检测结果出来以后,遗传咨询将侧重于具体的发现,特别是其临床显著性和可行的进一步处理方式(如对配偶的遗传检测)。

　　在向更多的人群提供泛人种的遗传病携带者筛查前,显然还有不少工作要做。未来的研究将重点关注这种筛查对人群健康的有效性和益处,并需要系统地调查患者和医疗人员的观点[67-69]。

　　孕前管理的总体目标是改善母婴的健康。在这种医疗管理的场景中,遗传咨询主要是为了向准父母提供高质量的健康信息和医疗建议,并通过这种方式帮助他们更好地做出生育决定。在孕前阶段针对隐性遗传病进行遗传病携带者筛查,可以帮助医疗人员对准父母更好地提供遗传咨询。传统的遗传病携带者筛查项目主要只针对少数遗传病,而且一般是根据准父母的人群背景和原籍决定的。即使是研究比较深入的几种相对普遍的隐性遗传病,目前医疗界对其进行遗传病携带者筛查的性价比到底如何仍存在争论。总之,新的基因检测技术的发展使对所有准父母提供扩展遗传病携带者筛查变得越来越方便可行。最终,医疗人员如何使用这些遗传病携带者筛查的结果,将决定这些检测能给准父母带来多少益处,因此需要医疗人员在相关的临床工作中更多地学习相关的新知识和思考碰到的问题。

1.6　小结与展望

　　本章主要介绍了孕前遗传病携带者筛查的内涵、发展历程和现状以及筛查阳性后的处理,特别是在遗传咨询方面所要注意的一系列事项,并且对孕前遗传病携带者筛查中比较重要的一些疾病的了解方法和报告解读过程进行了详细描述,以期读者对该领域的总体状况和关键细节有较为系统的了解。

　　总体来看,单基因病单病种在人群中发病率都不高,一般在数万分之一到数千分之一,但是,单基因病有成千上万种,所以人群总的发病率并不低,一般估计占出生婴儿的 $1\% \sim 2\%$(https://www. healthknowledge. org. uk/public-health-textbook/disease-causation-diagnostic/2d-genetics/inherited-causes-diseases)。先前限于单个遗传病病种的罕见性和基因检测方法的局限性,医学界对遗传病的总体关注度有限。近年来,随着研究水平的提高和检测技术的进步,罕见病的诊断水平迅速提高,社会对遗传病的关注度和了解度也在迅速提高。孕前遗传病携带者筛查,作为一种对部分遗传病,特别是隐性遗传病较为有效的预防措施日益为医学界所关注。特别是近 10 年来高通量测序技术的迅猛发展,使得一次性筛查很多种遗传病的成本呈指数级下降。目前,在医疗服务价格承受力较强的发达国家,孕前遗传病携带者筛查已经成为常规的医疗服务项目。可以想象,在今后的几年内,随着高通量测序价格的进一步下降,中国孕前遗传病携带者筛查市场也会很快地成长起来。

孕前遗传病携带者筛查技术在中国的普及还有一些需要解决的关键问题。

(1) 该项目涉及大量目前还不为广大基层医学工作者和普通人群了解的遗传病,在接受度方面还需要一个比较长的学习和适应过程。

(2) 中国人群中高发遗传病病种和常见致病变异的数据还非常有限,而且在中国掌握高通量测序临床应用要点的实验室技术人员还比较少。因此,开发性价比高、解读准确的孕前遗传病携带者筛查项目还有较大的难度,而孕前遗传病携带者筛查又直接涉及对胎儿进行产前诊断这样高风险的医疗服务,这就对实验室技术人员提出了更高的要求。

(3) 临床医师要提供合格的遗传咨询服务,需要学习和掌握以下 3 个方面的新技能:

① 要足够了解筛查项目所包含的大量遗传病病种,每种遗传病的基本状况及其在不同地区人群中的携带情况,这样才能向合适的人群推荐合适的检测项目。有些遗传病,如蚕豆病、脆性 X 前突变,对后代健康的影响实际可能很小,不应该作为流产指征。

② 需要足够了解高通量测序技术的优势和局限性。例如,因为高通量测序技术会有一定概率漏掉少量基因位点,对于那些已知致病位点的家庭,针对已知致病位点的靶向检测技术(如第一代测序、MLPA)可能比高通量测序技术准确率更高,价格和时间成本更低;又如,高通量测序技术对基因大片段缺失重复/寡核苷酸串联重复的效果可能较差,对这两类变异造成的遗传病选择这个方法进行检测就不适合。

③ 需要充分掌握相关遗传知识,这样在解读报告时才会有足够的能力向受检者及其家庭成员提供遗传咨询和医疗处理,准确解释将要面临的风险和应对方法。例如,需要向结果阳性者进行充分解释,他们几乎每个人都是遗传病携带者,不应有内疚和负罪心理;也需要注意隐私原则,避免遗传病携带者被家属和社会歧视。

本章还详细解释了常染色体遗传、X 连锁遗传、选型婚配、残余风险等相关概念,并对孕前遗传病相关遗传咨询的要点进行了描述。

除本章内容外,还有一些与孕前遗传病携带者筛查相关的重要信息,如用于后代遗传风险计算的贝叶斯(Bayes)分析方法、对众多相对罕见遗传病的临床介绍等,无法在本章一一阐释,在此推荐如下参考资料。

GeneReviews(https://www. ncbi. nlm. nih. gov/books/NBK1116/)数据库目前包

括约 700 种较为常见和重要的遗传病,是由专家撰写并基于严格同行评议的在线参考书,免费并且不断在更新。该数据库对这些遗传病的临床诊断、实验室诊断、临床处理和遗传咨询都有非常详细而且准确的描述,非常适合临床医师在短时间内阅读和在临床工作中直接使用。此外,该数据库目前已有部分词条翻译成中文,网址为 http://genereviews. nrdrs. org/paper_list. action。

OMIM(https://www. omim. org/)是目前人类遗传病最全的数据库,除了刚发表的一部分可能收录不全,几乎涉及所有已报道的人类遗传病,包括各个遗传病的发现过程、疾病表型、相关基因和常见致病变异等。但该数据库相对而言知识结构不太系统,临床医师不容易迅速查找到全面、系统的信息。

HGMD(www. hgmd. cf. ac. uk/ac/introduction. php? lang=Chinese)数据库对主要医学期刊里报道的与疾病有关的变异有相对较为全面的收录。需要注意的是,其收录的变异并不一定是致病变异,该数据库只是为读者提供各个变异在哪些文献中曾有报道,而致病与否需要读者自行根据原文进行判断。该数据库分为免费版本和付费版本,付费版本更新更及时。付费版本又分为在线版和下载版,下载版价格较为昂贵,比较适于大型医疗机构集中购买和使用。

贝叶斯遗传风险计算方法可参考《医学遗传学(第 2 版)》(李璞,2008 年,中国协和医科大学出版社)。该书详述了利用贝叶斯方法计算不同遗传模式遗传病遗传风险的方法,以及其在遗传咨询场景中的实际运用技巧。

参考文献

[1] Haque I S, Lazarin G A, Kang H P, et al. Modeled fetal risk of genetic diseases identified by expanded carrier screening[J]. JAMA, 2016, 316(7): 734-742.

[2] Edwards J G, Feldman G, Goldberg J, et al. Expanded carrier screening in reproductive medicine-points to consider: a joint statement of the American College of Medical Genetics and Genomics, American College of Obstetricians and Gynecologists, National Society of Genetic Counselors, Perinatal Quality Foundation, and Society for Maternal-Fetal Medicine[J]. Obstet Gynecol, 2015, 125(3): 653-662.

[3] Committee on Genetics. Committee opinion no. 616: Newborn screening and the role of the obstetrician-gynecologist[J]. Obstet Gynecol, 2015, 125(1): 256-260.

[4] 何梓静,韦萍,林琼文,等.广西婚检人群地中海贫血筛查对出生缺陷发生的影响[J].应用预防医学,2014,20(4): 234-235.

[5] Rozenberg R, Pereira L V. The frequency of Tay-Sachs disease causing mutations in the Brazilian Jewish population justifies a carrier screening program[J]. Sao Paulo Med J, 2001, 119(4): 146-149.

[6] Kaback M M. Population-based genetic screening for reproductive counseling: the Tay-Sachs disease model[J]. Eur J Pediatr, 2000, 159(Suppl 3): S192-S195.

［7］Committee on Genetics. Committee opinion no. 690：Carrier screening in the age of genomic medicine［J］. Obstet Gynecol，2017，129(3)：e35-e40.

［8］Committee on Genetics. Committee opinion no. 691：Carrier screening for genetic conditions［J］. Obstet Gynecol，2017，129(3)：e41-e55.

［9］中华思源工程扶贫基金会,北京天使妈妈慈善基金会,北京师范大学中国公益研究院. 中国地中海贫血蓝皮书［M］.北京：中国社会出版社,2016.

［10］Hassell K L. Population estimates of sickle cell disease in the U. S. ［J］. Am J Prev Med，2010，38(4 Suppl)：S512-S521.

［11］Davies S C，Cronin E，Gill M，et al. Screening for sickle cell disease and thalassaemia：a systematic review with supplementary research［J］. Health Technol Assess，2000，4(3)：1-99.

［12］Burrow G N，Duffy T P，Copel J A. Medical Complications during Pregnancy［M］. Philadelphia (PA)：Elsevier Saunders，2004.

［13］Kazazian H J. The thalassemia syndromes：molecular basis and prenatal diagnosis in 1990［J］. Semin Hematol，1990，27(3)：209-228.

［14］ACOG Committee on Obstetrics. ACOG Practice Bulletin No. 78：hemoglobinopathies in pregnancy［J］. Obstet Gynecol，2007，109(1)：229-237.

［15］邬玲仟,梁德生. 人类单基因遗传疾病［M］. 西安：西安交通大学出版社,2015.

［16］Serjeant G R，Serjeant B E. Sickle Cell Disease［M］. 3rd ed. New York (NY)：Oxford University Press，2001.

［17］Liu D，Zhang X，Yu L，et al. KLF1 mutations are relatively more common in a thalassemia endemic region and ameliorate the severity of beta-thalassemia［J］. Blood，2014，124(5)：803-811.

［18］Milunsky A，Milunsky J M. Genetic Disorders and the Fetus：Diagnosis, Prevention, and Treatment［M］. 7th ed. Hoboken (NJ)：Wiley Blackwell，2016.

［19］Mailman M D，Heinz J W，Papp A C，et al. Molecular analysis of spinal muscular atrophy and modification of the phenotype by SMN2［J］. Genet Med，2002，4(1)：20-26.

［20］Prior T W，Snyder P J，Rink B D，et al. Newborn and carrier screening for spinal muscular atrophy［J］. Am J Med Genet，2010，152A(7)：1608-1616.

［21］Mendell J R，Al-Zaidy S，Shell R，et al. Single-dose gene-replacement therapy for spinal muscular atrophy［J］. N Engl J Med，2017，377(18)：1713-1722.

［22］Prior T W. Carrier screening for spinal muscular atrophy［J］. Genet Med，2008，10(11)：840-842.

［23］Hendrickson B C，Donohoe C，Akmaev V R，et al. Differences in SMN1 allele frequencies among ethnic groups within North America［J］. J Med Genet，2009，46(9)：641-644.

［24］Yu-Jin Q，Juan D，Er-zhen L，et al. Subtle mutations in the SMN1 gene in Chinese patients with SMA：p. Arg288Met mutation causing SMN1 transcript exclusion of exon7［J］. BMC Med Genet，2012，13：86.

［25］魏贤达. 中国人群 SMA 遗传流行病学研究及携带者风险估计与基于数字 PCR 的 SMA 无创产前检测方法研究［D］.长沙：中南大学,2017.

［26］Prior T W，Nagan N，Sugarman E A，et al. Technical standards and guidelines for spinal muscular atrophy testing［J］. Genet Med，2011，13(7)：686-694.

［27］Kronquist K E，Sherman S L，Spector E B. Clinical significance of tri-nucleotide repeats in fragile X testing：a clarification of American College of Medical Genetics guidelines［J］. Genet Med，

2008，10(11)：845-847.

[28] Monaghan K G，Lyon E，Spector E B. ACMG Standards and Guidelines for fragile X testing：a revision to the disease-specific supplements to the Standards and Guidelines for Clinical Genetics Laboratories of the American College of Medical Genetics and Genomics[J]. Genet Med，2013，15(7)：575-586.

[29] Cronister A，Teicher J，Rohlfs E M，et al. Prevalence and instability of fragile X alleles：implications for offering fragile X prenatal diagnosis[J]. Obstet Gynecol，2008，111(3)：596-601.

[30] Nolin S L，Brown W T，Glicksman A，et al. Expansion of the fragile X CGG repeat in females with premutation or intermediate alleles[J]. Am J Hum Genet，2003，72(2)：454-464.

[31] Pesso R，Berkenstadt M，Cuckle H，et al. Screening for fragile X syndrome in women of reproductive age[J]. Prenat Diagn，2000，20(8)：611-614.

[32] Willemsen R，Bontekoe C J，Severijnen L A，et al. Timing of the absence of FMR1 expression in full mutation chorionic villi[J]. Hum Genet，2002，110(6)：601-605.

[33] Committee on Ethics，American College of Obstetricians and Gynecologists，Committee on Genetics，American College of Obstetricians and Gynecologists. ACOG committee opinion no. 410：Ethical issues in genetic testing[J]. Obstet Gynecol，2008，111(6)：1495-1502.

[34] Committee on Bioethics，Committee on Genetics，American College of Medical Genetics，et al. Ethical and policy issues in genetic testing and screening of children[J]. Pediatrics，2013，131(3)：620-622.

[35] Grody W W. Where to draw the boundaries for prenatal carrier screening[J]. JAMA，2016，316(7)：717-719.

[36] Martin J，Asan，Yi Y，et al. Comprehensive carrier genetic test using next-generation deoxyribonucleic acid sequencing in infertile couples wishing to conceive through assisted reproductive technology[J]. Fertil Steril，2015，104(5)：1286-1293.

[37] Absalan F，Ronaghi M. Molecular inversion probe assay[J]. Methods Mol Biol，2007，396：315-330.

[38] Lazarin G A，Haque I S，Nazareth S，et al. An empirical estimate of carrier frequencies for 400+ causal Mendelian variants：results from an ethnically diverse clinical sample of 23，453 individuals[J]. Genet Med，2013，15(3)：178-186.

[39] 张学,邬玲仟. 医学遗传学[M]. 北京：人民卫生出版社，2016.

[40] Harper P S. Practical Genetic Counselling[M]. 7th ed. Boca Raton：CRC Press，2010.

[41] American College of Obstetricians and Gynecologists. ACOG committee opinion number 313，September 2005. The importance of preconception care in the continuum of women's health care[J]. Obstet Gynecol，2005，106(3)：665-666.

[42] de Weerd S，Steegers E A. The past and present practices and continuing controversies of preconception care[J]. Community Genet，2002，5(1)：50-60.

[43] Wattendorf D J，Hadley D W. Family history：the three-generation pedigree[J]. Am Fam Physician，2005，72(3)：441-448.

[44] Sherman S，Pletcher B A，Driscoll D A. Fragile X syndrome：diagnostic and carrier testing[J]. Genet Med，2005，7(8)：584-587.

[45] Hill M K，Archibald A D，Cohen J，et al. A systematic review of population screening for fragile X syndrome[J]. Genet Med，2010，12(7)：396-410.

[46] Finucane B，Abrams L，Cronister A，et al. Genetic counseling and testing for FMR1 gene

mutations: practice guidelines of the national society of genetic counselors[J]. J Genet Couns, 2012, 21(6): 752-760.

[47] Ames A G, Jaques A, Ukoumunne O C, et al. Development of a fragile X syndrome (FXS) knowledge scale: towards a modified multidimensional measure of informed choice for FXS population carrier screening[J]. Health Expect, 2015, 18(1): 69-80.

[48] Castellani C, Macek M J, Cassiman J J, et al. Benchmarks for cystic fibrosis carrier screening: a European consensus document[J]. J Cyst Fibros, 2010, 9(3): 165-178.

[49] Hussein N, Weng S F, Kai J, et al. Preconception risk assessment for thalassaemia, sickle cell disease, cystic fibrosis and Tay-Sachs disease [J]. Cochrane Database Syst Rev, 2015 (8): CD010849.

[50] Zlotogora J. Population programs for the detection of couples at risk for severe monogenic genetic diseases[J]. Hum Genet, 2009, 126(2): 247-253.

[51] Cowan R S. Moving up the slippery slope: mandated genetic screening on Cyprus[J]. Am J Med Genet C Semin Med Genet, 2009, 151C(1): 95-103.

[52] Petrou M. Preimplantation genetic diagnosis[J]. Hemoglobin, 2009, 33(Suppl 1): S7-S13.

[53] Marteau T M, Dormandy E, Michie S. A measure of informed choice[J]. Health Expect, 2001, 4 (2): 99-108.

[54] European Society of Human Genetics. Population genetic screening programmes: technical, social and ethical issues[J]. Eur J Hum Genet, 2003, 11(Suppl 2): S5-S7.

[55] Lewis C, Skirton H, Jones R. Reproductive empowerment: the main motivator and outcome of carrier testing[J]. J Health Psychol, 2012, 17(4): 567-578.

[56] Ahmed S, Green J, Hewison J. Antenatal thalassaemia carrier testing: women's perceptions of "information" and "consent"[J]. J Med Screen, 2005, 12(2): 69-77.

[57] Angastiniotis M A, Hadjiminas M G. Prevention of thalassaemia in Cyprus[J]. Lancet, 1981, 1 (8216): 369-371.

[58] Ferreira J C, Schreiber-Agus N, Carter S M, et al. Carrier testing for Ashkenazi Jewish disorders in the prenatal setting: navigating the genetic maze[J]. Am J Obstet Gynecol, 2014, 211(3): 197-204.

[59] Gross S J, Pletcher B A, Monaghan K G. Carrier screening in individuals of Ashkenazi Jewish descent[J]. Genet Med, 2008, 10(1): 54-56.

[60] Lew R M, Burnett L, Proos A L, et al. Ashkenazi-Jewish population screening for Tay-Sachs disease: the international and Australian experience[J]. J Paediatr Child Health, 2015, 51(3): 271-279.

[61] Bennett R L, Motulsky A G, Bittles A, et al. Genetic counseling and screening of consanguineous couples and their offspring: Recommendations of the National Society of Genetic Counselors[J]. J Genet Couns, 2002, 11(2): 97-119.

[62] Shieh J T, Bittles A H, Hudgins L. Consanguinity and the risk of congenital heart disease[J]. Am J Med Genet A, 2012, 158A(5): 1236-1241.

[63] Kapurubandara S, Melov S, Shalou E, et al. Consanguinity and associated perinatal outcomes, including stillbirth[J]. Aust N Z J Obstet Gynaecol, 2016, 56(6): 599-604.

[64] Bishop M, Metcalfe S, Gaff C. The missing element: consanguinity as a component of genetic risk assessment[J]. Genet Med, 2008, 10(8): 612-620.

[65] Koboldt D C, Steinberg K M, Larson D E, et al. The next-generation sequencing revolution and

its impact on genomics[J]. Cell, 2013, 155(1): 27-38.

[66] Grody W W, Thompson B H, Gregg A R, et al. ACMG position statement on prenatal/preconception expanded carrier screening[J]. Genet Med, 2013, 15(6): 482-483.

[67] Lazarin G A, Haque I S. Expanded carrier screening: A review of early implementation and literature[J]. Semin Perinatol, 2016, 40(1): 29-34.

[68] Schneider J L, Goddard K A, Davis J, et al. "Is It Worth Knowing?" focus group participants' perceived utility of genomic preconception carrier screening[J]. J Genet Couns, 2016, 25(1): 135-145.

[69] Leo M C, McMullen C, Wilfond B S, et al. Patients' ratings of genetic conditions validate a taxonomy to simplify decisions about preconception carrier screening via genome sequencing[J]. Am J Med Genet A, 2016, 170(3): 574-582.

2 基于母血清蛋白质标志物和母血浆胎儿游离 DNA 的遗传病产前筛查

20 世纪 80 年代,根据孕妇年龄越大生育唐氏综合征(21 三体综合征)患儿的概率越大这一研究结论,制定了针对 35 岁以上孕妇开展产前诊断的卫生策略。随后,针对 35 岁以下孕妇开展的孕中期和孕早期唐氏综合征血清学及超声筛查方法也逐渐得到发展。21 世纪初,国内外一系列多中心大样本临床前瞻性研究,完整地评价了孕中期及孕早期各种不同筛查模式的校度,为临床医师及孕妇选择适宜的产前筛查模式提供了准确的依据。1997 年,香港中文大学的卢煜明教授等利用 PCR 方法扩增母体外周血血浆中 Y 染色体特异的 DNA 序列,证明在妊娠男性胎儿的母体血浆中存在胎儿游离 DNA(cell-free fetal DNA,cffDNA),这些 cffDNA 以小片段的形式存在,来自胎盘细胞,胎儿、胎盘娩出 2 h 被清除,很适合用于产前筛查。2008 年,Chiu、Fan 等在《美国科学院院报》上相继发表文章证实,利用母体外周血血浆,通过新一代测序技术检测胎儿唐氏综合征的无创产前检测(non-invasive prenatal testing,NIPT)技术在方法学上可行。此后,上述技术的临床应用研究快速发展,首先在唐氏综合征产前筛查方面显示了极高的阳性预测值(positive predictive value,PPV)和极低的漏筛率,并迅速转化为临床应用。目前,在该领域已经建立起较为成熟的针对唐氏综合征、18 三体综合征和 13 三体综合征的母血浆 cffDNA 检测及分析预测技术。随着技术的进步和生物信息学算法的改良,无创产前筛查(non-invasive prenatal screening,NIPS)的范围已扩大到其他染色体非整倍体[尤其是性染色体非整倍体(sex chromosome aneuploidy,SCA)]疾病和一些常见的致病性基因组拷贝数变异(copy number variants,CNV),很多机构开始推行类似的扩展形式的无创产前筛查(non-invasive prenatal testing plus,NIPT-plus)。本章将对常见的遗传病筛查方案进行介绍,并说明各种筛查方案的优势和各自的缺陷,为制订适宜的临床决策和孕妇的选择提供参考。

2.1 遗传病产前筛查的目的与意义

降低出生缺陷、提高人口素质是我国的基本国策。孕期及时诊断胎儿异常、适时终止妊娠、防止严重遗传病患儿出生,是降低出生缺陷的重要手段。大约每 150 名活产儿中就有 1 名存在染色体异常,孕周越小患病率越高。胎儿非整倍体发生率随母亲年龄增加而增高,其他危险因素包括既往孕有非整倍体胎儿或畸形胎儿。常染色体三体是常见的非整倍体异常,其中唐氏综合征(即 21 三体综合征)最常见。最常见的性染色体非整倍体异常是克兰费尔特综合征(47,XXY),唯一可存活的单体是特纳综合征(Turner syndrome)(45,X)。

在 1998 年之前,国内没有对孕妇群体进行唐氏综合征的产前筛查,仅是针对高龄孕妇(预产年龄≥35 岁)直接行羊膜腔穿刺术和羊水细胞培养及核型分析进行诊断。统计资料显示,我国 82% 的唐氏综合征胎儿发生于 35 岁以下的孕妇。因此,仅针对高龄孕妇行羊膜腔穿刺术和羊水细胞培养及核型分析,仍然会漏诊大量的唐氏综合征胎儿。开展针对广大孕妇人群的无创产前筛查,对于降低唐氏综合征等常见非整倍体患儿的出生率具有重要的意义。

在 1998 年之后,孕中期母血清生化指标联合筛查(combined test)在国内逐步开展。一项全国多中心前瞻性研究[1],对 2004 年 5 月到 2006 年 9 月期间处于孕 15^{+0} ～ 20^{+6} 周的同意接受产前筛查的 66 132 例单活胎孕妇开展了基于孕中期血清甲胎蛋白(α-fetoprotein,AFP)和游离人绒毛膜促性腺激素(human chorionic gonadotropin,hCG)β 亚单位(β-hCG)的二联母血清学筛查及跟踪随访。孕妇平均年龄为 27 岁(18～47 岁)。其中高龄孕妇为 3 610 例,占 5.46%;低龄孕妇为 62 522 例,占 94.54%。高龄孕妇的平均年龄为 36.84 岁(35～47 岁)。在 66 132 例同意接受产前筛查的孕妇中,产前和产后共诊断出唐氏综合征胎儿/患儿 97 例,由此计算出在孕妇人群中胎儿唐氏综合征的发生率为 1.47‰。低龄孕妇组中共检出唐氏综合征胎儿/患儿 75 例,在该组中唐氏综合征的发生率为 1.2‰。高龄孕妇组中检出唐氏综合征胎儿/患儿 22 例,其在该组中的发生率为 6.09‰,为整个孕妇人群胎儿唐氏综合征发生率的 4.14 倍。

以上研究是我国首次获得的全国多中心前瞻性大样本的关于胎儿唐氏综合征在孕中期的发生率以及胎儿唐氏综合征分别在低龄孕妇及高龄孕妇中的发生率。低龄孕妇组中的唐氏综合征胎儿占全部人群中唐氏综合征胎儿的 77.3%。因此,低龄孕妇也应纳入无创产前筛查之中,以避免大部分唐氏综合征胎儿漏诊。

除唐氏综合征外,18 三体综合征和 13 三体综合征在新生儿中的发生率也很高,仅次于唐氏综合征,且这两种综合征的患者往往比唐氏综合征患者有更严重的缺陷。因此,母血清学筛查也将这两种染色体非整倍体疾病纳入筛查的内容,以便进一步降低出生缺陷。另外,血清学筛查的假阳性率较高,这导致大量的孕妇需接受后续的有创产前诊断,然后进行核型分析以诊断胎儿染色体异常。胎儿细胞体外培养和核型分析技术的条件要求高,投入大,难以推广。同时,取材方法有创伤,孕妇可接受性差。因此,对于常见的胎儿染色体非整倍体,如能先进行有效的无创产前筛查,检出高危孕妇,再进行有创的产前诊断,则势必事半功倍,而基于母血浆 cffDNA 的产前筛查技术使其成为可能。

近几年来,随着基于 cffDNA 产前筛查技术的发展,在保证低假阴性率(false negative rate,FNR)且尽量减少漏诊的基础上,唐氏综合征、18 三体综合征和 13 三体综合征检测的假阳性率有了显著的降低,即新的无创产前筛查技术更加精准。与此同时,由于相关技术的进一步发展以及人们对后代健康的更高期望,常规的三种非整倍体的筛查已不能完全满足实际的需求,因此,许多研究机构开始针对其他遗传病进行 NIPT 技术研究,部分已开始临床推广应用,如 NIPT-plus。针对其他遗传病的 NIPT 技术研究主要有以下两个方面:一方面是针对其他染色体异常的检测,包括其他常见的常染色体非整倍体、性染色体非整倍体以及染色体微缺失/微重复(详见 2.3);另一方面是针对单基因病的检测,包括常染色体隐性遗传病、X 连锁遗传病等(详见 2.4)。

疾病筛查是指通过对特定或普通人群开展一些简便、经济、无创伤性的检查,识别罹患某一特定疾病的高危人群,再对这些高危人群进行后续的诊断性检查及治疗,最终使罹患这一疾病的人群得到早期诊断和治疗并最终获益的过程。适宜筛查的疾病需具备以下几个特征:① 危害严重;② 发病率较高,人群分布明确;③ 筛查后对高危人群有进一步明确诊断的方法;④ 筛查方法较简易、经济、无创;⑤ 筛查成本显著低于治疗成本。

通过经济、简便和无创的检测方法,可以从普通孕妇人群中发现怀有常见染色体非整倍体或病理性拷贝数变异胎儿的高危孕妇,以便对其进行进一步的产前诊断,最大限度地减少患儿的出生,这对于降低我国出生缺陷的发生率、提高出生人口素质具有重要的社会和经济意义。

2.2　染色体非整倍体产前筛查

根据产前筛查原理的不同,可以将染色体非整倍体产前筛查分为 3 类:① 基于母血清蛋白质标志物的产前筛查;② 基于母血浆 cffDNA 的产前筛查,即 NIPT 或无创产前筛查(NIPS);③ 基于影像学的产前筛查,包括基于超声软指标的产前筛查和基于磁共振成像(magnetic resonance imaging,MRI)的产前筛查。

需要注意的是,本节涉及的染色体非整倍体是指胎儿常见染色体非整倍体,即唐氏综合征、18 三体综合征和 13 三体综合征,不包括其他染色体非整倍体。

本节将分别对基于母血清蛋白质标志物的产前筛查和基于母血浆 cffDNA 的产前筛查两种方法进行阐述,基于影像学的产前筛查将在第 3 章进行阐述。

2.2.1　基于母血清蛋白质标志物的产前筛查

基于母血清蛋白质标志物的产前筛查(以下简称母血清学筛查)的目标疾病是唐氏综合征、18 三体综合征以及开放性神经管缺陷(open neural tube defect，ONTD)，是指通过定量测定孕妇血液中与妊娠有关的生物标志物浓度，对胎儿患有常见染色体非整倍体和 ONTD 的风险进行筛查评估，从而筛查出需要做产前诊断的高风险妊娠。产前筛查可降低活产婴儿中唐氏综合征和 ONTD 的发生率。我国 2005 年的一项调查显示，在未做产前筛查和产前诊断的地区，住院分娩的活产婴儿中唐氏综合征的发生率约为 1/785 即 12.7/万，而开展产前筛查和产前诊断干预以后，住院分娩活产婴儿中唐氏综合征的发生率可下降至 1/1 750 即 5.7/万[2]。

2.2.1.1　母血清学筛查的历史

母血清学筛查的研究经历了一个漫长而激动人心的过程。1933 年，Penrose 等最先报道了孕妇年龄与唐氏综合征发生的关系，指出孕妇的妊娠年龄越大，其胎儿罹患唐氏综合征的概率越高。1959 年，研究人员确认唐氏综合征患者的 21 号染色体增加了一条，从而揭示了唐氏综合征发生的机制，为之后的产前诊断研究奠定了基础。1966 年，人类首次从羊水中分离胎儿细胞并成功地进行了培养和核型分析。1968 年，产前诊断了第 1 例唐氏综合征胎儿。在此之后，对于高龄孕妇通过羊水穿刺进行唐氏综合征的产前诊断逐步应用到产科的临床实践中，一般对于预产期年龄大于 35 岁的孕妇实施羊膜腔穿刺术，大约可以检出 30% 的唐氏综合征患儿。

1972 年，Brock 等报道了羊水中 AFP 水平增高与胎儿患有先天性 ONTD 相关。1977 年，英国一项多中心研究全面证实并从病理机制上解释了母血中 AFP 的增高与妊娠患有先天性 ONTD 胎儿的相关性，从而正式揭开了出生缺陷血清学产前筛查的序幕。

1983 年，一名 28 岁的女性在纽约爱因斯坦医学院分娩了一个唐氏综合征患儿。这名母亲的产科医师 Merkatz 医师注意到她在妊娠期间曾接受了先天性 ONTD 筛查，其血清 AFP 值远低于平均水平。于是，Merkatz 医师重新取出实验室保存的已证实为染色体异常妊娠的孕中期孕妇血清 53 例，其中包括 25 例唐氏综合征妊娠，他重新检测了这些血清标本的 AFP 水平，结果显示有 43 例血清 AFP 水平均低于正常中位数水平。这一结果于 1984 年由 Merkatz 医师发表。

Merkatz 医师的研究结果激励了英国 Cuckle 教授等的研究热情。1984 年，Cuckle 教授和同事将 61 例唐氏综合征妊娠母亲妊娠 14～22 周血清的 AFP 值与同期 36 652 例正常妊娠病例进行比较，结果显示唐氏综合征妊娠的母血清 AFP 中位数较正常低 25%。这一结果显示母血清 AFP 低水平是独立于妊娠年龄之外的唐氏综合征预测指标，说明母血清 AFP 水平可以与年龄一起作为唐氏综合征产前筛查的方法。基于孕妇的年龄和血清 AFP 水平,综合得出胎儿罹患唐氏综合征的风险,对其中高风险的孕妇进行羊膜腔穿刺,这种综合筛查方案可以检出 35% 的唐氏综合征胎儿,较单独使用年龄作为筛查指标的方案提高了 5% 的检出率。

1987 年,研究显示唐氏综合征妊娠孕妇的血清人绒毛膜促性腺激素(hCG)水平较正常妊娠增高 2 倍。随后的研究显示,唐氏综合征妊娠中母血清游离雌三醇(unconjugated estriol,uE₃)较正常降低约 25%。这两个指标与血清 AFP 一起,组成了后来称为"三联筛查"(triple test)的血清学筛查模式。在妊娠 15~20 周实施该种模式的筛查,唐氏综合征的检出率可达 60%。孕中期血清学三联筛查由于具备成本较低、检出率较高、适宜的假阳性率、实施简单等优势,至今仍然显示出很强的生命力,作为最为普及的筛查模式在国内得到广泛应用。

其他可以作为孕中期(孕 15~20 周)常见胎儿染色体非整倍体筛查指标的标志物也在随后被不断报道,包括游离 hCG 的 β 亚单位(β - hCG)和抑制素 A(inhibin A,Inh A)。1994 年,一项报道显示孕中期选择孕妇年龄、AFP、uE₃ 及游离 α - hCG 和 β - hCG 作为筛查方案,可以实现 70% 的唐氏综合征检出率(假阳性率在 5% 以下)。1996 年,研究显示 Inh A 与孕妇年龄、AFP、uE₃、hCG 联合筛查,可以在 5% 假阳性率水平下达到 76% 的唐氏综合征检出率。

在孕中期血清学筛查日渐完善之际,如何实现唐氏综合征的早期筛查,以及如何进一步提高筛查的检出水平,是摆在相关医务工作者面前的重要挑战。1991 年,研究显示母血清妊娠相关血浆蛋白 A(pregnancy-associated plasma protein A,PAPP-A)可以作为孕 15 周之前的唐氏综合征筛查指标。后期研究发现血清游离 β - hCG 水平在唐氏综合征妊娠早期(孕 11~14 周)会显著上升。将上述两个指标结合孕妇年龄,可以在孕 15 周前的筛查中达到 62% 的唐氏综合征检出率(5% 假阳性率水平)。上述研究发现揭开了孕早期筛查研究的序幕,唐氏综合征的筛查从孕中期逐步向孕早期发展,同时孕早期筛查带来早期确诊和早期干预、终止妊娠风险及成本较低等益处。

在孕早期筛查的研究过程中,唐氏综合征超声筛查也被逐步引入,并显示出其愈加重要的地位。其中,目前应用最为广泛、检出效果最确实的指标为胎儿颈项透明层(nuchal translucency,NT)。1990 年,Szabo 等最早报道了孕早期胎儿 NT 增厚与唐氏综合征妊娠相关。1992 年,Nicolaides 等的研究显示 NT 可以作为一个潜在的孕早期唐氏综合征超声筛查指标。2002 年,在全球广泛开展 NT 检测的形势下,Nicolaides 等再次对有关孕早期 NT 筛查的研究(共约 200 000 例病例入组)进行荟萃分析后得出,NT 孕早期筛查的假阳性率为 4%,检出率为 77%。将 NT 纳入常见染色体非整倍体产前筛查的方案中,也大大提高了筛查的效率。

母血清学筛查的研究和临床实践经历了 20 多年的漫长过程,期间许多重要的研究相互印证、相互启示，不断推动这一领域的发展。

2.2.1.2 母血清学筛查的基本概念和原理

当评价一项筛查的效率时，需要对一些基本参数进行计算，下面对这些基本参数进行阐述。表 2-1 是评价筛查效率的计算表格，其中 A 是指筛查结果和"金标准"检测结果均为阳性的数量，即真阳性；B 为筛查结果为阳性，但"金标准"检测结果为阴性的数量，即假阳性；C 为筛查检测结果为阴性，但"金标准"检测结果为阳性的数量，即假阴性；D 为筛查结果和"金标准"检测结果均为阴性的数量，即真阴性；N 是全部接受筛查的数量；A+B 是全部筛查阳性的病例数，C+D 是全部筛查阴性的病例数。

表 2-1 筛查试验效率评价计算表

某筛查方法		金标准		合 计
		阳性（+）	阴性（-）	
	阳性（+）	A	B	A+B
	阴性（-）	C	D	C+D
合 计		A+C	B+D	N

（1）中位数倍数（multiple of the median，MoM）。常见胎儿染色体非整倍体的母血清学筛查，往往涉及 AFP、hCG 等各种血清学筛查标志物的测定以及超声指标如 NT 等的测量。但这些标志物或指标随孕周的不同而不断地发生变化，并且在人群中呈非正态分布这些标志物或指标的正常值范围较宽且个体间差异较大。在这种情况下，为了消除孕周不同的影响，对于每个单独的指标，取每一孕周正常妊娠人群检测值的中位数代表该指标在该孕周下的最正常水平，而将同孕周下每例筛查病例的实际测定值与中位数的比值代表该测定值偏离正常的程度。该比值即为 MoM。用数学表达式表示为

$$MoM = \frac{实际测定值}{该孕周正常妊娠人群测定中位数值}$$

MoM 值是母血清学筛查中一个非常重要的概念，所有实际测定值都必须先转化为 MoM 值再进行常见胎儿染色体非整倍体风险计算及所有其他相关的表述。MoM 值的引入，使得各项筛查指标检测结果的表述更为简洁直观。

（2）检出率（DR）。DR 是指筛查结果为阳性的病例数与"金标准"检测结果为阳性的病例数的比值，即经过母血清学筛查呈高危的孕妇人数与所有胎儿罹患常见染色体非整倍体孕妇人数的比值。DR 值体现了一个产前筛查体系的检出能力，即有多大比例的常见染色体非整倍体妊娠能够通过某一产前筛查体系被识别。对于产前筛查而言，检出率越高，说明这个筛查系统的特异性越高。用数学表达式表示为

$$DR = \frac{A}{A+C}$$

（3）特异度（specificity）是指筛查结果为阴性且"金标准"检测结果为阴性的病例数的比值，即经过母血清学筛查呈低危的孕妇人数与所有胎儿未罹患常见染色体非整倍体孕妇人数的比值，也就是说在胎儿未罹患某种疾病的病例中有多少能够通过筛查被排除。对于产前筛查而言，特异度越高，说明这个筛查系统的检出率越高。用数学表达式表示为

$$特异度 = \frac{D}{B+D}$$

（4）假阳性率（false positive rate，FPR）又称为误诊率或第Ⅰ类错误，是指筛查结果为阳性且"金标准"检测结果为阴性的病例数的比值，即实际无病但根据筛查被判为有病的百分比。对母血清学筛查而言，假阳性率是指经过母血清学筛查被判定为高危但胎儿正常的孕妇人数与所有参与筛查的胎儿正常妊娠人数的比值。假阳性率描述了一个产前筛查系统会将多大比例的正常妊娠识别为高危。对于产前筛查，假阳性率越低，说明这个筛查系统的准确性越高。用数学表达式表示为

$$FPR = \frac{B}{B+D}$$

从定义和计算方法上可以看出，$FPR = 1 -$ 特异度。

（5）假阴性率（FNR）又称为漏诊率或第Ⅱ类错误，是指筛查结果为阴性且"金标准"检测结果为阳性的病例数的比值，即实际有病但根据筛查被定为无病的百分比。对母血清学筛查而言，假阴性率是指经过母血清学筛查被识别为低危但胎儿患病的孕妇人数与所有参与筛查的胎儿患病的妊娠人数的比值。假阴性率反映的是筛查漏诊的情况，描述了一个产前筛查系统将会遗漏多大比例的染色体非整倍体妊娠。在产前筛查中，假阴性率应该尽可能地控制在较低的水平。与此同时也应该认识到，由于筛查不是确诊性检查，假阴性病例是不可能完全避免的。对于产前筛查而言，假阴性率越高，说明这个筛查系统的准确性越差。用数学表达式表示为

$$FNR = \frac{C}{A+C}$$

（6）阳性预测值是指"金标准"检测结果为阳性且筛查检出的全部阳性病例数的比值，即真正"有病"的病例数（真阳性）所占的比例。具体到母血清学筛查试验，阳性预测值是指胎儿罹患染色体非整倍体妊娠的病例数占全部筛查高危病例数的比例，即"真阳性"的比例。阳性预测值反映筛查结果阳性者患目标疾病的可能性，也反映了一个筛查系统的效率，阳性预测值越高，筛查效率越高。用数学表达式表示为

$$PPV = \frac{A}{A+B}$$

（7）阴性预测值（negative predictive value，NPV）是指"金标准"检测结果为阴性且筛查结果为阴性的病例数的比值，即真正"没病"的病例数（真阴性）所占的比例。具体到母血清学筛查，阴性预测值是指胎儿未罹患染色体非整倍体妊娠的病例数占全部筛查低危的病例数的比例，即"真阴性"的比例。阴性预测值反映筛查结果阴性者未患目标疾病的可能性，也反映了一个筛查系统的效率，阴性预测值越高，筛查效率越高。用数学表达式表示为

$$NPV = \frac{D}{C+D}$$

（8）风险切割值（cut-off value）及其与检出率、假阳性率的关系。风险切割值是指在某一产前筛查系统中人为设定的高危和低危风险临界值。对于一个特定的筛查系统，它的检出率和假阳性率不是唯一不变的，而是相互关联、连续变化的。当风险切割值设置为较低风险水平时，检出率将提高，但同时假阳性率也将上升；反之，当风险切割值设置为较高风险水平时，检出率将下降，但同时假阳性率也将下降。一旦确定了风险切割值，也就确定了这一筛查系统的检出率和假阳性率。所以风险切割值的选择需要在检出率和假阳性率之间找出一个适宜的平衡点，既实现了较高的检出率，同时又能够保证假阳性率处在一个可接受的水平。以孕中期血清学筛查为例，国内外的临床实践和科学研究都习惯将假阳性率控制在5%左右，此时的风险切割值在1/270，检出率在60%～70%。

当对不同的筛查模式进行比较时，有较高的检出率和较低的假阳性率的筛查模式被认为是筛查效能高的模式。但由于筛查模式的检出率和假阳性率是相互关联又连续变化的，此时往往将待比较的筛查系统的假阳性率都保持在5%水平，考察和比较在这一假阳性率水平下检出率的高低。此时的检出率可用 DR_5 表示（5%假阳性率水平下的检出率）；相应地，FPR_{85} 用来表示85%检出率水平下的假阳性率[3]。

2.2.1.3 常用母血清学筛查的标志物

1）甲胎蛋白

在正常孕妇血清中甲胎蛋白（AFP）是一种胎儿来源的糖蛋白，孕早期由卵黄囊分泌产生，孕晚期由胎儿肝脏大量产生。胎儿血清 AFP 通过胎儿泌尿系统排泄到羊水中，再通过血循环到达母体外周血中，孕期母血清 AFP 的浓度较非孕期明显增高。母血清 AFP 的浓度是随孕周变化的。胎儿罹患唐氏综合征或18三体综合征时母血清 AFP 值均偏低。以唐氏综合征为例，研究发现单独用母亲年龄35岁为标准，DR 为31%，FPR 为7.5%；单独使用 AFP 为 0.5 MoM 值为标准，DR 为20%，FPR 为5%；

两者结合后,DR 为 33%,FPR 为 5.1%。值得说明的是,在胰岛素依赖性糖尿病患者中 AFP 浓度较正常值低 10%,黑色人种的母血清 AFP 浓度偏高,母亲体重高者 AFP 浓度偏低,母亲吸烟者 AFP 浓度高 3%。在母亲肝功能异常的情况下,母血清 AFP 浓度也会增高。

2)hCG、β-hCG 和游离 β-hCG

hCG 是由胎盘合体滋养层细胞分泌的孕期激素,由 α 和 β 二聚体的糖蛋白组成。其 β 亚单位具有特殊的氨基酸序列,有不同于其他激素的免疫学特征,用于检测可避免交叉反应,故更能准确地反映胎盘功能及胎儿状况。在怀孕时,母血清游离 β-hCG 的浓度一般为总 hCG 浓度的 1%。在孕早期,游离 β-hCG 的浓度升高很快,孕 8 周时达最高峰,之后逐渐下降,至孕 18 周时维持在一定水平。在孕中期胎儿罹患唐氏综合征时母血清中 hCG 和游离 β-hCG 浓度偏高,而胎儿罹患 18 三体综合征时母血清中 hCG 和游离 β-hCG 浓度则偏低。结合母亲年龄及分别用 hCG 和游离 β-hCG 作为唐氏综合征筛查的指标,检出率分别为 50% 和 59%,假阳性率同为 5%。在早孕筛查时,游离 β-hCG 更是一个有高度特异性的指标,这是一个可同时用于孕早期及孕中期筛查的指标。

3)非结合雌三醇

非结合雌三醇(uE_3)是由胎儿肾上腺皮质和肝脏提供前体物质,最后由胎盘合成的一种重要雌激素,它以游离形式直接由胎盘分泌进入母体循环。从孕 7～9 周开始,在孕中期母体血清中 uE_3 水平随孕周增加而上升。在胎儿罹患唐氏综合征和 18 三体综合征的母血清中 uE_3 均表现为较同孕周正常水平降低,一般低于 0.7 MoM 值。

4)妊娠相关血浆蛋白 A

妊娠相关血浆蛋白 A(PAPP-A)是 1974 年报道的一种妊娠期母体血浆中逐渐增多的高分子糖蛋白。20 世纪 90 年代初分离出 PAPP-A 亚单位。PAPP-A 是由胎盘合体滋养层细胞分泌的,在孕妇血清中可能存在某种因子刺激其合成,在非孕妇子宫内膜、卵泡液、黄体、男性精液中也有少量分泌。PAPP-A 的基因定位于染色体 9q33.1 区段,它属于一种胰岛素样生长因子结合蛋白 4(IGFBP4)相关的蛋白酶,能协调细胞滋养层的增生分化并能影响母体免疫系统,保护胎儿免遭排斥,促进凝血过程,对早期配子发育、受精卵着床、保持胎儿胎盘生长发育起至关重要的作用。PAPP-A 在单胎受精后 32 天、双胎受精后 21 天即可在孕妇血清中被检出,孕 7 周时血清浓度上升比 hCG 显著,随孕周持续上升,足月时达高峰,产后开始下降,产后 6 周即低于检测低限。在整个妊娠期间的胎血中均测不到 PAPP-A,这是因为 PAPP-A 分子量大,不能透过胎盘屏障进入胎儿血循环所致。母血清 PAPP-A 水平可反映胎儿宫内发育情况、胎盘功能,并对双胎妊娠的早期诊断有帮助。有研究表明,在孕早期胎儿核型异常的孕妇血 PAPP-A 水平明显低于正常孕妇组,与年龄及游离 β-hCG 联合应用检出率达 70% 以上,是孕早期胎儿染色体非整倍体筛查的可靠指标。如加上超声测量 NT 厚度,将大大提高筛查的准确率,检出率可达 85%～90%,是孕早期产前筛查的标准模式。

5）抑制素 A

抑制素 A(Inh A)是个异二聚体的糖蛋白,其来源可能是胎盘的合体滋养层。其 β 亚单位与 1 个 βA 亚单位组成 Inh A,与 αB 亚单位组成 Inh B。Inh A 在孕 10～12 周时升高并达高峰。与同期其他的血清学标志物不同的是,Inh A 在孕 15～25 周达到稳定状态,期间无孕周差别。Inh B 在孕妇血清中不能被检出。因此,与唐氏综合征相关的抑制素为 Inh A。在孕中期筛查中加入 Inh A 指标后,提高筛查的检出率是较为肯定的[3]。

2.2.1.4 常用母血清学筛查方案

1）二联筛查

二联筛查(double test)是指以孕中期(孕 15～20 周)AFP 和 hCG 或游离 β-hCG 为指标,结合孕妇年龄等参数计算胎儿罹患唐氏综合征风险的联合筛查方案。

2）三联筛查

三联筛查是指以孕中期(孕 15～20 周)血清 AFP、hCG(游离 β-hCG)和 uE$_3$ 为指标,结合孕妇年龄等参数计算胎儿罹患唐氏综合征风险的联合筛查方案。

3）四联筛查

四联筛查(quadruple test)是指以孕中期(孕 15～20 周)血清 AFP、hCG(或游离 β-hCG)、uE$_3$ 和 Inh A 为指标,结合孕妇年龄等参数计算胎儿罹患唐氏综合征风险的联合筛查方案。

4）联合筛查

联合筛查是指孕早期(孕 10～13 周)通过超声测定胎儿 NT 厚度,并结合孕妇血清游离 β-hCG 和 PAPP-A 水平以及孕妇年龄,计算胎儿罹患唐氏综合征风险的方案。

5）整合筛查

整合筛查(integrated test)是指整合不同妊娠阶段的各个筛查标志物的测定值以综合计算胎儿罹患唐氏综合征风险的方案,一般指孕早期 PAPP-A、游离 β-hCG、超声测定胎儿 NT 厚度再结合孕中期三联/四联筛查的整合筛查方案。

6）血清学整合筛查

血清学整合筛查(serum integrated test)是结合孕早期 PAPP-A、游离 β-hCG 和孕中期三联/四联筛查,最终计算出一个胎儿罹患唐氏综合征风险的方案[4]。

2.2.1.5 常用母血清学筛查的模式

1）独立的序贯筛查

独立的序贯筛查(independent sequential screening)是指先进行孕早期产前筛查,给出孕早期风险值,高危者建议行产前诊断,低危者至孕中期接受孕中期筛查,依据孕中期筛查结果决定进行产前诊断与否。

2）逐步的序贯筛查

逐步的序贯筛查（stepwise sequential screening）是指先行孕早期筛查，并给出孕早期筛查风险值，由患者选择：① 是否依据孕早期风险值进行孕早期产前诊断；② 至孕中期进行筛查后，结合孕早期的筛查结果共同计算风险值并决定是否进行产前诊断。

3）分层的序贯筛查

分层的序贯筛查（contingent sequential screening）是指在进行孕早期联合筛查后，依据孕早期风险将孕妇分为 3 类：① 高危组，风险值＞1/60，行绒毛取样（chorionic villus sampling，CVS）进行孕早期产前诊断；② 低危组，风险值＜1/1 000，继续随访至妊娠终止，记录妊娠结局；③ 中间组，指风险值介于前两者之间的孕妇，至孕中期完成全面的整合筛查后再决定是否进行产前诊断。

2.2.1.6　母血清学筛查模式的选择

21 世纪初以来，国外通过完成一系列多中心大样本临床前瞻性的研究，完整评价孕中期及孕早期各种不同筛查模式，并为临床医师及孕妇选择最为适宜的产前筛查模式提供确实的依据。其中最为重要的临床验证研究包括血清、尿液和超声筛查研究（Serum，Urine and Ultrasound Screening Study，SURUSS）[5,6]，孕早中期风险评估（First and Second Trimester Evaluation of Risk，FASTER）试验[7]以及血清生化和胎儿颈项透明层厚度筛查（Serum Biochemistry and Fetal Nuchal Translucency Screening，BUN）[8]。SURUSS 研究以寻找最为有效、安全和效能比最高的唐氏综合征产前筛查模式为目标，在 25 个筛查中心开展前瞻性研究，最终入组 47 053 例筛查病例，其中包括 101 例唐氏综合征患儿。FASTER 研究在美国 15 个中心开展，最终完成了 38 033 例单胎妊娠病例的研究，其中包括 117 例唐氏综合征患儿。下面结合这几个重要的临床验证研究的结果以及其他一些早中孕期研究的荟萃分析结果[9]，分析和确定孕早期、孕中期及早中孕期联合筛查不同模式的优势和各自的缺陷，为适宜的临床决策和孕妇的选择提供指南和依据[3]。

1）唐氏综合征孕中期母血清学筛查

孕中期唐氏综合征筛查始于 20 世纪 70 年代，最初是依据孕妇的年龄，对高龄孕妇（超过 35～38 岁）行孕中期羊膜腔穿刺。由于观察到孕中期唐氏综合征妊娠母血中 AFP 处于低水平的现象，开展了根据孕妇年龄和血清 AFP 水平的单血清指标产前筛查。随后，相关研究报道孕中期唐氏综合征妊娠母血中 hCG 呈高水平状态，产生了二联的筛查模式（年龄、AFP 和 hCG）。第三个指标是游离雌三醇（uE_3），它在孕中期唐氏综合征妊娠母血中呈低水平状态。年龄、AFP、uE_3 和 hCG 结合的筛查模式通称为三联筛查。最后一个孕中期筛查的指标是 Inh A，它在唐氏综合征妊娠母血中有较为明显的上升。目前在美国等国家孕中期四联筛查是主流的唐氏综合征孕中期产前筛查的模式

(年龄、AFP、hCG、uE$_3$ 和 Inh A)。上述各种孕中期筛查模式在 5％假阳性率下的检出率(DR$_5$)及 85％检出率下的假阳性率(FPR$_{85}$)如表 2-2 所示。

表 2-2　不同研究的孕中期二/三/四联筛查检出效果

	DR$_5$（%）	FPR$_{85}$（%）	PPV
二联筛查	71	13	1/68
三联筛查—SURUSS	77	9	1/49
三联筛查—FASTER	69	14	NA
四联筛查—SURUSS	83	6	1/32
四联筛查—FASTER	81	7	1/37

注：NA, not available,不可用

　　SURUSS 项目对于孕中期筛查的研究显示,孕中期四联筛查的检出率较三联筛查略高(83％与 77％),仅增加 7％,但是假阳性率下降了 33％(6％与 9％),这就意味着与三联筛查相比,约 1/3 的孕妇由于接受了四联筛查而避免了不必要的羊膜腔穿刺的风险。由于羊膜腔穿刺术后引起的胎儿流产率早期报道为 1％,之后的报道为 0.2％～0.6％,越多的羊膜腔穿刺将带来越多的正常胎儿丢失。根据近期的报道,大约每 10 万例妊娠中,四联筛查可避免 6～18 例正常胎儿的丢失。而在 FASTER 研究中,无论在检出率方面还是假阳性率方面,四联筛查与三联筛查相比都有无可比拟的优势。

　　2) 唐氏综合征孕早期母血清学及 NT 筛查

　　唐氏综合征的孕早期筛查模式是伴随着孕早期(孕 11～13^{+6} 周)超声测量 NT 厚度的开展而日渐成熟的。其依据是超声发现唐氏综合征等多种先天性染色体异常胎儿的 NT 在孕早期多有不同程度的增厚。但由于 NT 的检测技术要求较高,质量控制标准不同,许多研究报道的 NT 检测效果不一。SURUSS 的研究结果显示,NT 用于孕早期产前筛查的 DR$_5$ 为 69％,而 FPR$_{85}$ 为 20％。在其他两个类似研究中也有相近的结果。在 BUN 研究中,DR$_5$ 为 69％,而 FPR$_{85}$ 为 15％。在 FASTER 研究中,DR$_5$ 为 68％,而 FPR$_{85}$ 为 23％。这些研究的结果显示,虽然 NT 作为一个单独的指标,加上年龄因素可以在孕早期筛查中实现和孕中期血清筛查类似的效果,但伴随的是较高的假阳性率。同时,也有一些研究显示了不同的结果。Nicolaides 等对 19 个相似的研究(共约 200 000 例病例入组)进行荟萃分析后得出,NT 孕早期筛查的假阳性率为 4％,检出率为 77％。另一项研究也对某一个单位的 30 564 例筛查病例进行回顾性分析,结果显示 DR$_5$ 为 82％,FPR$_{85}$ 为 8％。造成这些研究结果存在较大差异的原因是 NT 测定对技术及设备的要求较高以及受检测人员的主观因素影响较大,NT 检测的结果很难精确

化和重复。不仅如此,不同的检测机构和人员对于 NT 检测的中位数存在差异,甚至同一操作者在不同时期检测的 NT 中位数也会发生漂移。所以对于 NT 的测定,需要有完善的质量控制和监测系统来不断地加以修正,才能达到较好的筛查效果。

20 世纪 90 年代,许多研究陆续报道了孕早期低水平的母血 PAPP-A、高水平的 hCG 与胎儿罹患唐氏综合征的关系。于是,NT 检测结合年龄及 PAPP-A、hCG 组成了孕早期三联筛查。后两者的加入使得孕早期筛查的检出率和假阳性率达到了令人满意的水平。在 SURUSS 和 FASTER 研究中,孕早期三联筛查和 NT 筛查相比较,假阳性率分别降低为 33% 和 46%。在这种情况下,似乎没有理由再把 NT 作为孕早期筛查的唯一指标了。SURUSS、FASTER 与 BUN 在孕早期筛查的研究结果如表 2-3 所示。

表 2-3　不同研究的孕早期三联筛查检出效果

	唐氏综合征病例数/入组病例数	DR_5(%)	FPR_{85}(%)
SURUSS	101/47 052	83	6
BUN	61/8 514	79	9
FASTER	92/36 120	85	5

结合 2000 年以来 6 个主要针对孕早期筛查研究的结果进行荟萃分析,共入组 91 666 例筛查病例,其中包括 316 例唐氏综合征患儿,结果显示 DR_5 为 85%。由此可见,孕早期联合筛查的模式,将会达到较孕中期筛查更为有效的筛查水平。除此之外,早期筛查、早期确诊、早期干预也是孕早期筛查较孕中期筛查更为理想的特点。

一些孕早期染色体异常的超声筛查指标最近也得到了充分的关注。一些研究的结果认为,加入孕早期超声筛查指标,有助于降低假阳性率及提高检出率。这些指标有胎儿鼻骨(nasal bone,NB)缺如和静脉导管高阻力等。但由于这些超声指标操作困难、通量较低和质量控制要求高,限制了其作为普通人群筛查手段的广泛开展,仅可将其作为高危病例检查的一种新方法。

3) 唐氏综合征孕早、中期联合/序贯筛查

1999 年,Wald 等首先提出进行孕早、中期两次筛查,并将两次筛查结果共同计算得出一个风险值的筛查模式。这种筛查模式的思路是,由于不同的筛查指标有着各自最佳的筛查时间而且不一致,为了更大限度地增强筛查的效能,将不同的筛查指标在各自最佳孕周进行检测后,共同计算得出孕中期胎儿染色体异常的风险,这将最大限度地提高检出率。目前,所谓的孕早、中期联合筛查即为孕早期进行 NT 及 PAPP-A 的检测,孕中期进行血清 AFP、β-hCG、uE₃ 和 Inh A 的检测(四联筛查)。在这种筛查模式下,Wald 等的研究提出 DR_5 为 94%,这与 SURUSS 及 FASTER 研究相应得出的 93% 与

95％的结果相似。这种筛查模式的另一个主要优势在于阳性预测值较高（SURUSS 研究为 1/6），这意味着更少的孕妇需要接受羊膜腔穿刺术，同时也有助于减少孕妇因进行高危人群筛查带来的焦虑感。但孕早、中期的联合筛查也不断受到伦理学的质疑。Canini 等认为联合筛查对于那些孕早期已经明确高危的孕妇不加以早期干预，而必须到孕中期筛查后再行产前诊断和处理，使其在一定程度上丧失了孕早期筛查的优势。Bishop 等的研究表明，对于孕妇而言，医务人员更主张将产前筛查和产前诊断的时限提前至孕早期。Palomaki 等的研究也表明，筛查时限和模式的选择更应该基于孕妇自主的决定。联合筛查的另一个缺陷在于孕中期回访率不高（SURUSS 研究为 60％），而且受检者一旦经孕早期筛查判定为高风险孕妇，有可能发生孕中期失访，如此不但无法完成整个筛查的过程，也丧失了孕早期干预的时机。所以，目前孕早、中期联合筛查尚没有成为大规模筛查的选择模式。在这种情况下，FASTER[4] 研究提出了孕早、中期序贯筛查（stepwise screening）的模式，即接受孕早期联合筛查后风险相对较高（＞1/60）的孕妇孕早期即建议行绒毛取样进行产前诊断，风险非常低（＜1/1 000）的孕妇可不再接受孕中期筛查，而风险处于中间值的孕妇至孕中期建议再次行孕中期四联筛查，其最终风险计算包括孕早期及孕中期的所有检测结果，最终风险高危的孕妇建议行羊膜腔穿刺进行产前诊断。这种序贯的筛查模式在 FASTER 研究中得到的 DR_5 为 95％，与孕早、中期联合筛查相似（假阳性率为 4％，检出率为 96％）。在此结果基础上，FASTER 研究认为目前筛查效能最为理想的是孕早、中期序贯筛查模式，但还需要通过进一步研究加以评价和验证。

FASTER 和 SURUSS 研究也提出，如果筛查单位缺乏 NT 检测项目成熟的技术或专业人员，可以选择单纯的血清学筛查模式，包括孕早期血清学筛查（PAPP-A 和 β-hCG）以及孕早、中期的联合/序贯血清学筛查（孕早期血清学筛查和联合/序贯孕中期血清学四联筛查），也可以达到较高的检出水平。Knight 等的研究得出孕早、中期血清学联合筛查的假阳性率为 5％，检出率达 88％。

4）适宜的唐氏综合征母血清学筛查模式的选择

如前所述，唐氏综合征的母血清学筛查模式经历了很多发展和变革，从孕中期筛查发展为孕早期与孕早、中期筛查，筛查指标也由单纯的血清学指标发展为血清学指标和超声联合，随之而来的是检出效率不断上升。但应该注意的是，在检出率不断提高的情况下，一些筛查模式的假阳性率也不断上升（如孕早、中期单纯的二次筛查模式），这也意味着更多不必要的羊膜腔穿刺和更多正常胎儿的丢失。所以在选择合适的筛查模式时，一定要将假阳性率控制在合适的范围内（5％左右）。也应该注意到，许多筛查模式在实现高检出率的同时也带来筛查成本的大幅增加。例如，NT 的超声检查由于技术要求高，通量低，需要较多训练有素的专业人员以及一整套完善的质量控制体系才能较好地开展。此外，联合及序贯筛查需要孕早、中期的两次随访，它所带来的医疗资源负担及成本也不应该忽视。由于各个实验室所处地区的医疗资源、环境及医疗政策等方面的不同,面对的筛查人群特性也不尽相同。每个实验室都需要根据所面对的筛查人群的就诊孕周、受教育程度、可随访性、医疗保险或支付能力、孕妇人群的意愿等多方面因素选择最适宜本地区的筛查模式,最终的筛查目标应该为最大的涵盖范围、最有效的检出程度、可接受的假阳性率以及最低的医疗成本和最好的接受度。

2.2.1.7 母血清学筛查的结果咨询

1) 检测前咨询

在进行母血清学筛查之前,应按照知情同意的原则向孕妇说明该筛查的目标疾病为胎儿唐氏综合征、18 三体综合征以及 ONTD。应告知孕妇该筛查方法的优点、局限性,说明筛查的检出率、假阳性率和阳性预测值等,强调该检测结果不是产前诊断结果,如为高风险结果建议该孕妇进行介入性产前诊断以确诊。不得强制孕妇进行母血清学产前筛查。

2) 检测后咨询

筛查结果揭示的是在抽血检查的孕周时胎儿罹患唐氏综合征和 18 三体综合征的风险。在实验室对各个指标进行计算分析之后,结合孕妇的年龄,再对体重、既往病史、妊娠史等影响因素进行修正后,通过专业计算软件得出罹患唐氏综合征的风险。最终风险率以 $1/n$ 的方式表示,即出生某一患儿存在 $1/n$ 的可能性。一般唐氏综合征筛查采用 1/270 作为高风险切割值,18 三体综合征筛查采用 1/350 作为高风险切割值,筛查结果分为高风险和低风险,与临床检验上的阳性和阴性结果是有区别的。

对于筛查结果,产科医师应熟悉实验室报告,能对筛查结果进行正确的解释。实验结果的判断要结合临床,特别注意病理状态对实验结果的影响。对于有高风险的孕妇应详细说明风险值的含义以及筛查与确诊检查的区别,并建议该孕妇进行产前诊断。应告知孕妇,尽管筛查结果为高风险,但胎儿患病的风险仍然远远低于其不患病的风险。对于低风险的孕妇,也需要向其说明筛查结果提示胎儿罹患唐氏综合征和 18 三体综合征的可能性较小,但作为筛查试验的结果,低风险并不能完全排除生育唐氏综合征或 18 三体综合征患儿的可能性。

在充分知情同意的基础上,对筛查结果为高风险的孕妇建议行胎儿细胞遗传学检查。推荐细胞遗传学检查的时间为绒毛取样的时间,应在孕 10 周以后;羊膜腔穿刺的时间应在孕 16~22 周;脐带血取样的时间应在孕 22 周以后。值得一提的是,对筛查出的高危病例,在未做出明确诊断前,不得随意建议孕妇终止妊娠。

对于所有筛查病例,进行妊娠结局的随访也是筛查工作的重要环节。只有通过对绝大多数病例的结局进行随访,才能得出本单位筛查的检出率、假阳性率、阳性预测值以及阴性预测值等重要参数,从而对筛查的水平有准确的评估,找出不足,不断提高筛查工作的质量。所以,当产科医师填写产前筛查申请单时应包括被筛查人的电话号码,以便随访。筛查后对于高风险孕妇,若其同意进一步进行产前诊断,应追踪诊断结果;若其不同意进行产前诊断,应继续追踪随访至分娩后,了解孕期是否顺利及胎儿或新生儿是否正常。同时,对于筛查结果为低危的孕妇也应随访至分娩后,以便进一步计算筛查的假阴性率。对于筛查后出现流产或死产的病例,由于胎儿存在染色体异常的概率更高,应尽量取得流产组织的标本进行染色体分析以明确是否为唐氏综合征、18 三体综合征或其他重大染色体异常。

2.2.1.8 母血清学筛查的临床质量控制

母血清学筛查是涉及门诊、实验室和随访等多个部门以及妇产科医师、实验室人员、护士及标本转运人员等多种人员的一项系统工程,不仅是对某几项生化指标的实验室检测,而且是涉及组织管理、临床产前咨询、实验室检测、报告发放、后续产前诊断直至妊娠结局追访等多个方面的一个完整的筛查体系,因此也需要从这几个方面进行严格的质量控制。下面将从几个方面对母血清学筛查的临床质量控制进行阐述[10]。

1)工作程序

产前筛查工作应由经过专门培训并已经取得产前筛查资质的医疗保健机构和医疗人员承担。孕早期产前筛查应在孕 $11\sim13^{+6}$ 周进行,孕中期产前筛查应在孕 $15\sim20^{+6}$ 周进行。在确定筛查对象后,对自愿接受产前筛查的孕妇收集病史,签署《知情同意书》,确定孕周,采集外周血,测定血清学指标,并计算风险,解释筛查报告;对高风险人群进行遗传咨询,对同意介入产前诊断者进行产前诊断;随访妊娠结局。

2)知情同意原则

产前筛查应按照知情选择、孕妇自愿的原则,医务人员应事先告知孕妇或其家属产前筛查的性质。提供产前筛查服务的医疗保健机构应在《知情同意书》中标明本单位所采用的产前筛查技术能够达到的检出率以及产前筛查技术有出现假阴性的可能。各机构所使用的产前筛查《知情同意书》应报所在机构医学伦理委员会审议通过并报医务处备案。医疗机构只对已签署《知情同意书》,同意参加产前筛查的孕妇做产前筛查。

3)实验室检测质量控制要求

(1)标本的接收。标本采用唯一编号,实验开始前应再次核对标本编号与被筛查者姓名,检查产前筛查申请单的相关信息及《知情同意书》。

(2)实验室检测部分应在有相应资质的临床实验室内进行。产前筛查实验室应符合 WS/T 250 的要求,应用定量检测系统而非半定量或定性检测系统检测。应选择获得国家食品药品监督管理总局批准上市使用的产前筛查设备、试剂盒和风险计算软件。AFP 检测按 WS/T 247 执行。

(3)实验室人员需经过培训,须获得从事产前筛查的资质。接受血液标本时,核对编号及申请单信息无误后,检查血清质量,保证标本符合实验条件;保存血清须符合

−20℃条件,应在实验当天解冻,切忌反复冻融。实验过程严格按照说明书操作,每次实验应做标准曲线或进行标准曲线校正,并有高、中、低 3 个质量控制样品。同时,需符合临床实验室相关规范的要求,定期做批内及批间误差测定,保证测定值在可接受的误差范围内。建议参加国家卫健委或当地卫生技术监督部门的室间质量评比或能力比对,以提高检测的水平。

(4)实验室检测结果的计算和转换。产前筛查实验室应将检测的标本标志物浓度转化为相应孕周的 *MoM* 值,计算风险时应结合孕妇的年龄、孕周、体重等资料,使用专门的风险计算软件分别计算胎儿罹患唐氏综合征、18 三体综合征和 ONTD 的风险。

(5)结果的风险率表达方法。唐氏综合征、18 三体综合征的风险率以 $1/n$ 的方式表示,意味着出生某一患儿存在 $1/n$ 的可能性。ONTD 筛查结果可以采用风险率 $(1/n)$ 的方式表示,也可以采用高风险或低风险的方式表示。

(6)结果的审核与签发。产前筛查报告需两名以上相关技术人员核对后方可签发。其中,审核人应具备副高级以上检验或相关专业的技术职称/职务。

(7)实验室技术的精密度要求。以变异系数为代表,批内变异系数小于 3%,批间变异系数小于 5%。

4)产前筛查的检出率要求

(1)各筛查方案的检出率、假阳性率要求如表 2-4 所示。

表 2-4 各筛查方案的检出率、假阳性率要求

	唐氏综合征		18 三体综合征		ONTD	
	DR	FPR	DR	FPR	DR	FPR
孕中期二联法	≥60%	<8%	≥80%	<5%	≥85%	<5%
孕中期三联法	≥70%	<5%	≥85%	<5%	≥85%	<5%
孕中期四联法	≥80%	<5%	≥85%	<1%	≥85%	<5%
孕早期筛查	≥85%	<5%	≥85%	<1%	—	—
孕早、中期联合筛查	≥90%	<5%	≥90%	<1%	—	—

(2)阳性预测值。阳性预测值为筛查阳性病例中的真阳性率,唐氏综合征母血清学筛查的阳性预测值应不小于 0.5%。

(3)实验室质量控制。每次实验应根据相应试剂盒的要求做标准曲线或校准标准曲线、质控样品测定,以评估该批次实验测定结果的可靠性。实验室每年应参加 1~2 次国家卫健委指定机构的室间质量评价计划,并取得合格证书。连续 3 年不参加或者未取得室间质量评价合格证书的产前筛查视为质量控制不合格。

5）结果的告知和报告的发放

（1）筛查结果以书面形式告知被筛查者，应通知孕妇和（或）家属获取筛查结果报告单的时间与地点，便于其及时获知筛查结果。

（2）报告应包括如下信息：

① 孕妇的年龄与预产期分娩的年龄；

② 标本编号；

③ 筛查时的孕周及其推算方法；

④ 各筛查指标的检测值和 MoM 值；

⑤ 经校正后的筛查目标疾病的风险度；

⑥ 相关的提示与建议。

（3）报告发放应在收到标本的 7 个工作日内。对于筛查结果为高风险的，应尽快通知孕妇，建议该孕妇进行产前诊断，并有记录可查。对于筛查结果为低风险的，应向孕妇说明此结果并不完全排除风险的可能性。

6）高风险孕妇的处理

（1）对于筛查结果为高风险的孕妇，产前咨询和（或）遗传咨询人员应向其解释筛查结果，并向其介绍进一步检查或诊断的方法，由孕妇知情选择。

（2）对筛查结果为高风险的孕妇建议行产前诊断，产前诊断率宜不小于 80％。

（3）对筛查结果为高风险的孕妇，在未进行产前诊断之前，不应为孕妇做终止妊娠的处理。

（4）产前筛查机构应负责产前筛查结果为高风险的孕妇的转诊，产前诊断机构应在孕 22 周内进行筛查结果为高风险的孕妇的后续诊断。

7）妊娠结局的随访

（1）强调对所有筛查对象进行随访，随访率应不小于90％。随访时限为产后1～6 个月。

（2）随访内容包括妊娠结局、孕期是否顺利及胎儿或新生儿是否正常。

（3）对筛查结果为高风险的孕妇，应随访产前诊断结果、妊娠结局。对流产或终止妊娠者，应尽量争取获取组织标本行遗传学诊断，并了解引产胎儿发育情况。

（4）随访信息登记：产前筛查机构应如实登记随访结果，总结统计分析、评估筛查效果，定期上报省级产前诊断中心。

2.2.2 基于母血浆胎儿游离 DNA 的产前筛查

基于 cffDNA 的产前筛查，又称为 NIPT 或 NIPS。

唐氏综合征、18 三体综合征和 13 三体综合征是临床最常见的胎儿染色体异常综合征，占所有足月妊娠的 2‰～3‰，也是我国当前控制和预防出生缺陷的重点目标疾病。自 21 世纪初以来，我国针对上述胎儿染色体疾病开展了卓有成效的产前血清学筛查和超声筛查工作,通过产前筛查和细胞遗传学检测,大大降低了临床上此类出生缺陷的发生。但是,这些传统的产前筛查技术依然存在检出率偏低、假阳性率偏高以及风险计算影响因素的问题。高的假阳性率带来过多不必要的侵入性产前诊断的操作及其并发症的出现,这也是目前产前筛查和诊断技术体系的重要问题。因此,寻找筛查效率更高、方法更简单、创伤性更小的产前筛查和诊断技术,是长期以来该领域研究的重点。

1997 年,香港中文大学的卢煜明教授等[11]通过 PCR 法扩增母体外周血血浆中 Y 染色体特异的 DNA 序列,证明在妊娠男性胎儿的母血浆中存在 cffDNA。cffDNA 以小片段的形式存在,来自胎盘细胞,在胎儿和胎盘娩出 2 h 被清除,因此很适合用于产前筛查。2008 年,Chiu 等[12]和 Fan 等[13]在《美国科学院院报》上相继发表文章证实,利用母体外周血血浆,通过第二代测序技术检测胎儿唐氏综合征的无创产前检测在方法学上具有可行性。在此之后,对孕期妇女血浆中 cffDNA 片段进行各种胎儿染色体病的产前筛查和诊断成为备受关注的研究热点。随着第二代测序技术的成熟和价格的大幅下降,上述技术的临床应用研究快速发展,首先在唐氏综合征产前筛查方面显示出极高的阳性预测值和极低的漏筛率,并迅速转化为临床应用。目前在该领域已经建立起较成熟的针对唐氏综合征、18 三体综合征和 13 三体综合征的母血浆 cffDNA 检测以及分析预测技术,针对性染色体数目异常和多种常见染色体微缺失/微重复综合征的产前筛查技术也已应用于临床。

新技术的发展和成熟,必然会对现有的临床体系产生巨大的影响。随着母血浆中 cffDNA 检测技术逐步进入临床,目前全球已有 700 多万名孕妇接受此项服务,而且在应用过程中也发现了一些问题,其技术优势固然明显,但其局限性也不可忽视。如何提高临床专家和医务人员的认识,正确定位该项技术的属性,明确其临床目标疾病,把握好其临床应用的适应证和禁忌证,规范化地应用该项技术,是目前产前筛查领域急需解决的重要问题。而探讨如何将其与现有产前筛查和诊断技术体系相结合,也成为重要课题。

下面以这项技术的发展历史为脉络,对该技术的发展和规范化应用进行阐述。

2.2.2.1 孕妇外周血中 cffDNA 片段

已经明确,在几乎整个孕期孕妇的外周血中长期稳定存在大量 cffDNA 片段,cffDNA 占母血总游离 DNA(cell-free DNA,cfDNA)的 3%～13%,随孕周增加而增加[14]。在正常妊娠过程中 cffDNA 几乎全部来源于胎盘的滋养层细胞,cffDNA 在孕妇外周血血浆中以 75～205 bp 的小片段形式稳定存在,不断地自胎盘透过胎盘屏障进入孕妇外周血中,并不断地降解和被清除,整体处于一个快速的动态平衡过程中,清除的半衰期约为 16 min。研究表明,在孕 4 周左右就可以从孕妇外周血中检出 cffDNA,孕 7 周胎儿-胎盘循环建立后 cffDNA 可以以一定的比例稳定地存在于母体外周血中,至孕 10 周达到一个高峰,孕 10～21 周处于一个相对平衡的水平,孕 21 周后将会再次持续升高直至孕晚期。分娩后 2 h,cffDNA 被清除而无法检测到[11]。如果妊娠的胎儿为唐氏综合征患儿,则母血浆中来自胎儿 21 号染色体的游离片段会有 50%的上升,并引起外周血中全部 21 号染色体来源的 cfDNA 片段数量微量增加。

2.2.2.2 通过母血浆中 cffDNA 测定筛查常见胎儿非整倍体异常

2008 年,有不同的研究团队同期实现了通过检测孕妇外周血中 cffDNA 片段检测唐氏综合征胎儿。通过大规模平行测序技术,技术人员可以同时对包含了母体及胎儿来源的所有 cfDNA 片段前 36 个碱基进行测序,通过生物信息学分析技术对该 DNA 片段来源于哪条染色体进行确定。如果该胎儿有第三条 21 号染色体,那么该病例的 21 号染色体来源的 DNA 片段含量将会比正常二倍体情况下轻度升高。举例来说,对于一个 21 号染色体来源 cffDNA 含量在 10%的孕妇,其外周血中来源于 21 号染色体的 DNA 片段含量比正常妊娠增加 1.05 倍,该孕妇的胎儿可能罹患唐氏综合征。该方法就是通过平行测序技术的深度测序检测到这些来源于某条染色体的 DNA 片段含量的微小改变,从而实现对于常见染色体三体综合征的产前检测[12,13]。

2011 年以来,国内外采用该技术对胎儿非整倍体 NIPT 进行了一系列的应用研究,从孕 10 周开始至足月均可进行。2012—2014 年与 NIPT 有关的研究报道结果都较为理想,胎儿罹患唐氏综合征的检出率均在 98%以上,且假阳性率低于 0.5%,胎儿罹患18 三体综合征和 13 三体综合征的检出率比唐氏综合征略低[15-20]。

2.2.2.3 NIPT 在普通和低危人群中的筛查效率

纵观 2012—2014 年有关 NIPT 的研究结果并对文献进行分析发现,大多数已发表的研究都是基于高风险人群的,有关普通人群的数据虽也有报道,但为数不多。这也可以解释为什么《美国妇产科医师学会(American College of Obstetricians and Gynecologists,ACOG)2012 年指南》中提出,"无创产前筛查由于缺少相关的临床研究数据,目前不应该提供给低危人群或双胎/多胎人群"。而且直到 2015 年 ACOG 和母胎医学会(Society for Maternal-Fetal Medicine,SMFM)的相关指南仍然指出,鉴于传统血清学筛查的表现和 NIPT 的局限性,目前尚缺乏在低危人群中进行 NIPT 的效价比的研究,NIPT 尚不适宜作为低危人群的一线筛查方案。对于这部分人群,传统血清学筛查方案仍是首选。

普通人群 NIPT 的敏感度和特异度与高风险人群相似,但在低风险人群中则不同。这是因为筛查的阳性预测值会受到受检人群患病率的影响,而胎儿染色体非整倍体在低风险人群中的发生率是远低于高风险人群的。当评价一项筛查的效率时,应该看该筛查在低风险人群中的各个统计学参数的具体数值。因此,尽管大多数研究都对 NIPT 的效率一片叫好,但这些结果实际上是存在偏倚的。

对于低风险人群 NIPT 的前瞻性研究不多。国内北京协和医院完成了一项针对2 241 例低危孕妇人群进行 cffDNA 检测的研究,其中对于唐氏综合征、18 三体综合征、

13 三体综合征检出率均为 100％；有 1 例 18 三体假阳性，总体假阳性率为 0.5％，总体检测失败率为 5％。该研究首次证实，在低龄孕妇（小于 35 岁）中，NIPT 仍能取得与高龄、高风险孕妇相似的检测效力，对胎儿唐氏综合征、18 三体综合征、13 三体综合征的检测灵敏度为 100％，假阳性率为 0.06％。NIPT 的灵敏度和特异度显著高于孕中期三联血清学筛查，可在低龄孕妇中应用[21]。

另一项具有代表性的关于 NIPT 在低危人群中筛查效率的大样本前瞻性研究来自 Norton 等[22]。该研究采用多中心前瞻性盲法研究，比较了大样本普通人群孕早期超声、血清学联合筛查（first trimester screening，FTS）与 NIPT 对胎儿唐氏综合征风险评估时的表现。共有北美和欧洲的 35 个产前诊断中心参与，病例纳入标准为：孕妇年龄大于 18 岁，单胎妊娠，孕妇已选择接受 FTS 并在孕 10～14^{+2} 周抽血。NIPT 与孕早期生化标志物检测可同时采血进行，每名孕妇仅进行一次 NIPT，其检测结果不用于临床，只有 FTS 结果用于临床处理。对完成 FTS 的孕妇一直随访至分娩，记录所有新生儿的查体结果，流产、终止妊娠和死胎病例被剔除，除非已经进行了遗传学检测。所有三体病例都经过遗传学检测证实，包括介入性产前诊断和（或）新生儿的遗传学检测。在获取所有妊娠结局资料之后再公布 NIPT 结果，并与 FTS 结果进行对比。最终共有 15 841 例孕妇纳入研究，孕妇平均年龄为 31 岁（18～48 岁），其中 75％的孕妇年龄低于 35 岁，平均采血孕周为 12.5 周，孕妇体重中位数为 68 kg，其中体外受精（in vitro fertilization，IVF）妊娠占 3％，接受侵入性产前诊断的比例为 3.5％。最终，在该人群中总体胎儿唐氏综合征的发生率为 1/416（138/15 841），FTS 对胎儿唐氏综合征的检出率为 79％，假阳性率为 5.4％（854/15 803），阳性预测值为 3.4％，NIPT 对胎儿唐氏综合征的检出率为 100％，假阳性率为 0.06％（9/15 803），阳性预测值为 81％，两者之间存在显著性差异（P＝0.008）。在 35 岁以下人群中，共有 11 994 例孕妇纳入研究，在该人群中共检出 19 例胎儿唐氏综合征妊娠孕妇，即 50％的胎儿唐氏综合征病例来自 35 岁以下年龄组，NIPT 对于胎儿唐氏综合征的检出率为 100％，假阳性率 0.05％，阳性预测值 76％。在 FTS 筛查结果为阴性的 14 957 例病例中共有 8 例胎儿罹患唐氏综合征，NIPT 全部检出，检出率为 100％，假阳性率 0.05％，阳性预测值仍然可以达到 50％。NIPT 对于胎儿 18 三体的阳性预测值为 90％，阴性预测值为 100％，假阳性率仅为 0.01％；NIPT 对胎儿 13 三体的阳性预测值为 50％，阴性预测值为 100％，假阳性率仅为 0.02％。综上，笔者认为，该研究对于在普通人群中进行 NIPT 提供了确凿的证据。NIPT 对于胎儿唐氏综合征的筛查效果优于 FTS，FTS 漏掉了 20％的胎儿唐氏综合征的病例，而 NIPT 则没有遗漏。与 FTS 相比，NIPT 降低了约 100 倍的假阳性。而 NIPT 在年龄低于 35 岁的低危人群中的表现与在整个普通人群中的表现一样好，且对于胎儿 18 三体综合征和 13 三体综合征的假阳性率极低。

综合上述研究结果可以认为，NIPT 对于胎儿唐氏综合征、18 三体综合征和

13 三体综合征在普通人群中的筛查效率优于传统的血清学筛查。

2.2.2.4 NIPT 相关的行业指南

NIPT 已在临床上广泛应用,为进一步规范其应用,国内外相关专业团体纷纷提出针对其临床应用的行业指南或专家共识。根据进一步的大样本临床研究数据分析及临床跟踪随访验证,各专业团体也在不断地对 NIPT 临床应用指南或专家共识进行更新与修订。

1) 早期 NIPT 相关的行业指南

(1) 国外相关指南。

在有关 NIPT 的前期研究基础上,2012 年 12 月美国妇产科医师学会和母胎医学会联合发布了《关于 NIPT 用于胎儿非整倍体产前筛查的临床应用指南》[23],首次推荐将 NIPT 作为高危人群的筛查方案。在该指南中提倡"所有胎儿非整倍体异常风险上升的孕妇都可以接受无创产前筛查",其中包括高龄孕妇、传统血清学筛查高危孕妇、伴有唐氏综合征相关超声异常的孕妇以及由于夫妻中一人的染色体平衡易位导致胎儿唐氏综合征患病风险升高的孕妇等。指南还进一步建议"该检测技术可以对唐氏综合征胎儿实现大约 98% 的检出率,同时假阳性率在 0.5% 以下。无创产前筛查应该在充分的检测前咨询及患者充分知情选择的情况下实施。检测前孕妇应该充分了解该检测技术是一种筛查技术而不是取代绒毛活检或羊膜腔穿刺的诊断技术。筛查低危的结果并不能完全排除胎儿常见染色体异常的可能,对于筛查高危的病例,需要接受介入性产前诊断以确诊。无创产前筛查目前只能对常见的唐氏综合征、18 三体综合征、13 三体综合征有较高的筛查价值,而无法提供其他基因遗传的信息。无创产前筛查由于缺少相关的临床研究数据,目前不应该提供给低危人群或双胎/多胎人群"。

国际产前诊断学会(International Society of Prenatal Diagnosis,ISPD)于 2013 年 4 月提出《NIPT 对于多胎妊娠、限制性胎盘嵌合体以及嵌合体的指导意见》,指出尚无法评价该方法对于三体性不一致多胎妊娠的有效性,理论上说检测效率应低于单胎妊娠,当发生双胎中一胎早期流产时,结果将不准确;对于嵌合体,包括限制性胎盘嵌合体(confined placental mosaicism,CPM),结果将不准确。NIPT 目前不能替代 CVS 与羊膜腔穿刺[24]。

国际妇产科超声协会(ISUOG)也于 2014 年 7 月提出了 NIPT 与超声检查结合使用的应用指南,指出孕早期检查后在 3 种情况下孕妇可能会希望进一步筛查胎儿唐氏综合征、18 三体综合征、13 三体综合征的风险:① 孕早期通过母亲年龄、NT 值、母血清标志物或其他超声指标计算具有高风险;② 母亲高龄或生育过三体患儿,而不具有其他风险指标的孕妇;③ 希望进行 NIPT 一线筛查的孕妇。如果 NIPT 结果正常,则孕早期超声 NT 值和母血清生化指标就不应针对唐氏综合征、18 三体综合征、13 三体综合征进行计算;如果先前 NIPT 结果正常,但胎儿结构异常,就应采用核型或染色体微阵列分析(chromosomal microarray analysis，CMA)进行侵入性产前诊断；如果 NIPT 结果正常且未见胎儿结构异常，就不必在"遗传超声图谱"中寻找包含指示唐氏综合征的软指标，因其具有很高的假阳性率及很低的阳性符合率[25]。

(2) 国内相关专家共识。

同一时期，国内学者在这方面也进行了大量的研究和探讨。2012 年，国家卫生计生委产前诊断技术指导专家组举办了"2012 年产前分子诊断新技术专家研讨会"，主要就母血中 cffDNA 检测技术的临床应用问题进行了深入广泛的探讨，并形成了一系列重要的专家共识意见。专家共识意见的主要内容如下[26]：

cffDNA 检测技术在目前发展阶段定位的目标疾病应该明确为胎儿唐氏综合征、18 三体综合征和 13 三体综合征，临床应用定位在高级别的产前筛查技术是适宜的。其技术优势有：① 对于目标疾病高的检出率和低的假阳性率；② 筛查孕周范围大；③ 临床所需信息少，取材便捷，流程较简单，质量控制相对容易；④ 技术有后续进一步发展的空间；⑤ 由于该产前筛查体系的假阳性率极低，可以有效地降低需要产前诊断的数量，从而解决产前诊断技术力量不足的问题。同时该筛查技术的局限性有：① 双胎/多胎、嵌合体以及父母有染色体异常的病例均不适于利用该技术进行筛查；② 检测费用较昂贵，从全国来看，大多数孕妇在经济上无法承受，不能有效地满足我国当前的整体产前筛查和诊断的需求；③ 由于该技术专业化程度较高，目前各医疗机构的产前诊断实验室尚无法独立开展，需要和商业公司合作，因而存在医疗风险界定的问题；④ 该技术迄今尚未取得食品药品监督管理领域的临床体外诊断应用许可，如果有相关医疗纠纷出现，不利于该技术的健康发展。

在此基础上，专家共识意见指出，该技术的临床应用适应证包括：① 传统血清学筛查高危的患者，或筛查结果处于临界风险值(如风险在 1/1 000～1/100)的患者；② 高龄孕妇及珍贵儿妊娠，拒绝侵入性产前诊断的孕妇；③ 对该项技术有较高的认同度，自愿接受该项筛查技术的孕妇；④ 对侵入性产前诊断极度焦虑的孕妇；⑤ 由于转诊困难，无法预约产前诊断的孕妇(无接收机构进行产前诊断)；⑥ 对于侵入性产前诊断存在禁忌证的孕妇(合并感染性疾病、前置胎盘以及有先兆流产征象的孕妇)；⑦ 就诊时处于较大孕周，超出目前产前筛查范围的孕妇(如大于孕 23 周)。

当前不适于进行 NIPT 的情况有：① 有直接产前诊断指征的孕妇；② 双胎或多胎孕妇；③ 夫妇双方之一有明确染色体结构异常的孕妇；④ 怀疑胎儿有微缺失综合征、其他染色体异常或基因病的孕妇；⑤ 经济条件较差的孕妇；⑥ 对于研究型新技术有疑虑的孕妇。

同时，专家共识意见对于 NIPT 和传统血清学筛查技术之间的关系也进行了论述，认为该技术体系作为新一代的高级别产前筛查技术，与现有的血清学及超声筛查体系存在以下两种结合方式，从而为今后的临床研究指出了方向。① 平行式。使该筛查新技术与现有产前筛查技术独立平行存在,作为提供给目标孕妇人群的另一种产前筛查技术选择,后续与当前的产前诊断技术体系相结合。② 结合式。将该技术作为现有筛查体系的后续补充,即成为高级别的筛查技术存在,作为高风险或临界风险病例的二次筛查模式,后续与当前的产前诊断技术体系相结合。

2) 2015 年各专业团体关于采用 NIPT 进行染色体非整倍体产前筛查的观点

(1)《ACOG 指南》更新。ACOG 曾于 2013 年发表过委员会意见,对 NIPT 用于染色体非整倍体筛查的应用人群等进行推荐。2015 年,ACOG 发表了第 640 号委员会意见,对之前的推荐意见进行了更新[27]。具体推荐意见如下[28]:

① 应与所有患者讨论产前筛查和诊断性检查的风险、收益以及不同的替代性方法(包括不检测);

② 鉴于传统母血清学筛查方法的效果、NIPT 的局限性以及低危人群中成本效益的有限资料,传统母血清学筛查方法仍是普通孕妇人群一线筛查的恰当选择;

③ 尽管任何患者都可能选择 NIPT 作为常见非整倍体的筛查策略,但是不考虑自身的风险状态坚持选择这种检测的患者应该理解这种筛查模式的局限性和收益;

④ NIPT 一般仅用于筛查常见的染色体三体综合征,如果需要的话,也可以筛查性染色体;

⑤ 由于筛查结果可能不准确,对于 NIPT 检测结果为阳性的患者,应推荐进行诊断性检测(diagnostic test);

⑥ 以多种方法对非整倍体进行平行检测不具有成本效益,不应执行这种策略;

⑦ 不应仅根据 NIPT 的检测结果进行管理决策,包括是否终止妊娠;

⑧ NIPT 未能出具报告、报告不明确或结果难以解释的孕妇,其非整倍体风险增加,应进一步接受遗传咨询,并进行全面的超声评估和诊断性检测;

⑨ 不应以常规 NIPT 检测微缺失综合征;

⑩ 不推荐对于多胎妊娠进行 NIPT;

⑪ 如果超声发现胎儿结构异常,应提供诊断性检测而不是仅依据 NIPT;

⑫ 患者应了解 NIPT 检测结果为阴性时并不保证妊娠不会受累;

⑬ NIPT 不能评估诸如神经管缺陷或腹壁裂等胎儿畸形的风险;

⑭ 接受 NIPT 的孕妇应该接受母血清 AFP 筛查或超声检查以评估 ONTD 风险;

⑮ 鉴于传统母血清学筛查的表现和 NIPT 的局限性,目前尚缺乏在低危人群中进行的有关 NIPT 的效价比研究,因此对于低危人群而言,传统母血清学筛查仍然是首选的筛查方法。

(2)国际产前诊断学会针对产前筛查策略选择的指南。国际产前诊断学会也于 2015 年 4 月发表了产前筛查策略的立场申明,认为目前可以考虑采用的产前筛查策略如下[29]:

① NIPT 可用于所有孕妇的一线筛查；

② NIPT 可用于血清学及超声筛查为高风险的孕妇；

③ NIPT 既可用于传统筛查为高风险或中间风险的孕妇，也可用于极高风险孕妇的直接诊断；

④ 于孕 11~13^{+6} 周超声测量 NT 厚度并联合孕 9~13 周的血清学指标；

⑤ 于孕 11~13^{+6} 周超声测量 NT 厚度并联合孕 9~13 周血清学指标并在此基础上增加血清学或超声指标；

⑥ 于孕 11~13^{+6} 周超声测量 NT 厚度并联合孕 9~13 周血清学指标处于临界风险值的孕妇增加血清学或超声指标；

⑦ 就诊较晚的孕妇接受孕中期四联筛查；

⑧ 采取序贯或联合筛查的方法将孕早期超声和血清学联合筛查与孕中期四联筛查相结合；

⑨ 孕中期超声调整非整倍体风险。

（3）美国母胎医学会（Society for Maternal-Fetal Medicine，SMFM）观点。与此同时，美国母胎医学会也对 NIPT 进行非整倍体产前筛查发表了第 36 号咨询文章，对进行筛查之前应当向孕妇说明的内容、适用人群和注意问题进行了推荐[30]。适用人群如下：

① 年龄不小于 35 岁的女性；

② 胎儿超声检查提示胎儿非整倍体风险增加，尤其是 13 三体、18 三体或 21 三体；

③ 既往妊娠应用 NIPT 曾发现胎儿染色体三体的情况（13 三体、18 三体或 21 三体）；

④ 传统母血清学筛查提示胎儿非整倍体阳性，包括孕早期筛查、序贯筛查、整合筛查或孕中期四联筛查；

⑤ 父母有平衡的罗伯逊易位（胎儿 13 三体或 21 三体风险增加）。

SMFM 并不推荐对所有孕妇都提供 NIPT 进行胎儿染色体非整倍体筛查的方案，也不建议要求保险公司支付对胎儿非整倍体低风险孕妇进行 NIPT 的检测费用。但是，SMFM 认为如果孕妇自己要求选择专业学会所推荐的筛查方案之外的检测方法，也应该满足她们的需求。这一点和在伦理上允许医师应低风险孕妇自身的要求给她们提供绒毛活检或羊膜腔穿刺这样的遗传学检测是有区别的。

目前还缺乏足够的资料证实 NIPT 筛查方案对于改善妊娠结局的有效性，因此尚不能推荐将其应用于所有的孕妇。

SMFM 认识到对胎儿非整倍体高风险孕妇进行 NIPT 的价值，但同时也考虑到目前该方案尚不适宜作为低风险孕妇的一线筛查方案。对于这部分人群，传统筛查方案仍是首选。鉴于存在一些由于对 NIPT 结果的错误解读造成的严重后果以及绝大多数孕妇不找医师进行遗传咨询和检测前咨询所造成的后果，SMFM 对将此筛查方案广泛应用于低风险孕妇深表忧虑。SMFM 推荐意见要求将孕妇在接受检测前应理解该项筛查方案的局限性和优点作为一项强制规定,并要求制定如何完成这一要求的书面文件,包括由咨询师提供遗传咨询、阅读过非偏倚性教育材料的医疗文件、了解其他筛查方案而不是简单地申请 NIPT。SMFM 要求这些咨询应在支付该项检测费用之前完成[31]。

3)2016 年各专业团体关于染色体非整倍体产前筛查的观点

(1)2016 年,美国医学遗传学与基因组学学会(ACMG)关于采用 NIPT 进行染色体非整倍体产前筛查的共识。2016 年 7 月,ACMG 发表声明,更新了关于胎儿染色体非整倍体无创产前筛查的共识[32]。

由于目前无创产前检测临床定位为筛查技术,故 ACMG 使用了 NIPS 而非 NIPT 这一统称。NIPS 技术自 2013 年以来已快速整合到产前检查体系。ACMG 对于其临床实践、适用对象、是否扩展到其他常染色体非整倍体的筛查以及拷贝数变异(CNV)的筛查等方面提出推荐意见。

在有关 NIPS 的临床适用性方面,该共识明确指出:

① 应告知所有孕妇,对于唐氏综合征、18 三体综合征、13 三体综合征产前筛查,NIPS 是目前最敏感的检测技术;

② 肥胖孕妇外周血中的胎儿浓度通常较低,建议肥胖孕妇直接采用传统筛查方法,而不是 NIPS;

③ 不推荐 NIPS 用于筛查 21 号、18 号、13 号染色体以外的常染色体非整倍体;

④ 对于性染色体非整倍体的检测,医师应该在检测之前充分告知孕妇 NIPS 的检测范围会扩大至性染色体,并且性染色体异常结果的假阳性率相对较高;

⑤ 在没有临床医师指导下,第三方检测服务提供商不能直接向受检者提供胎儿性别鉴定结果;

⑥ 对于已知 CNV,医师应该在检测之前充分告知孕妇 NIPS 的检测范围可扩大至 CNV,但 CNV 检测结果具有较高的假阳性率和假阴性率。如果发现了有临床意义的 CNV,应该进行产前诊断;

⑦ 对于双胎/多胎检测,医疗机构应该咨询检测服务提供商是否提供相应的检测,以及检测的准确性等情况;

⑧ 不推荐对单基因病进行 NIPS,也不推荐 NIPS 用于单纯性别鉴定以及全基因组 CNV 筛查。

对于 NIPS 检测失败的情况,ACMG 指出,研究数据显示如果要得到可靠的 NIPS 检测结果,那么 cffDNA 的含量不能低于 4%。如果母体血浆中 cffDNA 的含量不足,则可能导致检测失败。ACMG 建议:

① 应当在合适的孕周采血进行 NIPS 检测,出现因 cffDNA 含量低导致检测失败的结果时应提供诊断性检测,而不宜重复采血进行 NIPS 检测;

② 对于显著肥胖孕妇,应提供传统染色体非整倍体筛查而不是 NIPS;

③ 检测实验室应在 NIPS 检测报告中明确提供 cffDNA 的含量信息；

④ 检测实验室应建立针对 cffDNA 含量的分析方法并监测临床检测效率；

⑤ 检测实验室如出现 NIPS 检测失败的情况时，应在报告上注明原因。

同时，ACMG 对于提供 NIPS 的医疗机构也提出了有关建议：

① 应为 NIPS 结果为阳性的孕妇提供产前诊断和专业的遗传专家指导；

② 应为产前诊断结果仍然为阳性的孕妇提供准确、及时、全面的检测结果信息；

③ 应提前与孕妇交流，检测过程中可能会发现一些反映孕妇健康的基因组异常情况（如微缺失/微重复、平衡易位等），确定孕妇是否希望知道这些信息；

④ 应在产前筛查之前告知孕妇，产前诊断也能够直接检测染色体异常和 CNV，孕妇应该有选择检测方法的权利。

最后，ACMG 再次强调，NIPS 仍然只是一项筛查技术，并非诊断技术，检测结果疑似阳性的患者仍然需要通过羊膜腔穿刺或绒毛取样等方法进行临床诊断。

（2）2016 年，ACOG 和 SMFM 联合发布胎儿染色体非整倍体筛查指南。ACOG 和 SMFM 在 2016 年对胎儿染色体非整倍体筛查的临床实践进行了全面的总结，并提出指南性意见，该意见对于临床应用上胎儿常见染色体非整倍体产前筛查策略的选择有很好的借鉴价值[33]。

① 基于良好、一致科学证据的建议和结论（级别 A）：

a. 染色体非整倍体筛查结果为阴性的妇女不应再进行其他的染色体非整倍体筛查，这会增加假阳性的可能。

b. 如果超声发现 NT 增宽、明显畸形或囊性瘤，孕妇应当接受遗传咨询和染色体非整倍体产前诊断，并随诊超声检查，以明确是否存在胎儿结构畸形。

c. 超声检查发现 NT 增宽或存在囊性水囊瘤的胎儿，如果染色体核型正常，应在孕中期评估结构、行胎儿心脏超声检查，并咨询染色体非整倍体筛查不能发现的其他遗传性疾病的可能性。

d. 接受了孕早期筛查的孕妇应当在孕中期进行开放性神经管缺陷的评估以及胎儿结构畸形的超声筛查。

e. 由于 NIPT 是一种筛查方法，有假阳性和假阴性的检测结果，它不能替代诊断。

f. 所有 NIPT 结果为阳性的孕妇都应在采取不可逆措施（如终止妊娠）之前进行产前诊断。

g. NIPT 未能出具报告或结果不能解释的孕妇，应当接受遗传咨询，并接受全面的超声评估和产前诊断，因为胎儿染色体非整倍体风险增加了。

h. 应当向胎儿染色体非整倍体筛查结果为阳性的孕妇提供进一步的详细的咨询和诊断。

② 基于有限、不一致科学证据的建议和结论（级别 B）：

a. 通过 cffDNA 筛查为染色体微缺失但尚未得到临床证实，目前不建议进行胎儿染色体非整倍体筛查。

b. 接受了胚胎植入前非整倍体遗传学筛查的患者在妊娠期间应当进行胎儿染色体非整倍体筛查。

c. 没有一种染色体非整倍体筛查方法在双胎妊娠中能够像在单胎妊娠中一样准确。由于三胎以上的多胎妊娠缺乏数据，母血清学筛查仍应限于单胎和双胎妊娠。

③ 基于共识或专家意见的建议和结论(级别 C)：

a. 染色体非整倍体筛查应当通过患者的知情选择，该选择应当适合患者的临床情况、价值观、利益和目的。

b. 应在孕早期和所有孕妇讨论染色体非整倍体筛查或诊断，最好是在第一次产检时。

c. 应当向每个孕妇提供染色体非整倍体筛查或诊断的选择，无论年龄大小。

d. 如果发现了染色体非整倍体的孤立超声指标，且患者之前没有进行过染色体非整倍体筛查，应当建议其进行筛查。

e. 在传统母血清学筛查结果为阳性的妇女中，某些人会倾向于进行 NIPT，而不是直接进行产前诊断。这种选择会推迟诊断和处理的时间，并可能漏诊某些染色体非整倍体胎儿。

f. 平行或同时采用不同方法进行染色体非整倍筛查是不符合成本-效益原则的，不应开展。

g. 对于多胎妊娠，如果胎儿之一死亡或畸形，则不鼓励进行染色体非整倍体母血清学筛查。在这种情况下筛查结果不准确的风险显著增加。

4）我国现阶段针对 NIPT 的技术规范

尽管 ACOG、ACMG、SMFM 等专业团体对胎儿常见染色体非整倍体产前筛查的临床实践提出了很多指南性意见以及立场声明，但中国和西方国家存在国情的差别，国外的指南不一定适合国内的实际情况。针对国内现状，对于胎儿常见染色体非整倍体产前筛查的临床实践需要强调以下几个问题。

(1) 强调对各项产前筛查和产前诊断技术的规范化应用。需要强调的是，有关专家共识及技术规范均具备法律效力，从发布之日起开展上述技术的医疗单位就应严格遵守执行。这些技术规范或专家共识都强调对产前筛查和产前诊断技术的规范化应用，主要表现在以下几点[34]：

① 根据国家卫生部 2002 年发布的《产前诊断技术管理办法》的有关规定，开展产前诊断技术的医疗保健机构是指经省级卫生行政部门许可开展产前诊断技术的医疗保健机构。强调利用上述技术进行产前筛查和产前诊断，需在具有开展产前诊断技术资质的医疗机构内由具有从事产前诊断资质的医务人员进行。

② 在进行上述产前筛查和产前诊断技术的检测前和检测后，必须对患者进行相关

遗传咨询,根据国家卫生部 2002 年发布的《产前诊断技术管理办法》的有关规定,从事产前诊断的卫生专业技术人员,必须经过系统的产前诊断技术专业培训,通过省级卫生行政部门的考核获得从事产前诊断的《母婴保健技术考核合格证书》。

③ 在进行产前筛查和产前诊断之前,必须让孕妇签署有关《知情同意书》。《知情同意书》上需详细说明各项技术的优点和局限性。

④ 在实验室发放各项检测报告时,应在报告上明确说明所使用的检测技术平台以及该技术平台的检测内容和优缺点。

⑤ 应遵循各项产前筛查和产前诊断技术的技术路线进行规范化操作。

⑥ 在检测后要向孕妇详细解释检测结果的意义,并给予相应的遗传咨询。

⑦ 应追访接受上述产前筛查和产前诊断技术的孕妇的妊娠结局。

(2) 强调对产前筛查的临床质量控制。胎儿染色体非整倍体的无创产前筛查是一项实验室与临床密切结合的综合性技术,其临床应用需要实验室与临床之间进行充分深入的沟通和交流,应从组织管理、临床产前咨询、实验室检测、报告发放、后续产前诊断、妊娠结局追访等各个方面进行严格的质量控制。任何一个环节的质量控制不严格,将直接导致筛查效率低下,从而使产前筛查失去意义和价值。

(3) 强调根据所在地区或医疗机构的实际情况选择合理的产前筛查方案。任何技术的发展、成熟和应用,必然会对现有的临床体系产生巨大的影响。国内不同地区的医疗技术水平和经济发展水平不一致,如何统一本地区各级医务人员的认识,正确定位其适宜的临床应用适应证和禁忌证,制订实验室和临床之间沟通、交流、讨论的机制,确定该项技术在临床应用中的技术路线、产前咨询、规范应用等,是亟待解决的重要课题。新的产前遗传学筛查技术有些尚停留在实验室研发阶段,即使是进入临床的项目,也缺乏大样本、基于低危孕妇人群的、多中心前瞻性、随机双盲的临床验证性研究,而对其临床应用的可及性评价则基本为空白。这导致对各项研发的新技术缺乏临床应用的可行性、可操作性、卫生经济学的客观评价,而且临床应用规范更加缺乏,从而导致新技术盲目进入临床,且临床应用不规范,缺乏必要的制约。对各种产前遗传学筛查技术进行全面的综合评价,包括实验室流程和质量控制的可及性评价、临床应用的可行性和可操作性评价、通过评估各项统计学指标在大样本中的重复性情况对该技术应用进行的临床质量控制评价、该技术临床应用的卫生经济学评价等各个方面,全面评估其是否适合作为产前遗传学筛查或诊断的适宜技术在全国省市一级产前筛查和诊断中心推广应用。最终选择成本合理、实验室操作简便易行、质量控制全面、仪器设备和检测标本的可及性强、具备临床服务的可行性和可操作性、卫生经济学评判合理的技术作为适宜技术,从实验室规范、实验室和临床沟通机制规范、临床质量控制规范 3 个方面,全方位制定其临床应用规范,出台有关专家共识,并在条件成熟时形成临床应用指南。

NIPT 在国内已广泛开展。任何一项新技术的出现,必然会经历怀疑、争议、磨合和平衡发展几个阶段,必然会对现有的临床体系产生巨大的影响。在这种形势下,国家卫生计生委(现国家卫健委)组织制定了《孕妇外周血胎儿游离 DNA 产前筛查与诊断技术规范》(以下简称《技术规范》),指导全国规范有序开展相关工作。该《技术规范》主要包括开展孕妇外周血 cffDNA 产前筛查与产前诊断技术的基本要求、适用范围、临床服务流程、检测技术流程以及质量控制指标等内容。

该《技术规范》强调 NIPT 的临床应用须遵循知情同意、孕妇自愿原则,指出:

(1) 不得以强制性手段要求孕妇进行产前筛查。

(2) 应当事先详细告知孕妇或其家属:筛查目标疾病为唐氏综合征、18 三体综合征及 13 三体综合征,不能筛查其他染色体异常和神经管缺陷。

(3) 应告知孕妇或其家属各种产前筛查方法的优势、局限性和结果的不确定性。

(4) 应告知孕妇或其家属 NIPT 的检出率、假阳性率和假阴性率,强调该检测结果不是产前诊断结果,高风险结果必须进行介入性产前诊断以确诊。

(5) 应告知孕妇或其家属检测费用问题。

(6) 是否筛查以及对于筛查后的阳性结果的处理由孕妇或其家属决定。

(7) 接受 NIPT 的孕妇须签署《知情同意书》。

《技术规范》的基本要求部分,对开展 NIPT 的机构、人员、设备试剂及工作开展都进行了明确的规定。

(1) 在机构要求中,强调开展孕妇外周血 cffDNA 产前筛查与诊断的医疗机构应当获得开展产前诊断技术的《母婴保健技术服务执业许可证》。开展孕妇外周血 cffDNA 产前筛查与产前诊断采血服务的医疗机构(以下简称采血机构)应当为有资质的产前筛查或产前诊断机构。开展采血服务的产前筛查机构须与产前诊断机构建立合作关系,并向省级卫生计生行政部门备案。开展孕妇外周血 cffDNA 实验室检测的医疗机构(以下简称检测机构)应当具备临床基因扩增检验实验室资质,严格遵守《医疗机构临床实验室管理办法》《临床基因扩增检验实验室工作规范》的相关规定。相应检验项目应当接受国家卫生计生委(现国家卫健委)临床检验中心组织的室间质量评价。

(2) 在人员要求中,强调从事孕妇外周血 cffDNA 产前筛查与产前诊断的专业技术人员应当按照《产前诊断技术管理办法》要求取得相应资质。从事孕妇外周血 cffDNA 产前检测的实验室人员除具备以上条件外,还应当通过省级以上卫生计生行政部门组织的临床基因扩增检验技术培训,并获得培训合格证书。

(3) 在设备试剂要求中,强调在具备细胞遗传学实验诊断设备的基础上,应同时具备开展孕妇外周血 cffDNA 产前筛查与产前诊断相应的主要设备,包括 DNA 提取设备、PCR 仪、高通量基因测序仪或其他分子检测设备等。设备的种类和数量应当与实际开展的检测项目及检测量相匹配。设备、试剂和数据分析软件应当符合《医疗器械监督管理条例》和《医疗器械注册管理办法》的规定,经过食品药品监督管理部门批准注册。

（4）在工作要求中特别强调：

① 严格遵守《中华人民共和国母婴保健法》《中华人民共和国母婴保健法实施办法》《产前诊断技术管理办法》《医疗机构临床实验室管理办法》等的有关规定。

② 产前诊断机构与产前筛查机构建立合作关系时，双方应当签订协议明确各自的责任和义务。具体要求如下：

a. 产前筛查机构主要负责制订产前筛查方案、检测前咨询、检测申请（包括签署《知情同意书》、标本采集、检测信息采集）、对检测结果为低风险的人群进行后续咨询、妊娠结局随访等。产前筛查机构应当及时将检测标本送至有合作关系的产前诊断机构，由产前诊断机构安排进行后续检测。

b. 产前诊断机构主要负责确定产前筛查与诊断方案、标本检测、出具发放临床报告、对检测结果为高风险的人群进行后续咨询、诊断与妊娠结局随访等。产前诊断机构负责对具有合作关系的产前筛查机构进行技术指导、人员培训和质量控制。

③ 产前诊断机构与其他具备开展高通量基因测序等分子遗传技术能力的医疗机构合作时，双方应当签订协议明确各自的责任和义务，并向省级卫生计生行政部门备案。具体要求如下：

a. 产前诊断机构负责临床服务，主要包括确定产前筛查与诊断方案、检测前咨询、检测申请（包括签署《知情同意书》、标本采集、检测信息采集）、依据检测结果出具发放临床报告、后续咨询、诊断与妊娠结局随访等。

b. 检测机构负责提供检测技术，包括检测技术平台建设、技术人员培训、技术支持、开展室内质量控制和室间质量评价、标本转运与检测、提供检测结果并对检测结果负责，按照本规定保存相关标本、信息资料等，接受卫生计生行政部门的监督检查。

④ 产前诊断机构应当定期向省级卫生计生行政部门报送相关信息，由省级卫生计生行政部门汇总后按要求报送国家卫生计生委（现国家卫健委）。

⑤ 相关医疗机构要按照知情选择原则，自觉维护孕妇权益，保护孕妇隐私。医务人员要全面、客观地介绍各类产前筛查与诊断技术的适用人群、优缺点以及可供选择的产前筛查与诊断方案等，取得孕妇或其授权委托人同意后方可开展。重要事项需经过本单位伦理委员会审议通过。

⑥ 严禁发布虚假医疗广告和信息，严禁夸大本技术的临床应用效果。

⑦ 严禁任何机构或人员利用孕妇外周血 cffDNA 产前筛查与诊断技术进行非医学需要的胎儿性别鉴定。

《技术规范》的适用范围部分，对 NIPT 的目标疾病、适用时间、适用人群、慎用人群、不适用人群进行了明确的规定。

（1）目标疾病：根据目前技术发展水平，孕妇外周血 cffDNA 产前筛查与诊断的目标疾病为 3 种常见胎儿染色体非整倍体异常，即唐氏综合征、18 三体综合征和 13 三体综合征。

（2）适用时间：孕妇外周血 cffDNA 应当在孕 12 周以后检测，适宜检测孕周为 $12^{+0}\sim22^{+6}$ 周，以便有足够的时间进行产前诊断和后续处理。

（3）适用人群：

① 血清学筛查显示胎儿常见染色体非整倍体风险值介于高风险切割值与 1/1 000 之间的孕妇。

② 有介入性产前诊断禁忌证者（如先兆流产、发热、出血倾向、慢性病原体感染活动期、孕妇 Rh 阴性血型等）。

③ 孕 20^{+6} 周以上，错过血清学筛查最佳时间，但要求评估唐氏综合征、18 三体综合征、13 三体综合征风险者。

（4）慎用人群：有下列情形的孕妇，其检测准确性有一定程度下降，检出效果尚不明确，或按照规范应首先建议孕妇进行介入性产前诊断的情形。具体如下：

① 孕早、中期产前筛查高风险。

② 预产期年龄不小于 35 岁。

③ 重度肥胖［体重指数（body mass index，BMI）＞40］。

④ 通过体外受精-胚胎移植方式受孕。

⑤ 有染色体异常胎儿分娩史，但夫妇排除了染色体异常的情形。

⑥ 双胎及多胎妊娠。

⑦ 医师认为可能影响结果准确性的其他情形。

（5）不适用人群：有下列情形的孕妇进行检测时，可能严重影响结果的准确性。

① 孕周小于 12^{+0} 周。

② 夫妇一方有明确的染色体异常。

③ 1 年内接受过异体输血、移植手术、异体细胞治疗等。

④ 胎儿超声检查提示有结构异常，须进行产前诊断。

⑤ 基因病家族史或高度提示胎儿罹患基因病可能。

⑥ 孕期合并恶性肿瘤。

⑦ 医师认为有明显影响结果准确性的其他情形。

除上述不适用情形以外，孕妇或其授权委托人在充分知情同意的情况下，可选择孕妇外周血 cffDNA 产前检测。

《技术规范》的临床服务流程部分，对检测前咨询及知情同意、检测信息采集、标本采集及转运、临床报告的出具和发放、检测后咨询及处置、妊娠结局随访、标本及资料信息的保存这几个方面进行了详细的规定。《技术规范》强调了检测前咨询和知情同意原则。在临床报告的出具发放方面，《技术规范》强调临床报告应当由具有副高级以上职称并具备产前诊断资质的临床医师出具发放。临床报告应当以开展相关技术的产前诊断机构名义出具,以书面报告形式告知受检者。《技术规范》强调,对检测结果为低风险的孕妇,采血机构应当建议其定期进行常规产前检查;对检测结果为高风险的孕妇,产前诊断机构应当尽快通知其到本机构进行后续咨询及接受相应诊断服务。咨询率应达到 100%,产前诊断率应达到 95% 以上。

在妊娠结局随访方面,《技术规范》明确指出,采血机构应当负责对孕妇的妊娠结局进行追踪随访。对检测结果为高风险的孕妇,妊娠结局随访率应达 100%,失访率小于 10%;对检测结果为低风险的孕妇,妊娠结局随访率应达到 90% 以上。随访时间至少至分娩后 12 周,有条件的可随访至分娩后 1 年。随访内容应包括后期流产、引产、早产或足月产、死产、死胎等妊娠结局,是否为唐氏综合征、18 三体综合征、13 三体综合征患儿。有条件的可将后期流产、死胎的遗传学诊断纳入妊娠结局随访内容。

5)最新的国外有关指南与国内技术规范的比较

由于国内外医疗环境的差别,对于 NIPT,有关行业规范、指南或立场声明也有一定的区别。从表 2-5 中可以看出,国际指南主要针对 NIPT 的适用范围及检测前后的咨询进行了陈述/更新,而我国指南增加了行政管理要求。各个指南或立场声明对于 cffDNA 比例是否应报告尚无陈述。相信随着对 NIPT 研究的深入,人们对其临床应用的认识会逐步增加。

表 2-5　国内外关于 NIPT 的行业指南或立场声明对比

	美国妇产科医师学会 (2015)	国际产前诊断学会 (2015)	美国医学遗传学与基因组学学会 (2016)	国家卫生计生委 (2016)
孕周	—	最早 9 周/10 周	9 周/10 周以上,9 周以下不适用	12~22^{+6} 周,12 周以下不适用
高风险人群	可以	可以	可以	可以
低风险人群	可以(对于一般人群,NIPT 的敏感度和特异度与高风险人群类似)	可以(越来越多的证据表明 NIPT 可以用于正常风险人群)	可以(临床证据表明 NIPT 可以在不同人群中替代传统三体综合征筛查方法)	可以(错过血清学筛查,但要求评估三体综合征风险者)
21/18/13 三体综合征	可以	可以	可以	可以
性染色体非整倍体	可以	可以	可以	—
其他常染色体异常	—	临床重要且意义明确的其他常染色体三体综合征可以检测	不适用	—

（续表）

	美国妇产科医师学会 （2015）	国际产前诊断学会 （2015）	美国医学遗传学与 基因组学学会 （2016）	国家卫生计生委 （2016）
CNV	不适用	临床研究明确的染色体缺失/重复综合征可以检测	临床有关的 CNV 可以检测；不建议进行全基因组范围内的 CNV 检测	—
双胎妊娠	不适用	尽管失败风险高于单胎检测，但 NIPT 仍可拓展至双胎的检测	联系检测机构进行评估	慎用
多胎妊娠	不适用	—	联系检测机构进行评估	慎用
肥胖	—	—	不适用	慎用
≥35 岁	—	—	—	慎用
体外受精	—	—	通过捐赠配子进行受孕的情况，应联系检测机构进行评估	慎用
染色体异常胎儿分娩史				慎用
异体输血/移植手术/异体细胞治疗	—	—	不适用	1 年内不适用
夫妇一方有染色体异常	—	—	—	不适用
胎儿超声已经发现异常	不适用	—	—	不适用
基因病家族史或胎儿罹患基因病高风险	—	—	—	不适用
合并恶性肿瘤	—	—	—	不适用

注：国家卫生计生委于 2018 年组建为国家卫生健康委员会

2.2.2.5 NIPT 结果的咨询

1）检测前咨询

NIPT 采用第二代测序方法，对母血浆中的 cffDNA 进行检测。和所有产前分子遗传学检测一样，都需要在检测前后进行相应遗传咨询，检测前咨询应该说明该方法的目标疾病以及不能筛查的疾病；应解释和说明各种产前筛查方法的优势、局限性和结果的不确定性;应告知本技术的检出率、假阳性率和假阴性率,强调该检测结果不是产前诊断结果,高风险结果必须进行介入性产前诊断以确诊;应告知孕妇检测费用问题。

在开具 NIPT 申请单之前,应向孕妇提供检测前咨询,说明如下问题[35]:

(1) NIPT 是可选择的。应告知孕妇所有针对胎儿染色体非整倍体的筛查和诊断都是可选择的。应该给孕妇一个机会去思考检测结果可能带来的影响,孕妇可以在获知有关染色体非整倍体的信息以及这一结果对其情绪和心理可能造成的影响之间进行权衡。

(2) NIPT 是一项筛查。它并不能诊断或除外胎儿罹患某一种染色体病的可能性,它只是将孕妇分成高风险和低风险两个人群。

(3) 解释常见染色体非整倍体的临床特征。应采用敏感的、中性的语言描述常见胎儿染色体非整倍体的临床特征。如果还需要其他进一步的信息,建议将咨询者转诊至有资质的临床医师处进行深入的讨论。

(4) 对 NIPT 技术进行描述。不同实验室采用的检测方法是不一样的,这里阐述的是大规模平行测序方法。向孕妇解释在母亲循环血液中含有游离的 DNA 片段,大多数游离 DNA 片段来源于母亲,但也有一些来自胎盘。胎儿和胎盘都来自同一个受精卵,因此它们通常都是一致的。对 DNA 片段进行测序以明确共有多少 DNA 片段以及它们分别来自哪条染色体,实验室检测人员计数每一条目标染色体的片段数目,并确定其是否较预期游离 DNA 数量增加或减少。例如,如果来自 21 号染色体的 DNA 片段较预期的多,则提示胎儿罹患唐氏综合征的风险增加。

(5) 报告格式。应告知孕妇在何时、如何获取报告,报告上所提供的信息内容则取决于实验室。很多 NIPT 实验室会给出定性结果,如"检测到非整倍体"或"高风险",或者"未检测到非整倍体"或"低风险"。有些实验室也会给出数字化的风险值。多种原因可能造成检测失败导致无法出具报告,如母血浆样本量不足、胎源 DNA 含量过低,也有极低比例结果无法解释的情况,此时需要实验室检测人员与临床医师会诊分析其特殊性。

(6) 敏感度。应告知孕妇 NIPT 的敏感度,该项目对唐氏综合征的敏感度大于99%,对 18 三体综合征的敏感度为 97%~99%,对 13 三体综合征的敏感度为79%~92%。

(7) 假阳性率和对异常结果的验证。应阐明 NIPT 不是诊断性检测,而是筛查性检测。假阳性率取决于实验室,但对常见染色体非整倍体的总体假阳性率约为 1%。产生假阳性 NIPT 结果的原因有生物性的和非生物性的,包括限制性胎盘嵌合体、孕妇本身为染色体非整倍体、母源性拷贝数变异、母源性恶性肿瘤或双胎之一胎死宫内(vanishing twin)。因此,对于异常 NIPT 结果应通过绒毛取样或羊膜腔穿刺后对培养的绒毛细胞或羊水细胞行核型分析或微阵列分析进行验证。当然,是否行诊断性检测最终还是应由孕妇自己选择。孕妇可以拒绝行进一步的检测,尤其是当她们准备继续妊娠的时候。但是,如果孕妇打算仅根据 NIPT 的结果就终止妊娠的话,还是应该强烈建议她们通过诊断性检测验证 NIPT 结果。如果 NIPT 结果异常,应将孕妇转诊至遗传咨询医师处进行检测后咨询。

(8) 阳性和阴性预测值。应让孕妇知晓当 NIPT 检测结果为阳性时,胎儿真正罹患某种染色体非整倍体的可能性(阳性预测值)并不是大于 99% 的。阳性预测值的变异很显著,且很难被量化,因为该数值取决于多种因素,包括特异度、敏感度、孕妇年龄、既往血清学筛查结果、超声发现、染色体非整倍体的发生率、孕周等。最近一项研究发现,经过诊断性检测验证之后,NIPT 对唐氏综合征的阳性预测值为 93%,对于 13 三体综合征的阳性预测值则要低得多,只有 44%,这是由于 13 三体综合征本身的发病率就很低的缘故。要告知孕妇如果她们得到阴性 NIPT 结果时,其胎儿确实不罹患某种染色体非整倍体的可能性(阴性预测值)也取决于很多因素,但总体很高,超过 99%。

(9) 局限性。NIPT 不能检测所有的遗传综合征,甚至不能检测所有的染色体非整倍体。要强调 NIPT 筛查主要是针对几种常见的胎儿染色体非整倍体,如唐氏综合征、18 三体综合征和 13 三体综合征,而通过绒毛取样或羊膜腔穿刺的诊断性检测可以区分完全性三体和由于染色体重排导致的三体,还可以检测出嵌合体、微缺失/微重复综合征、单基因病以及神经管缺陷。应与孕妇充分讨论 NIPT 的这些局限性。

(10) 偶然发现。有一定比例的 NIPT 结果提示孕妇或胎儿可能存在除胎儿染色体非整倍体以外的某种特殊或异常情况,应向孕妇解释该特殊情况并建议其采取相关的临床处理。已经有一些这方面的病例报道,包括母亲染色体异常(尤其是性染色体非整倍体)、母亲罹患恶性肿瘤、胎儿或胎盘染色体异常(不是 NIPT 特异性靶向检测的那些染色体非整倍体)。有一项研究发现 NIPT 结果为性染色体非整倍体阳性的报告中有 8.6% 是由于孕妇本身存在涉及 X 染色体的非整倍体。

(11) 时机。NIPT 可以在孕 12 周之后的任何孕周进行。应与孕妇讨论实验室的检测周期以及当地法定的不允许终止妊娠的孕周限制。在讨论实验室检测周期时要纳入当 NIPT 结果为异常时行羊膜腔穿刺术进行诊断所需要的时间。

总之,NIPT 是一项强有力的筛查手段,而且已经极大地改变目前产前染色体非整倍体筛查的现状。人们对这一技术的理解将随着时间的推移而扩展,因为它可以检测的疾病范围在不断扩大。NIPT 在低危人群中的更多研究将进一步体现其临床应用价值。随着 NIPT 在临床应用的不断扩展,应有更多的专业咨询医师对孕妇进行有关的咨询,向其说明这项检测的作用和局限性。临床医师应该进一步学习如何对孕妇做好有关的检测前咨询。

2) 检测后咨询

如果 NIPT 结果异常,应将孕妇转诊至产前遗传咨询医师处进行检测后咨询。NIPT 不是诊断性检测,而是筛查性检测,因此存在假阳性结果的可能性。不能仅仅依据异常 NIPT 结果就建议孕妇终止妊娠,如果筛查结果提示胎儿罹患唐氏综合征/18 三体综合征/13 三体综合征高风险,则应建议孕妇进一步行绒毛取样或羊膜腔穿刺术并对培养的绒毛细胞或羊水细胞进行核型分析来进行验证。孕妇可以拒绝行进一步的产前诊断,但咨询医师应当提出该建议并留下相关医疗文件。如果孕妇决定仅根据异常 NIPT 检测结果就终止妊娠的话,应该强烈建议她们通过诊断性检测明确胎儿染色体核型是否异常,无论孕妇采取何种决定,都必须留下相应的医疗文件。

3) NIPT 假阳性和假阴性结果的检测后咨询

NIPT 是筛查性检测,那么一定会存在假阳性和假阴性结果,尽管其对胎儿唐氏综合征、18 三体综合征、13 三体综合征的筛查效率无可比拟地高,但是目前对于 NIPT 结果为假阳性和假阴性方面的文献报道很少。这里将阐述其常见原因和检测后咨询。

(1) NIPT 假阳性结果。大量文献报道,基于 cffDNA 筛查的检出率达 99%,其假阳性率低于 1%[20],但其阳性预测值也仅限于 40%～90%[18];而且,对于仅根据异常 NIPT 结果且不经过产前染色体核型分析即终止妊娠的病例也有报道[36],因此,NIPT 假阳性结果的比例是被低估了。

发生 NIPT 假阳性结果的原因包括以下几种:嵌合体、双胎之一胎死宫内、母源性基因组拷贝数变异、母源性恶性肿瘤。

① 限制性胎盘嵌合体(CPM)。限制性胎盘嵌合体是最主要的导致 NIPT 假阳性结果的原因。cffDNA 是胎盘绒毛的细胞滋养层细胞凋亡之后释放至母血浆中的,细胞滋养层细胞起源于胚泡的滋养层,而胎儿则起源于内细胞团,因此细胞滋养层细胞并不总是能够代表胎儿。合子形成后有丝分裂错误产生的染色体正常和染色体异常的嵌合体可以见于 1%～2% 的绒毛样本中[37],细胞滋养层细胞、间充质核和胎儿的染色体核型可以不一样。在大多数情况下,异常核型的细胞往往局限于细胞滋养层细胞和(或)间充质核,但胎儿的染色体核型往往正常。87% 的绒毛嵌合体是由 CPM 所致[37]。如果异常核型的细胞仅局限于细胞滋养层细胞,而不存在于间充质核或胎儿中即 CPM 1 型,那么就可能导致 NIPT 假阳性结果;如果异常核型的细胞存在于细胞滋养层细胞和间充质核,而不存在于胎儿中即 CPM 3 型,那么也可能会导致 NIPT 假阳性结果;如果异常核型的细胞仅局限于间充质核,而不存在于细胞滋养层细胞即 CPM 2 型,那么 NIPT 的结果会和胎儿核型一致,不会出现假阳性结果。胎盘嵌合体这种相对常见的生物学现象,是导致 NIPT 假阳性结果的常见原因,因此 NIPT 只能作为一项筛查性检测。

② 双胎之一胎死宫内。另一个导致 NIPT 假阳性结果的原因是双胎之一胎死宫内[38]。如果发生胎死宫内的胎儿的染色体核型异常,如唐氏综合征,那么就可能导致 NIPT 假阳性结果。发生胎死宫内的胎儿的胎盘究竟会持续多长时间向母血浆释放 cfDNA 目前尚不清楚,但 Curnow 等报道了 5 例双胎之一胎死宫内的病例,发生胎死宫内的胎儿的胎盘最长可以到胎儿死亡后 8 周仍持续向母血浆中释放 cfDNA[39]。有关

双胎之一胎死宫内发生率的研究很少,Thurik 等估计其发生率至少占全部妊娠的 0.23%[40]。

③ 母源性拷贝数变异(copy number variants,CNV)。孕妇本身存在 CNV 可以导致 NIPT 假阳性结果。Snyder 等研究了母源性 CNV 导致 NIPT 假阳性结果的发生机制,他们对 19 584 例来自欧洲的病例进行携带 CNV 的频率及其大小的研究,发现 21 号染色体、18 号染色体和 13 号染色体存在携带非病理性 CNV 的负荷[41]。他们认为母源性 CNV 会大大增加 cffDNA 筛查假阳性的风险。

④ 母源性恶性肿瘤。妊娠合并恶性肿瘤相对罕见,其发生率约为 1/1 000 次妊娠[42]。Bianchi 等[43] 报道了妊娠合并母源性恶性肿瘤导致 NIPT 假阳性结果的情况,在 125 426 例孕妇中 39 例的 NIPT 结果显示有多种染色体非整倍体存在,其中 7 例(18%)孕妇合并恶性肿瘤。母源性恶性肿瘤导致 NIPT 假阳性结果的情况较为罕见,约 10 000 例接受 NIPT 的孕妇中会发生 1 例,其发生机制可能是恶性肿瘤中凋亡的 cfDNA 被释放至母血浆中所致。

(2) NIPT 假阴性结果。NIPT 假阴性结果较假阳性结果相对少见,导致 NIPT 假阴性结果的原因主要为胎儿 DNA 含量(fetal fraction,FF)不足以及胎儿嵌合体。

① 胎儿 DNA 含量不足。母血中循环游离 DNA 中的胎儿 DNA 含量(FF)是指从总游离 DNA 中能够分离出来的胎儿游离 DNA 的量。FF 是一个比值,因此 FF 是一个能受到多种因素影响的动态的值。FF 的最低阈值已经有很多文献讨论过,一般认为 FF 的切割值为 4% 时 NIPT 才能够达到足够的测序读长深度,进而达到 NIPT 检测的目的[44]。如果 FF 低于 4%,那么可能由于母血中的 cffDNA 含量不足,实际被检测的是母源性游离 DNA 而不是胎儿源性游离 DNA,从而导致 NIPT 假阴性结果。FF 与母亲的体重和体重指数(BMI)相关。肥胖妇女由于脂肪细胞增加,导致母血浆中母源性游离 DNA 含量增加,从而降低了胎儿源性游离 DNA 的比例[45,46],另外,母亲体重增加导致其血容量增加,进一步稀释了胎儿源性游离 DNA,导致 FF 下降,从而导致 NIPT 假阴性结果。在那些不计算 FF 的实验室中,母亲肥胖可能是导致 NIPT 假阴性结果的原因之一。

② 胎儿嵌合体。这里的胎儿嵌合体是指染色体核型异常的细胞仅存在于胎儿,而胎盘细胞滋养层细胞的染色体核型却是正常的。存在胎儿嵌合体时,NIPT 结果会显示正常,这是导致 NIPT 假阴性结果的最主要原因[47]。

病例:NIPT 假阴性一例

女,33 岁,G_1P_0,孕早期 NT 厚度测定值为 1.2 mm,孕中期唐氏综合征筛查 T21/T18 均为低风险(小于 1/10 000),孕中期超声检查提示双侧脉络丛囊肿(choroid plexus cyst,CPC),均大于 1 cm,手握拳姿势可疑。建议行羊膜腔穿刺术,但孕妇拒绝,孕妇自行外送至两家较大的检测机构进行 NIPT,结果显示 18 号染色体的 Z 值分别为 -1.4

与 3.3。孕 24 周再次进行超声检查,结果仍提示双侧大于 1 cm 的脉络丛囊肿,再次建议其行介入性产前诊断,孕妇同意后于孕 25 周行脐静脉穿刺,胎儿核型为 47,XN,+18。接受遗传咨询后,孕妇及其家属选择终止妊娠。引产后观察发现胎儿外观略符合 18 三体综合征外观(见图 2-1),病理解剖结果提示存在主动脉瓣的增厚和狭窄。多点留取胎盘/脐带进行病理及遗传检测(见图 2-2),胎盘胎儿面及母体面取材行间期 FISH 均提示为 18 号染色体二倍体,而脐带的多点活检行间期 FISH 则均提示为 18 三体综合征。

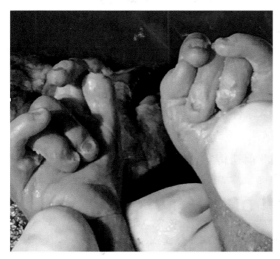

图 2-1 病例胎儿的特殊握姿

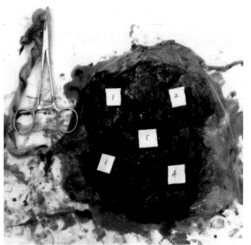

图 2-2 病例胎盘及脐带的多点活检

病例讨论: NIPT 是一项筛查试验,而不是一项诊断性试验,它并不能诊断或除外胎儿罹患某一种染色体病的可能性,它只是将孕妇分成高风险和低风险两个人群。母血浆中的 cffDNA 几乎全部来源于胎盘的滋养层细胞,以 75~205 bp 的小片段形式稳定存在,不断地自胎盘透过胎盘-母体屏障进入孕妇外周血循环中,并不断地降解和清除,整体处于一个快速的动态平衡过程中。所谓 NIPT 就是通过第二代测序技术,同时对包含母体及胎盘来源的所有游离 DNA 片段进行测序,通过生物信息学分析技术对该 DNA 片段来源于哪个染色体进行确定,检测到这些来源于某条染色体的 DNA 片段含量微小的改变,从而实现对于常见染色体三体妊娠的产前检测。

在胚胎发育过程中会发生染色体嵌合现象,染色体嵌合现象有两种,即真性染色体嵌合与 CPM。真性染色体嵌合是指在胎盘和胎儿细胞中均存在嵌合现象。CPM 是指染色体嵌合性只存在于胎盘而非胎儿,嵌合实际上局限于细胞滋养层细胞和(或)胚外中胚层(绒毛间质)细胞,而在胚胎-胎儿部分则不存在嵌合性。

CPM 被认为是导致绒毛活检结果不确定从而出现假阳性诊断的最主要原因。根据直接分析,即直接提取细胞滋养层细胞获取核型的方法,绒毛样本和胎儿之间结果的不一致主要为假阳性(1%～2%),而假阴性很少(1/3 000)。直接分析方法主要反映胎盘核型,如果同时采用直接分析方法和绒毛培养(即培养绒毛间充质细胞,主要反映胎儿核型)的分析方法,将可大大降低假阳性的发生率(1/20 000),从而消灭假阴性。

了解了 CPM 的机制之后即可理解,由于母血浆中的 cffDNA 几乎全部来源于胎盘的细胞滋养层细胞,其所反映的主要是胎盘的 DNA 组成情况。在本病例中,对胎盘的母体面和胎儿面的间期 FISH 分析均提示为 18 号染色体的二倍体,对脐带(主要是间充质细胞,反映胎儿核型)的间期 FISH 分析均提示为 18 三体,这一结果即可说明为什么 NIPT 结果为阴性,而脐血核型分析则为 18 三体。这一病例是由于胎盘和胎儿 DNA 成分不一致导致的假阴性病例。

这一病例充分说明 NIPT 仅是一项筛查性技术,而不是诊断性技术。尽管 NIPT 对于胎儿唐氏综合征、18 三体综合征和 13 三体综合征的筛查效率很高,但在临床上依然会出现假阳性和假阴性的结果。如为阴性结果,还应该结合产前超声检查对胎儿情况进行综合分析,最终决定是否需要进行有创产前遗传学分析。

2.3 扩展的母血浆胎儿游离 DNA 无创产前筛查

2.3.1 概述

常用的无创产前筛查是针对唐氏综合征、18 三体综合征、13 三体综合征这 3 种最常见的染色体非整倍体疾病,但这仅覆盖约 10% 的严重遗传病,仍然有很多常见的严重遗传病未被覆盖,因此,很多机构开始研究能覆盖更多严重遗传病的无创产前筛查技术,即对既往的无创产前筛查的疾病谱进行扩展。近些年来,科研工作者们尝试将无创产前筛查的范围扩大到其他染色体非整倍体疾病(尤其是性染色体非整倍体疾病)和一些常见的致病性基因组 CNV,并取得一定成就。目前,已经有很多机构开始推行类似的扩展形式的无创产前筛查(NIPT-plus)。我国湖南家辉遗传专科医院与北京贝瑞和康生物技术股份有限公司联合推出的 NIPT-plus,覆盖了 13 三体、18 三体、21 三体、性染色体非整倍体疾病及 7 种大于 3 Mb 的微缺失疾病[1p36 缺失综合征、2q33.1 缺失综合征、22q11 缺失综合征、Angelman 综合征、猫叫综合征(cri du chat syndrome)、Langer-Giedion 综合征和 Prader-Willi 综合征],可以覆盖约 50% 的严重遗传病。国外的公司也推出了针对其他常染色体非整倍体和染色体微缺失/微重复的 NIPT-plus。例如,美国的 Natera 公司和 Verinata 公司所提供的无创产前筛查产品均覆盖了 16 三体综合征和 Wolf-Hirschhorn 综合征。目前,开展 NIPT-plus 的 4 个公司的情况如表 2-6 所示(此处并未包含所有已开展 NIPT-plus 的公司)。

表 2-6　无创产前筛查扩展版的疾病谱和平台

公　司	产品名	检　测　范　围	技术平台
Natera	Panorama™	T21、T18、T13；45，X、47，XXX、47，XYY、47，XXY；DiGeorge 综合征；1p36 缺失综合征；Prader-Willi 综合征/Angelman 综合征；猫叫综合征；三倍体	Illumina
Sequenom	Maternit21 Plus	T21、T18、T13、T16、T22；45，X、47，XXX、47，XYY、47，XXY	Illumina
	MaterniT™ GENOME	三倍体或单倍体；45，X、47，XXX、47，XYY、47，XXY；大于 7 Mb 的 CNV	Illumina
Illumina	verifi Prenatal Test	T21、T18、T13、T9、T16；45，X、47，XXX、47，XXY、47，XYY；22q11.2 缺失综合征；1p36 缺失综合征；Prader-Willi 综合征/Angelman 综合征；猫叫综合征；Wolf-Hirschhorn 综合征	Illumina
Xcelom	敏儿安 T21express™	T21、T18、T13；45，X、47，XXX、47，XYY、47，XXY；1p36 缺失综合征；2q33.1 缺失综合征；Angelman 综合征；猫叫综合征；22q11 缺失综合征（包括 DiGeorge 综合征）；Langer-Giedion 综合征；Prader-Willi 综合征	Illumina

注：T9,9 三体综合征；T13,13 三体综合征；T16,16 三体综合征；T18,18 三体综合征；T21,唐氏综合征；T22,22 三体综合征

2.3.2　适用人群

尽管无创产前筛查的扩展版已经较既往的无创产前筛查覆盖了更多的严重遗传病，但这并不意味着该技术适用于所有人群。对于一些特殊人群该技术仍不能被采用，而需要通过有创产前诊断或其他方法进行诊断或排除其可能患有的遗传病。该技术适用于无下列禁忌证的孕中期妇女，最佳检测孕周为孕 $12^{+6} \sim 22^{+6}$ 周，禁忌证如下：

（1）核对孕周后筛查时孕周小于孕 12^{+0} 周。

（2）孕妇 1 年内接受过异体输血、移植手术、异体细胞治疗或免疫治疗等。

（3）胎儿影像学检查怀疑胎儿为基因病或为检测目录以外的染色体缺失与重复综合征。

（4）染色体异常孕妇。

（5）夫妇之一为显性遗传单基因病患者或夫妇双方为隐性遗传致病基因携带者。

（6）各种基因病高风险孕妇人群。

（7）有遗传病家族史或生育过患儿但未明确诊断的孕妇。

（8）已知孕期合并恶性肿瘤的孕妇。

2.3.3　常见疾病介绍

下面将简单介绍 NIPT-plus 筛查疾病谱所包含疾病的特点，其中唐氏综合征、18

三体综合征、13 三体综合征见 2.2 所述。

2.3.3.1 性染色体非整倍体疾病

性染色体非整倍体(sex chromosome aneuploidy，SCA)疾病包含了一系列的与性染色体数目异常相关的疾病,通常是在减数分裂形成配子的过程中 X 染色体或 Y 染色体的同源染色体或姐妹染色单体不分离所致,包括特纳综合征、Klinefelter 综合征、超雌综合征、超雄综合征等,其最常见的核型分别为 45,X，47,XXY，47,XXX，47,XYY。性染色体非整倍体疾病在新生儿的发病率为 1/400,除超雄综合征、超雌综合征外,大多数患者会出现性发育异常和身高异常等临床表现,部分患者也会出现不同程度的智力障碍、生长发育迟缓和器官畸形。例如,Klinefelter 综合征患者大多表现为身材高大、性发育异常和不育,部分患者智商稍低,智商(intelligence quotient，IQ)为 85～90 分,少数患者出生时可发现隐睾。

2.3.3.2 1p36 缺失综合征

1p36 缺失综合征(1p36 deletion syndrome)是由 1 号染色体短臂 3 区 6 带杂合性缺失或关键基因 *RERE* 突变导致的一系列临床表型异常,是最常见的染色体末端缺失综合征。多数患儿无语言能力或仅能说少量词汇,发育迟缓、智力低下、肌张力低下、运动发育迟缓、大脑发育异常、易激惹、吞咽困难等,50% 以上的患者可见癫痫发作;面部特征可见小头、头型短且宽、前囟闭合晚(出生时大于 3 cm)、一字眉、深眼窝、鼻梁宽平、低位耳、后旋耳、长人中、小下颌等;躯体特征可见短足、短趾、屈曲趾;其他临床异常可见视力及听力障碍,骨骼、心脏、消化系统以及生殖器异常,少数病例伴肾脏异常及甲状腺功能低下。该综合征在新生儿中的发病率为 1/10 000～1/5 000[48],患者男女比例约为 2∶1[49],多为新发。1p36 缺失综合征在产前多表现为大脑发育异常,包括脑室扩张、巨脑回、脑萎缩、胼胝体缺失等,可伴胎儿宫内生长受限(fetal growth restriction，FGR)。2008 年 Campeau 描述了两例因产前超声检查提示胎儿脑室扩张、脑积水而发现的 1p36 缺失综合征病例[50]。患者缺失片段为 1.5～10 Mb 不等,有的甚至超过 10 Mb,其中 70% 是末端缺失,7% 是位于亚端粒处的中间片段缺失,还有一些是与其他染色体发生易位造成(部分来源于父母之一为平衡易位携带者,部分新发)。新发的末端 1p36 缺失发生在父源染色体和母源染色体的概率几乎是相等的,但发生在母源染色体上的片段缺失通常比发生在父源染色体上的片段缺失小。

2.3.3.3 Williams 综合征

Williams 综合征(Williams-Beuren syndrome，WBS)是由 7q11.23 微缺失导致全身多系统发育异常的疾病,主要临床表现包括中重度智力障碍、认知障碍、特殊面容、心血管系统异常等。Williams 综合征患者具有典型的视觉空间认知障碍,如绘画、拼图等,但却擅长语言表达、音乐以及对重复性事件的学习。患者性格外向,与人相处过分热情,但注意力难以集中,易激惹,易对事物产生恐惧。Williams 综合征患儿通常具有特征性面容,如宽额头、短鼻或朝天鼻、鼻梁低平、长人中、牙齿小而稀疏且咬合不正、面颊饱满、大嘴、双唇饱满等。随着年龄增长,患者面容更显憔悴。患者心血管系统畸形常见主动脉瓣狭窄,可导致气短、胸痛,严重者可致心力衰竭,也可伴高血压。其他临床症状可见生长发育迟缓、身材矮小、关节活动受限或关节皮肤松弛,婴儿期可见高血钙。少见症状包括眼睛异常及视力障碍、消化系统异常以及泌尿系统异常。该综合征在染色体上的所在区域包含 3 个特殊的低拷贝重复序列(low-copy repeats,LCR),分别为着丝粒 LCR、中间 LCR 和端粒 LCR,每个 LCR 为数百 kb,可分为 A、B、C 3 个区域。95％以上患者的缺失片段约为 1.55 Mb,发生机制是着丝粒 LCR 和中间 LCR B 区的非等位同源重组,不到 5％患者的缺失片段约为 1.84 Mb,是由于着丝粒 LCR 和中间 LCR A 区的非等位同源重组所致。

2.3.3.4　22q11 缺失综合征

22q11 缺失综合征(22q11 deletion syndrome)是由 22 号染色体长臂 1 区 1 带 1.5～3.0 Mb 杂合性缺失或关键基因 *TBX1* 突变导致的一系列临床表型异常,包括 DiGeorge 综合征、腭心面综合征(velo-cardio-facial syndrome,VCFS)和椎干异常面容综合征(conotruncal anomaly face syndrome,CAFS)3 个主要亚型。DiGeorge 综合征常见于新生儿,临床主要表现为腭裂、心脏流出道异常(法洛四联症、主动脉弓离断、室间隔缺损以及动脉干异常等)、特殊面容、由胸腺发育不良导致的免疫缺陷、由甲状旁腺发育不良导致的低血钙等;腭心面综合征临床主要表现为腭裂、先天性心脏病、特殊面容、认知和精神异常;椎干异常面容综合征临床主要表现为特殊面容合并心脏流出道畸形,包括法洛四联症、动脉干异常以及先天性主动脉弓离断等。本病多由 22q11 缺失引起,也偶见由其他染色体片段异常引起,如 10p13-p14[51]。本病多为散发,即 22 号染色体新发缺失所致,但也有 7％左右由父母遗传所致。本病在新生儿中的发病率约为 1/4 000[52],是人类最常见的微缺失综合征。

2.3.3.5　猫叫综合征

猫叫综合征是由 5 号染色体短臂不同长度片段杂合性缺失导致的一系列临床表型异常,包括出生体重低、小头、特殊面容、肌张力低下、生长发育迟缓、严重智力低下等,特殊面容包括小头畸形、宽眼距、圆脸、小下颌、眼裂下斜、内眦赘皮、低耳位等。神经系统方面患儿还可能出现行为问题,包括攻击行为、自残行为、多动、注意力不集中、焦虑等。此外,部分患儿还可能有先天性心脏病、唇腭裂、短颈、腹股沟疝、腹直肌分离、脊柱侧弯等。由于患儿喉肌发育不良,哭声酷似猫叫,故而得名猫叫综合征。本病的群体发病率为 1/50 000～1/15 000,在严重智力低下患者(IQ<20)中的发病率约为 1％。大多数患儿为新发,约 12％患儿因双亲之一为染色体平衡易位或臂内倒位携带者,在其生殖细胞形成过程中染色体发生重组后 5 号染色体短臂缺失。缺失片段大小从 5p15.2 至整个 5 号染色体短臂不等。其关键片段位于染色体 5p15.3-p15.1,其中,猫叫哭声症状

定位于 5p15.31 远端,语言发育迟缓相关区域定位于 5p15.33-p15.32,*SEMAF* 基因和 *CTNND2* 基因可能是猫叫综合征的关键基因。

2.3.3.6　Wolf-Hirschhorn 综合征

Wolf-Hirschhorn 综合征(Wolf-Hirschhorn syndrome,WHS)是由染色体 4p16.3 杂合缺失导致的影响全身多系统的疾病,主要表现包括特征性面容、生长发育迟缓、智力障碍以及癫痫发作。患者的特征性面容包括额头突出、鼻梁宽而低平,被称作"希腊头盔面容";患者还可有小头、面部不对称、眼距宽、眼球突出、短人中、嘴角下斜、小颌、小耳、耳廓异常、耳前有小坑或赘生物。患儿生长发育迟缓可体现为产前胎儿宫内生长受限及出生后发育迟缓,喂养困难,体重增加缓慢,肌张力低下,肌肉发育障碍,运动能力如竖头、独坐、独站、独走等都较同龄儿有所延迟,且身材也较同龄儿矮小。患儿可有轻至重度智力障碍,但相比于其他原因导致智力障碍的患儿,Wolf-Hirschhorn 综合征患儿的社交能力较为突出,但语言表达能力相对较弱。多数患儿可有癫痫发作,且难以医治,但随着年龄增长癫痫可逐渐消失。患儿的其他异常包括皮肤异常(血管瘤或皮肤干燥)、骨骼异常(脊柱侧弯或驼背)、牙齿异常(牙齿稀疏)、唇腭裂以及心脏、生殖系统和脑部异常。约 35% 的患儿在两岁以内因先天性心脏病、呼吸道感染等死亡。本病男女发病率之比约为 1∶2,无明显种族特征。本病在新生儿中的发病率为 1/50 000～1/20 000。患者的缺失片段大小不等;当缺失片段小于 3.5 Mb 时,患者往往仅有轻微的表型,畸形少见。

2.3.3.7　Angelman 综合征

Angelman 综合征(Angelman syndrome),又称为快乐木偶综合征,约 70% 是由母源性 15q11-q13 缺失导致,约 2% 由父源单亲二体导致,2%～3% 由印记缺陷导致,另外 25% 由关键基因 *UBE3A* 突变导致[53]。患儿出生时大多貌似正常,而后在 1～6 个月内逐渐表现出喂养困难、肌张力减退等,6 个月到 2 岁时逐渐表现出生长发育迟缓。多数患儿在 1 岁时表现出典型的临床特征,如严重智力障碍、严重语言障碍、小头、上颌骨发育异常、上颌前凸、巨口,有不合时宜的大笑及双手扑翼状动作。精神症状包括木偶步态、共济失调、癫痫发作、脑电图异常等。其他临床表现包括欢乐面容、无攻击性的多动、注意力难以集中、听力灵敏、对水有特殊喜好。随着年龄增长,以上这些临床表现逐渐变得不明显,随之主要表现为面容粗糙、胸部脊柱侧弯以及运动障碍。约 20% 患者存在胸部脊柱侧弯,多数为女性患者。癫痫发作可持续至成年,但多动、注意力难以集中以及睡眠障碍可随年龄增长有所改善。在 15q11 缺失的患者中,常见虹膜及脉络膜色素沉着不足。本病多数不影响寿命。由于 Angelman 综合征多为母源性 15q11-q13 新发缺失所致,再发风险较低。本病的发病率为 1/20 000～1/12 000[54]。

2.3.3.8　Prader-Willi 综合征

Prader-Willi 综合征约 70% 是由 15q11-q13 父源性缺失导致,也可由母源单亲二

体或关键基因 *NDN*、*SNRPN* 突变导致。本病多见于男性，是最常见的导致肥胖的遗传综合征之一。围生期可见新生儿平均出生体重为 2.8 kg，严重肌张力低下常导致新生儿窒息、各项反射减弱、喂养困难，常需管饲 3～4 个月，生长发育迟缓。儿童期开始食欲增大，逐渐导致长期摄食过量及肥胖，甚至发展为 2 型糖尿病。患者临床表现可见智力障碍、身材矮小、窄额头、杏仁眼、三角嘴、手脚偏小等。患者一般青春期延迟或出现性发育不全，多数患者不能生育。一些患者可表现为皮肤细嫩、毛发色浅。常见行为问题包括脾气暴躁、固执、强迫性行为（如戳皮肤）等，也可见入睡困难。产前可表现为胎动较正常胎儿显著减少，甚至超声检查可能检测不到胎动，以及胎儿宫内生长受限。男性患儿可见隐睾，阴茎、阴囊发育不良，女性患儿可见阴唇发育不良[55]。本病的发病率为 1/30 000～1/15 000[56]。

2.3.3.9　Langer-Giedion 综合征

Langer-Giedion 综合征也称为毛发-鼻-指（趾）综合征（tricho-rhino-phalangeal syndrome）Ⅱ型，是由 8q23.3-q24.11 区域缺失导致，该缺失区域通常包含 *TRPS1*、*RAD21* 和 *EXT1* 等基因。患者主要表现为特殊面容、外胚层发育异常、骨骼畸形、多发性骨软骨瘤和智力障碍。特殊面容主要表现为大鼻、宽鼻梁、眉毛浓密、长人中、上红唇薄、大耳等；外胚层发育异常包括头发稀疏、生长缓慢、脱色，指甲萎缩等；骨骼畸形包括身材矮小、小脚、短指、早期明显的髋关节发育不良等；骨软骨瘤多发生在肩胛骨、肘关节和膝关节附近，出生后 1 个月到 6 岁均可发现；智力障碍通常为轻中度，部分患者也可无智力障碍，运动发育迟缓也可见，但通常为髋关节发育不良的继发性表现。缺失区间内的 *TRPS1* 基因杂合突变可引起毛发-鼻-指（趾）综合征Ⅰ型，临床症状与 Langer-Giedion 综合征/毛发-鼻-指（趾）综合征Ⅱ型高度相似，但毛发-鼻-指（趾）综合征Ⅰ型患者不会出现多发性骨软骨瘤（Ⅱ型独有，是由 *EXT1* 基因缺失所致）。

2.3.4　结果咨询

结果咨询不仅是为了让孕妇或家属对结果有一个清晰的认识，而且还需要根据结果给孕妇及家属提供合适的指导和意见。为了进行准确的结果咨询或者在为孕妇提供 NIPT-plus 服务之前，医师往往需要了解如下内容。

（1）与传统的血清学筛查和细胞遗传学分析不同，无创产前筛查无结果（检测失败）是相对普遍的现象，应该在向孕妇提供 NIPT 或 NIPT-plus 服务时告知：通常大约 2% 的 NIPT 实验会出现无结果的结局[57]。最常见的检测失败原因是母血浆内的 cffDNA 含量过低，通常如果 cffDNA 含量低于 4% 则认为无法进行检测。与 cffDNA 含量相关的因素包括母亲年龄、孕周、血清标志物 PAPP-A 和 hCG 等。其中 cffDNA 含量与血清标志物的关系可能与胎盘容量相关，已有研究发现当胎儿为 18 三体综合征、13 三体综合征、唐氏综合征时胎盘容量更小，cffDNA 含量也低[58,59]。此外，第一次检测发现

cffDNA 含量低后进行第二次检测,往往有更高的概率出现类似的结果。在 135 例第一次无创产前检测发现 cffDNA 含量低的病例中进行研究发现,其中 59 例(44%)在第二次检测时也出现了 cffDNA 含量不足[60],因此,对于无创产前检测发现 cffDNA 含量低的孕妇,直接进行有创的产前诊断是应该被考虑的,尤其是对血清学筛查或超声检查提示胎儿罹患 18 三体综合征、13 三体综合征、特纳综合征的高风险孕妇。

(2) 必须了解孕妇接受的 NIPT-plus 技术的一些参数,包括该技术的检出率、灵敏度、特异度、假阳性率、假阴性率等,不同的技术检测准确性是不同的,而不同的实验室即使使用同一技术,也会因为测序深度等因素不同导致检测准确性不同。例如,对于特纳综合征(患者最常见的核型为 45,X),Bianchi 等[61]使用鸟枪法大规模平行测序(shotgun massively parallel sequencing,s-MPS)可检测出 75%(15/20)的 45,X 核型样本,假阳性率为 0.2%(1/462),还有 10.2%(49/482)的样本无法确定;而 Mazloom 等[62]使用 s-MPS 方法可检测出 81%(17/21)的 45,X 核型样本,假阳性率为 0.3%(1/390),5.1%(21/411)的样本无法确定。此外,使用靶向大规模平行测序(targeted massively parallel sequencing,t-MPS)时,45,X 核型样本的检出率可达 91.5%(43/49),假阳性率为 0,无法确定的样本比例是 2.8%(5/177)[63]。基于 SNP 的方法,45,X 核型样本的检出率可达 92%(12/13),假阳性率为 0.1%(1/954),无法确定的样本比例是 8.3%(87/1 051)[64]。

(3) 致病性 CNV 的检测除受检测技术影响外,还受相关区域序列保守性及变异性、CNV 片段大小等影响。最初的研究认为无创检测 CNV 需要较高的基因组覆盖,因而检测难度及成本较高。Guex 团队在 6 388 例单胎妊娠孕妇中运用低覆盖度无创全基因组测序进行胎儿染色体非整倍体及 CNV 筛查,总体检出率为 4.04%,共计 258 例胎儿基因组异常,包括 119 例 13/18/21 号染色体三体(1.86%)、53 例性染色体异常(0.83%)、50 例罕见染色体三体(0.78%)以及 36 例 CNV(0.56%)[65]。随后,Helgeson 团队在 2015 年用低覆盖度无创全基因组大规模平行测序技术对 175 393 例孕妇进行了胎儿染色体微缺失筛查,共报告了 55 例染色体微缺失综合征,其中包括 32 例 DiGeorge 综合征、5 例 1p36 缺失综合征、9 例 Angelman/PWS 综合征、6 例猫叫综合征,以及 Wolf-Hirschhorn 综合征、Jacobsen 综合征和 Langer-Giedion 综合征各 1 例,各类综合征的阳性预测值为 60%~100% 不等,总体假阳性率为 0.001 7%[66]。2016 年,Liu 等为了研究无创技术在检测胎儿 CNV 中的表现,回顾性检测了 919 名孕妇外周血血浆,结果表明对大于 10 Mb 的 CNV,其检测灵敏度和特异度分别为 88.89%(95%CI:70.84%~97.65%)和 99.32%(95%CI:98.52%~99.75%);对小于 10 Mb 的 CNV,其检测灵敏度和特异度分别为 72.73%(95%CI:39.03%~93.98%)和 99.09%(95%CI:98.22%~99.61%);其综合灵敏度和特异度分别为 84.21%(95%CI:68.75%~93.98%)和 98.42%(95%CI:97.36%~99.13%)[67]。以上各团队的研究表明,无创技术有潜力应用于胎儿 CNV 的检测。2016 年,ACMG 发布指南推荐 NIPS 可全面取代传统血清学唐氏综合征筛查,且可根据需求将检测范围扩大至性染色体及致病性 CNV[32]。

(4) NIPT-plus 技术对其所检测的疾病都存在错误(与"金标准"——绒毛、羊水、脐带血的染色体核型分析或染色体微阵列分析结果不一致)的可能性,即存在假阳性和假阴性,而假阳性和假阴性的原因多种多样,大致可分为以下 5 类。① cffDNA 含量低和(或)覆盖度不够,包括 s-MPS 和 t-MPS 等在内的多种技术都是基于 cffDNA 含量和检测到的 cffDNA 的数量(如覆盖度)分析出结果的,当 cffDNA 含量或覆盖度低时就有可能出现漏检。② 胎儿和胎盘的嵌合。众所周知,在染色体异常的嵌合型样本中不同组织中染色体异常细胞所占比例不同,因此,当胎盘和胎儿存在嵌合时就可能导致检测结果错误。一个常见的情况就是 CPM,即胎盘存在正常细胞和异常细胞两种细胞系,而胎儿仅有正常细胞系。由于 cffDNA 来源于胎盘,这就可能导致检测结果出现假阳性。③ 母源的染色体异常。尽管染色体异常大多会导致疾病,甚至严重的遗传病,但仍有一些"正常"的女性可携带染色体异常。例如,一些染色体异常不会导致疾病,或所导致的疾病发病时间较晚或临床症状很轻,不易识别(如 47,XXX 核型女性),或存在低比例嵌合现象。一旦孕妇本人携带这样的染色体异常,就可能导致检测结果错误。④ 双胎或多胎妊娠。当为双胎或者多胎妊娠时,可能因为染色体异常胎儿的 cffDNA 无法检测到导致假阴性的结果。另外,由于胎盘是一直存在的,如果染色体异常的胎儿发生自然减灭,则可能导致假阳性结果的产生。⑤ 实验室错误。尽管每个实验室都会进行质量检测,但仍然无法完全避免实验室错误的产生。此外,报告的制作环节也可能出错。

在了解上述内容的情况下,医师再根据孕妇的病史和检测的结果对孕妇和家属进行咨询,包括分析其结果的准确性、后续的临床管理方案以及必要的心理干预等。结果的准确性根据检测时签署的《知情同意书》中关于本次检测技术对相应疾病的灵敏度、特异度、假阳性率和假阴性率进行解读,如为异常结果,还应详细告知该异常可能引起的后果。但需要注意的是,对于额外发现的染色体异常(目前临床上通常以补充报告形式提示医师和孕妇),应充分告诉孕妇和家属目前诊断的不确定性以及该异常可能导致的后果。后续的临床管理方案主要是根据检测结果给出后续的指导和建议。对于检测结果为正常或者提示低风险的,仍应建议孕妇之后进行正常产检,一旦发现异常,应及时进行遗传咨询;对于结果为异常或者提示高风险的,应建议其选择合适的时间和合适的遗传学检测方法进行产前诊断,具体内容可参考第 4 章。此外,部分孕妇得到异常结果的检测报告时,可能出现悲伤、焦急等不良情绪反应,少数甚至出现极端的情绪,因此,医师在对孕妇进行咨询时应注意孕妇的情绪变化,再次向孕妇及家属解释技术准确性相关信息可能对缓解孕妇情绪有所帮助,必要时应提供心理方面的辅助治疗或者将孕妇转诊至心理科进行专科治疗。

病例 1:

女,24 岁,孕 15 周,因"错过孕早期血清学筛查"就诊,孕期 B 超检查发现 NT 厚度值为 1.5 mm,无孕期其他特殊情况,否认孕期放射线、毒物接触史。孕妇本人生长发育、智力正常。行扩展版无创产前筛查,结果提示 22q11 杂合缺失约 2.5 Mb(见图 2-3)。

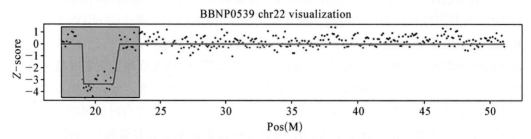

图 2-3　基因组拷贝数变异测序(CNV-seq)检测结果:seq[hg19] del(22)(q11)

chr22:g.19000000-21499999del

结果咨询:CNV 的致病性评估,该缺失位于 22q11 缺失综合征关键区内,提示胎儿为 22q11 缺失综合征高风险。22q11 缺失综合征患者通常有特殊面容、复杂的心血管异常、胸腺发育不良、甲状旁腺功能异常、肌张力低下等。但由于该技术为筛查技术,对微缺失综合征的检测存在假阳性可能(假阳性率以检测实验室数据为准),应建议孕妇进一步行产前诊断进行确诊。

进一步随访:孕妇于孕 17^{+3} 周行羊膜腔穿刺术,取羊水 20 ml 行 Affymetrix CytoScan 750K Array 基因芯片检测,结果提示:arr[hg19] 22q11.21(18636749-21800471)*1,即 22 号染色体长臂 22q11.21 区间存在约 3.1 Mb 缺失。两项检测结果基本相符,诊断胎儿为 22q11 缺失患儿。有关 CNV 产前诊断的结果咨询详见 4.2。

病例 2:

女,21 岁,孕 17^{+2} 周,因"B 超发现 NT 增厚"就诊,孕期曾行孕早期血清学筛查,结果提示 21 三体综合征、18 三体综合征低风险,孕 13 周进行孕期常规 B 超检查发现 NT 厚度值为 4.6 mm,未发现其他异常。孕妇在充分了解 NIPT、NIPT-plus 和有创产前诊断的优缺点后,拒绝行有创产前诊断,要求行 NIPT-plus。NIPT-plus 结果提示 15q11.2-q13.1 缺失 3.6 Mb(见图 2-4)。

结果咨询:该缺失片段位于 Prader-Willi/Angelman 综合征关键区内,提示胎儿为 Prader-Willi/Angelman 综合征高风险;该缺失片段来源不同会导致不同的疾病,父源性 15q11q13 片段缺失导致 Prader-Willi 综合征,主要临床表现为智力障碍、生长发育迟缓、新生儿期喂养困难、肥胖、性发育不良,母源性 15q11q13 片段缺失导致 Angelman 综合征,主要临床表现为智力障碍、生长发育迟缓、重复刻板动作,部分会伴有孤独症、癫痫等。这两种疾病均属于严重致愚性疾病,建议孕妇进一步行有创产前诊断确诊。

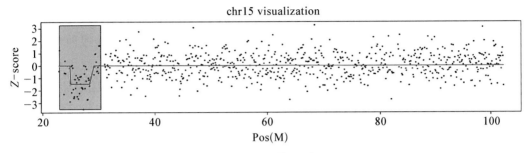

图 2-4 CNV-seq 检测结果：seq[hg19] del(15)(q11.2q13.1)

chr15：g. 24900000-28499999del

进一步随访：孕妇于孕 20^{+1} 周行羊膜腔穿刺术,取羊水 20 ml 行单核苷酸多态性微阵列（single nucleotide polymorphism array，SNP array）检测。结果提示：arr[hg19] 15q11.2q13.1(23 640 001-28 520 000) * 1,即 15 号染色体长臂 15q11.2q13.1区间存在约 4.88 Mb 缺失。两项检测结果基本相符,诊断胎儿为 Prader - Willi/Angelman 综合征患儿。CNV 产前诊断咨询详见 4.2。

病例 3：

女,26 岁,孕 20^{+4} 周,因"孕中期血清学筛查提示 21 三体高风险"就诊,孕早期无流产迹象。孕妇本人无异常表型,高中毕业,现在纺织厂工作。平时月经正常,周期为 6天/30 天,既往曾有一次孕 50 天稽留流产史,其余无特殊,无家族遗传病史。知情同意后行 NIPT-plus,结果提示胎儿性染色体异常,47,XXX。

结果咨询：NIPT-plus 结果提示胎儿可能患有超雌综合征,该综合征患者通常发育正常,身高略高于正常女性平均身高,可有智力低下,IQ 值一般较同龄人低 10～15分,少数存在低生育能力或无生育能力。建议进一步行有创产前诊断确诊。

进一步随访：孕妇于 22^{+1} 周行羊膜腔穿刺术,并行染色体核型分析,结果提示胎儿染色体核型正常,46,XX。后期孕周继续 B 超监测胎儿,未发现明显异常。为排除母源染色体异常对结果的干扰,对孕妇本人抽取外周血行染色体核型分析,结果发现孕妇本人为嵌合体,47,XXX[19] /46,XX[90] 。

2.4 单基因病无创产前检测

单基因病（monogenic disease）是指由单个基因的突变引起的遗传病,其传递符合孟德尔遗传规律,又称为孟德尔遗传病。根据致病基因所在染色体和遗传方式的不同,一般可将单基因病分为常染色体显性遗传病（如软骨发育不全）、常染色体隐性遗传病（如

β-地中海贫血)、X 连锁显性遗传病(如抗维生素 D 佝偻病)、X 连锁隐性遗传病(如血友病)、Y 连锁遗传病(如 Y 连锁无精症)、线粒体遗传病等类型。根据 WHO 的统计,全球所有单基因病的累积发病率约为 1/100,且某些单基因病可能在特定地域或种族人群中的发病率尤为突出,如囊性纤维化在欧洲某些人群中的携带率高达 1/25,而 β-地中海贫血在东南亚某些地域人群中的携带率超过 1/10 等。目前已报道的单基因病超过 6 700种,绝大多数无法治愈,其中严重单基因病致残致死率高,产前筛查和产前诊断是最有效和可行的防控措施。传统的产前遗传学诊断方法是通过创伤性的手段如绒毛穿刺、羊膜腔穿刺、脐带血穿刺获取胎儿遗传物质,然而这些有创取样手段会带来一定的流产及感染风险,对这些风险和创伤的担忧甚至恐惧成为孕妇及其家属的巨大心理负担,从而显著降低了产前诊断的依从性。因此,精准、便捷和低成本的 NIPT 方法成为"人口与健康"领域的重大需求,尤其是在中国等发展中人口大国的出生缺陷防控工作中将具有更加重要的现实意义。

2.4.1 单基因病无创产前检测技术的发展

1997 年,卢煜明教授等[11]通过 PCR 法扩增母体外周血血浆中 Y 染色体特异性DNA 序列的方式,证明在妊娠男性胎儿的孕妇血浆中存在 cffDNA;2010 年,卢煜明教授等[68]证明孕妇外周血血浆中存在胎儿的全基因组 cffDNA 序列,这些重要的发现为利用 cffDNA 进行胎儿各种单基因病无创产前检测提供了理论依据。近年来,随着无创产前检测(NIPT)方法学研究的进展,基于第二代测序技术的针对染色体非整倍体综合征的 NIPT 已经在临床上广泛应用,同时向基因组 CNV 检测发展,促使包括微缺失/微重复综合征的 NIPT(也称为 NIPT-plus)逐渐在临床推广应用,最新的 NIPT-plus 方案已经覆盖全部染色体非整倍体和一些临床意义明确的 CNV 所导致的微缺失/微重复综合征。很显然,NIPT 的另外一个主要技术发展方向和应用领域就是可靠和准确地查出单基因病。

由于单基因病种类繁多,遗传方式不同,致病基因的序列特征和突变类型各异,甚至还有各种类型的重复序列等复杂变异,要实现单基因病的 NIPT,不仅检测分辨率需要达到单个碱基的水平,而且还要能够检出包括小插入/缺失(Indels)等常见的单个基因内部的致病性突变。另外,由于母亲外周血中大部分总游离 DNA(cfDNA)是母源cfDNA,在孕 11～20 周时 cffDNA 的比例只有 5%～15%,这时平均每毫升血浆中cffDNA 的绝对值约为 25 基因组拷贝。如此低含量和低比例嵌合状况的片段化 DNA序列(平均长度为 166 bp)对现有的诊断技术与方法是一个重大挑战。母血浆中cffDNA 的比例还受到母亲体重、吸烟和先兆子痫等多种因素影响,因此,单基因病的NIPT 技术发展仍然面临巨大困难。

在近年的相关研究中,数字 PCR 和高通量测序逐渐成了单基因病 NIPT 的两个主流技术平台。一些分析方法也被证明在某些类型单基因病 NIPT 中具有可行性和应用前景,如直接检测 cffDNA 变异的相对突变剂量(relative mutation dosage,RMD)法已用于 β-地中海贫血、血友病和镰状细胞贫血等疾病的 NIPT,其优点是所需样本和实验步骤较少,快捷低廉,但也存在某些变异位点和类型难以检测的技术难点;基于高通量测序检测 DNA 标记进行连锁分析的相对单倍型剂量(relative haplotype dosage,RHDO)法已用于先天性肾上腺皮质增生症和 β-地中海贫血等,这种方法对不同变异类型和序列特征的适应性较强,易于构建多病种的检测集合,但需要有足够数量的信息标记,检测成本也比较高。在全基因组测序方面,首先采用高通量测序技术结合 RHD 分析方法证明了母血浆中存在完整的胎儿基因组;之后,在此基础上,母血浆胎儿全基因组和靶向捕获的全外显子组深度测序也得以实现[69]。然而,由于临床相关的基因组区域通常仅代表整个基因组测序数据的一小部分,而且迄今为止大部分人类基因组变异的基因型 – 表型关系尚未明确,基于全基因组/全外显子组测序(whole exome sequencing,WES)的单基因病 NIPT 显然是不具有成本效益的,对基因组变异的临床解读也有巨大的困难。因此,现阶段针对母血浆 cffDNA 进行基因组选择区域的靶向性突变检测分析成为更加经济可行和广泛应用的策略。这方面的典型代表是国内邬玲仟团队自主研发的环化单分子扩增和重测序技术(circulating single-molecule amplification and resequencing technology,cSMART)。这是一种基于高通量测序的直接线性扩增和突变等位基因定量检测分析技术,结合 RMD 计数方法,已被证明适用于各种遗传方式的单基因病 NIPT[70,71],被誉为"分子诊断的革命性突破"。

2.4.2　数字 PCR 平台上的单基因病无创产前检测

数字 PCR 被称为第三代 PCR,是在 TaqMan 探针法实时荧光定量 PCR 的基础上,通过制备仅包含单个模板分子的微反应和统计代表各个检测目标位点的阳性微反应个数,实现高精度绝对定量的技术。其基本流程包括配置 PCR 反应体系、制备微反应、进行实时荧光定量 PCR、读取荧光信号和进行数据分析(见图 2-5)。由于数字 PCR 采用的 TaqMan-MGB 探针可特异性区分序列间单个核苷酸的差异,可以直接针对单核苷酸多态性(single nucleotide polymorphism,SNP)位点设计探针,从而进行准确检测。数字 PCR 由于具有高精度的特点适用于探测胎儿变异给母血游离 DNA 的 SNP 分型带来的微小变化,可通过胎儿 SNP 分型实现单基因病致病性点突变/拷贝数变异的 NIPT。

针对父源致病突变的 NIPT 在数字 PCR 平台上率先取得了突破。由于致病突变不存在于母体基因组,仅需检测孕妇血浆游离 DNA 中是否存在父源致病突变,通过定性判断有无父源致病突变的阳性反应信号即可实现胎儿待测位点的分型,无须定量分析。在结果解读方面,如果怀疑胎儿患有致病突变来自父亲的常染色体显性疾病,检出胎儿携带的父源突变等位基因就可以确诊。相反,如果怀疑胎儿患有常染色体隐性疾病,没

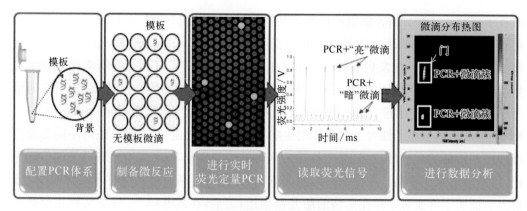

图 2-5　数字 PCR 技术流程

有检出父源突变等位基因就可以判定胎儿为携带者或者是正常。根据以上原理,强直性肌营养不良、软骨发育不全、β-地中海贫血、亨廷顿病、早发原发性肌张力障碍Ⅰ型、致死性骨发育不全和囊性纤维化等单基因病的 NIPT 相继实现。然而,由于存在高背景的母源 cfDNA,检出父源突变并不能评估胎儿携带母源突变的概率,显然也不能对胎儿是否遗传母源致病突变进行判定。如果胎儿携带隐性疾病的复合杂合突变,这种情况的判定就显得尤为重要。

　　对于母源致病突变的 NIPT,由于 cffDNA 平均仅占孕妇血浆总 cfDNA 的 10%～20%,胎儿与母亲的基因型差异可导致孕妇血浆 cfDNA 中待测位点定量数据的微小波动以及检测的系统误差,进而导致胎源突变与母源突变难以区分。因此,必须找到一种能够将数字 PCR 的定量数据转化为定性的胎儿待测位点分型结果并能够同时评价结果可信度的数据分析方法,才能够在统计学上对母亲来源致病突变是否已传递给胎儿进行客观的判断。例如,假设某样本 cffDNA 的比例为 20%,对于某待测 SNP 位点,母亲的基因型为 A/T,如果:① 胎儿的基因型为 A/A,则孕妇血浆 cfDNA 中检测到 A 阳性反应数与 T 阳性反应数比值的理论值为$(80\%+20\%\times2)/80\%=1.5$;② 胎儿的基因型为 A/T,则该理论值为 1,若某次检测得到的实际值为 1.2,则只有进行统计学分析才能得到胎儿 SNP 位点分型的客观判定结果。为解决以上问题,2008 年卢煜明教授等[72]在为唐氏综合征的 NIPT 所开发的数字相对染色体剂量(digital relative chromosome dosage, dRCD)法的基础上,针对母源 SNP 位点变异的 NIPT 开发了数字相对突变剂量(digital relative mutation dosage, dRMD)法,实现了 β-地中海贫血母源致病性点突变的 NIPT。该方法根据含待测位点的分子在大量微液滴中遵循泊松分布的基本原理,采用了序贯概率比检验(sequential probability ratio test, SPRT)的统计学方法进行分析。在实际应用中,只要分别读取母血浆 cfDNA 样本数字 PCR 检测结果数据中代表野生型和突变型 SNP 位点的荧光信号阳性微反应数量,并测定母血浆

cfDNA 样本中 cffDNA 的比例,就能够对胎儿的基因型进行假设检验,通过比较样本的实验数据与计算出的上、下阈值实现结果的客观判定,并以"阈值似然比"表述结果在统计学上的可信程度(见图 2-6)。后续的研究应用相对突变剂量(RMD)法实现了常染色体隐性镰状细胞贫血和 X-连锁血友病的 NIPT[73,74]。

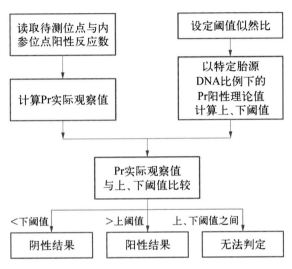

图 2-6　相对突变剂量(RMD)法基本分析流程

　　拥有高精度定量能力的数字 PCR 为母血浆中低比例的 cffDNA 突变等位基因的直接检测提供了良好的技术平台,且相对低廉的成本是其应用于临床的一大优势。然而,数字 PCR 的主要缺点是低通量,每次最多只能检测几个位点,虽然利于少量临床样本检测的周转,但难以实现大量位点的同时检测,在一定程度上限制了数字 PCR 在单基因病 NIPT 中的进一步发挥。

2.4.3　高通量测序平台上的单基因病无创产前检测

　　高通量测序,也称为第二代测序、新一代测序、下一代测序(NGS),是染色体非整倍体 NIPT 的主流技术平台,也是单基因病 NIPT 技术发展的研究热点。NGS 由 3 个主要技术环节——文库制备、测序和数据分析构成,在每个环节上均有很大的灵活性和宽广的创新空间,可根据不同检测需求选择适宜的文库制备方法,施以不等的测序深度,应用不同的分析算法。尽管基于不同平台的 NGS 技术原理各异(如 454 焦磷酸测序、边合成边测序、半导体测序等),但均能同时分析上百万个位点,这种特性为单基因病 NIPT 提供了新的思路。目前基于 NGS 的单基因病 NIPT 主要有两种策略:直接检测致病突变策略和致病单倍型分析策略。后一种策略首先通过分析双亲的 SNP 得到致病突变与遗传标记的连锁关系即致病单倍型,进而利用母血浆 cfDNA 中的父源 SNP 信息获知胎儿遗传自父亲的染色体组型,再通过 RHDO 法对 SNP 逐个进行分析获知胎儿遗传自母亲的染色体组型,从而对胎儿是否遗传致病突变进行推断。在胎儿单倍型分析策略下,理论上可以针对任何致病基因明确的单基因病开展 NIPT,也可利用全基因组大规模测序实现全染色体组的胎儿单倍型构建。利用该策略,Hui 等于 2010 年率先实现了 β-地中海贫血的 NIPT,随后的研究相继实现了肾上腺皮质增生症、杜氏肌营养不良、进行性脊髓性肌萎缩等单基因病的 NIPT。2016 年发表的基于单倍型的普适性单基因病 NIPT 技术将标签与长片段 DNA 在微液滴中一对一结合后再进行扩增制备测序文库。该技术在数据分析中通过标签将致病突变所在序列与相同单倍体的其他序列相联系,因而仅需检测胎儿父母的样本即可获知致病突变与基因组标记的连锁关系,而无须先证者样本。该技术为多种单基因病的 NIPT 提供了统一的技术平台,减少了样本需求、实验步骤、检测时间等给单倍型分析策略带来的局限性[75]。

与直接检测致病突变相比,单体型分析策略的技术开发难度较小,易于集成多病种的统一检测平台。但是,在检测母血浆 cfDNA 之前必须对胎儿父母进行基因组标记的分型,且需足够数量的可提供单倍型识别信息的基因组标记。此外,该策略还可能受到基因组结构重排的影响,无法检测新发突变,且检测成本相对较高。

NGS 技术创新也对直接检测致病突变的 NIPT 产生了重要影响。要精确定量血浆中随机片段化的 cfDNA 分子,靶向等位基因捕获和测序是最合理和直接的策略。基于传统 PCR 结合多个突变位点桥接引物的技术方法已经用于直接检测致病突变的 NIPT。然而,由于母血浆中 cffDNA 片段的平均长度低于母源 cfDNA 片段,若以传统引物扩增,在线性对指数式 PCR 扩增过程中会产生偏向于更长的母源 cfDNA 的定量误差,造成真性等位基因比率偏倚,难以对单一独特序列进行精准定量。为此,邬玲仟等[70]于 2014 年将自主研发的 cSMART 技术用于单基因病 NIPT 临床试验,这种方法在 PCR 扩增前用独特的标签和接头对 cfDNA 分子进行标记和环化,然后设计靠近突变位点的背对背引物进行反向 PCR 扩增制备测序文库,在文库测序的数据分析中将带有同种标签的序列只计数一次,从而消除扩增偏倚和定量误差,准确检出和精确定量携带突变等位基因的 cfDNA 分子(见图 2-7)。cSMART 的另外一个显著优点是可以同时检测 100 个以上的突变/目标位点,可以设计多个热点突变位点开展突变集合筛查。如果将检测的目标位点设计为基因组标记 SNP,也可将 cSMART 技术应用于胎儿单倍型分析。目前,cSMART 技术已经应用于威尔逊氏症(Wilson disease)、耳聋、苯丙酮尿症、地中海贫血等各种遗传方式单基因病的 NIPT。另外,在肿瘤的液体活检领域,cSMART 也显示出巨大的应用前景。

相较于数字 PCR,NGS 技术的可扩展性更强,应用前景也更加广阔。目前,随着NGS 技术创新和测序成本快速下降、更新一代 NGS 技术的发展以及基因型-表型关系注释和数据整合共享,单基因病 NIPT 的应用困难将会不断得以克服,同时覆盖染色体

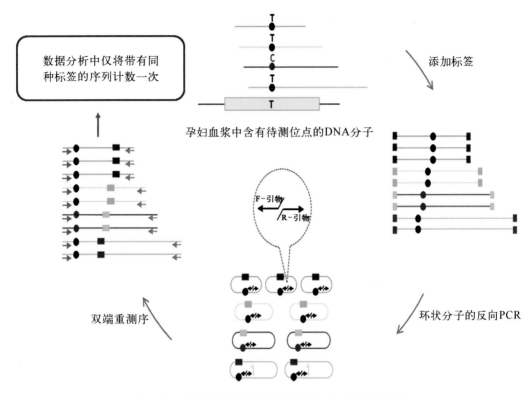

图 2-7　环状单分子扩增和重测序技术 cSMART 原理

病、基因组病和单基因病的 NIPT,甚至是基于全基因组的胎儿变异筛查也将会问世。

2.4.4　单基因病无创产前检测的临床应用

目前,由于 RhD 基因分型和无创胎儿性别鉴定等父源变异的 NIPT 技术准确而稳定,这些技术已经在欧洲和美国的一些医学中心投入临床应用,针对其他各类单基因病及母源变异 NIPT 的应用实例近年来也频繁见诸报道。其中,规模较大的单基因病 NIPT 临床应用包括:2014 年 Choolani 等[76]利用 PCR 和高通量测序检测 cffDNA 中的父源致病突变,完成了 85 例 β-地中海贫血的 NIPT,灵敏度达到 100%,特异度为 92.1%;2016 年 Nectoux 等[77]基于数字 PCR、高通量测序双平台开展的 26 例软骨发育不全父源突变 NIPT 达到了 100% 的灵敏度和 100% 的特异度;2017 年 Dai 等[71]针对 *GJB2* 基因的 12 个热点突变和 *SLC26A4* 基因的 27 个热点突变设计 cSMART 检测方法,成功地开展了 80 例常染色体隐性非综合征性耳聋 NIPT,灵敏度达到 100%,特异度为 96.5%。

当母血浆 cfDNA 中的 cffDNA 比例或 cffDNA 模板浓度较低时,基于 cffDNA 分子定量的 NIPT 数据分析方法(如 RCD、RMD、RHDO 等)得到检测结果的统计学显著程度不足,可能导致检测失败或假阳性、假阴性结果,是 NIPT 灵敏度和特异度的重要制约因素。相对于染色体非整倍体和 5 Mb 以上的拷贝数变异,单基因病 NIPT 的检测位点更少,受到以上因素的制约更大;而且,由于单基因病的病例样本相对稀少,很难开展大规模的临床试验,临床效度评价和质量控制标准比较缺乏。因此,单基因病 NIPT 的广泛临床应用应当更加谨慎。

另一方面,尽管胎儿染色体异常的 NIPT 已经广泛应用于临床,单基因病的 NIPT 目前大多处于研究领域,其临床服务方案主要是根据患者或疾病的特异性进行个体化定制的,检测方法和流程也比较复杂,不便于推广应用。还要注意的是,由于 cffDNA 来自胎盘,可能因发生"限制性胎盘嵌合体"而不能真实反映胎儿状况;而且,由于染色体异常大多是新发的,靶向性的产前诊断策略通常不适用,因此,现行的针对染色体非整倍体和拷贝数变异的 NIPT 被定义为无创产前筛查,需要后续的有创产前诊断确诊。但对于单基因病的 NIPT,目前主要是根据疾病家族史(致病基因型和单倍型)和产前超声检查异常结果开展的特异性/靶向性检测,结果是诊断性的,定义为无创产前诊断(non-invasive prenatal diagnosis,NIPD),可以避免后续的有创产前诊断程序。

未来,胎儿来源细胞富集和胎儿来源 DNA 富集等技术的开发以及算法的优化将给 NIPT 技术带来改进,cffDNA 比例和 cffDNA 模板浓度对 NIPT 的影响可能被减小或消除,单基因病 NIPT 技术的灵敏度和特异度可能得到大幅提升。作为筛查技术,单基因病 NIPT 适用于患特定单基因病风险较高的胎儿个体,或在效价比高的前提下应用于高风险人群;作为诊断技术,可避免有创取样风险,提高单基因病产前诊断的依从性。

2.5　小结与展望

本章对常见胎儿遗传病的产前筛查技术、策略和方案进行了介绍。产前遗传学筛查的目的是评估患者孕育遗传病胎儿的风险是否增加。筛查检测的目的各不相同,每一种方法提供的信息量和准确性各异,因此需要医务人员进行细致的咨询,由孕妇自行做出选择的决定。没有一种筛查方法在所有检测特点上优于其他筛查方法,都有各自的优势和劣势。临床医师不仅要了解遗传病的风险,而且要明确地告知孕妇现有筛查方法的优点、风险及局限性。对胎儿遗传病的筛查应当经过知情选择,该选择要适合患者的临床情况、价值观、利益和目的。

产前遗传病的筛查不仅是对某几项指标的实验室检测,也是一个涉及组织管理、临床产前咨询、实验室检测、报告发放、后续产前诊断直至妊娠结局追访等多个方面的完整的筛查体系,因此也需要从这几个方面进行严格的质量控制。而对胎儿影像学检查结果的咨询则更加复杂,要求临床医师熟悉各种胎儿影像学表现的诊断和鉴别诊断,并提供相应的咨询和建议。整个产前筛查工作流程复杂,参与机构和人员较多,各地区和各医疗机构水平参差不齐,筛查质量良莠不齐。在临床实践工作中,目前产前筛查迫切需要规范流程,评价流程中各环节工作的质量,对不同地区的产前筛查采取同质化管理,加强临床质量控制。从卫生行政监管的层面上,如何制定并完善有关产前筛查的质量指标,用以督促不同地区、不同医疗机构的各筛查实验室加强质量管理,提供同质化的产前筛查服务,是目前我国出生缺陷防控的重要科学问题。

参考文献

［1］边旭明,刘俊涛,戚庆炜,等.对孕中期妇女行血清学二联指标筛查胎儿唐氏综合征的多中心前瞻性研究[J].中华妇产科杂志,2008,43(11):805-809.

［2］朱宝生,焦存仙,朱姝,等.唐氏综合征发生率及其受产前筛查干预的研究[J].中华妇幼临床医学杂志(电子版),2005,1(1):20-22.

［3］刘俊涛.介入性产前诊断技术[M].北京:人民军医出版社,2012.

［4］戚庆炜,孙念怙.产前唐氏综合征筛查概论[J].实用妇产科杂志,2008,24(1):4-7.

［5］Wald N J, Rodeck C, Hackshaw A K, et al. First and second trimester antenatal screening for Down's syndrome: the results of the Serum, Urine and Ultrasound Screening Study (SURUSS) [J]. J Med Screen, 2003, 10(2):56-104.

［6］Wald N J, Rodeck C, Hackshaw A K, et al. SURUSS in perspective[J]. BJOG, 2004, 111(6): 521-531.

［7］Malone F D, Canick J A, Ball R H, et al. First-trimester or second-trimester screening, or both, for Down's syndrome[J]. N Engl J Med, 2005, 353(19):2001-2011.

［8］Wapner R, Thom E, Simpson J L, et al. First-trimester screening for trisomies 21 and 18[J]. N Engl J Med, 2003, 349(15):1405-1413.

［9］Nicolaides K H, Spencer K, Avgidou K, et al. Multicenter study of first-trimester screening for trisomy 21 in 75 821 pregnancies: results and estimation of the potential impact of individual risk-orientated two-stage first-trimester screening[J]. Ultrasound Obstet Gynecol, 2005, 25 (3): 221-226.

［10］中华人民共和国卫生部.胎儿常见染色体异常与开放性神经管缺陷的产前筛查与诊断技术标准第一部分:中孕期母血清学产前筛查[J].中国产前诊断杂志(电子版),2011,3(3):42-47.

［11］Lo Y M, Corbetta N, Chamberlain P F, et al. Presence of fetal DNA in maternal plasma and serum[J]. Lancet, 1997, 350(9076):485-487.

［12］Chiu R W, Chan K C, Gao Y, et al. Noninvasive prenatal diagnosis of fetal chromosomal aneuploidy by massively parallel genomic sequencing of DNA in maternal plasma[J]. Proc Natl Acad Sci U S A, 2008, 105(51):20458-20463.

［13］Fan H C, Blumenfeld Y J, Chitkara U, et al. Noninvasive diagnosis of fetal aneuploidy by shotgun sequencing DNA from maternal blood [J]. Proc Natl Acad Sci U S A, 2008, 105 (42): 16266-16271.

［14］Ashoor G, Syngelaki A, Poon L C, et al. Fetal fraction in maternal plasma cell-free DNA at 11-13 weeks' gestation: relation to maternal and fetal characteristics[J]. Ultrasound Obstet Gynecol, 2013, 41(1):26-32.

[15] Ashoor G, Syngelaki A, Wagner M, et al. Chromosome-selective sequencing of maternal plasma cell-free DNA for first-trimester detection of trisomy 21 and trisomy 18[J]. Am J Obstet Gynecol, 2012, 206(4): 321-322.

[16] Bianchi D W, Platt L D, Goldberg J D, et al. Genome-wide fetal aneuploidy detection by maternal plasma DNA sequencing[J]. Obstet Gynecol, 2012, 119(5): 890-901.

[17] Palomaki G E, Deciu C, Kloza E M, et al. DNA sequencing of maternal plasma reliably identifies trisomy 18 and trisomy 13 as well as Down syndrome: an international collaborative study[J]. Genet Med, 2012, 14(3): 296-305.

[18] Taylor-Phillips S, Freeman K, Geppert J, et al. Accuracy of non-invasive prenatal testing using cell-free DNA for detection of Down, Edwards and Patau syndromes: a systematic review and meta-analysis[J]. BMJ Open, 2016, 6(1): e010002.

[19] Liang D, Lv W, Wang H, et al. Non-invasive prenatal testing of fetal whole chromosome aneuploidy by massively parallel sequencing[J]. Prenat Diagn, 2013, 33(5): 409-415.

[20] Gil M M, Quezada M S, Revello R, et al. Analysis of cell-free DNA in maternal blood in screening for fetal aneuploidies: updated meta-analysis[J]. Ultrasound Obstet Gynecol, 2015, 45(3): 249-266.

[21] Song Y, Liu C, Qi H, et al. Noninvasive prenatal testing of fetal aneuploidies by massively parallel sequencing in a prospective Chinese population[J]. Prenat Diagn, 2013, 33(7): 700-706.

[22] Norton M E, Jacobsson B, Swamy G K, et al. Cell-free DNA analysis for noninvasive examination of trisomy[J]. N Engl J Med, 2015, 372(17): 1589-1597.

[23] American College of Obstetricians and Gynecologists Committee on Genetics. Committee Opinion No. 545: Noninvasive prenatal testing for fetal aneuploidy[J]. Obstet Gynecol, 2012, 120(6): 1532-1534.

[24] Benn P, Borell A, Chiu R, et al. Position statement from the Aneuploidy Screening Committee on behalf of the Board of the International Society for Prenatal Diagnosis[J]. Prenat Diagn, 2013, 33(7): 622-629.

[25] Salomon L J, Alfirevic Z, Audibert F, et al. ISUOG consensus statement on the impact of non-invasive prenatal testing (NIPT) on prenatal ultrasound practice[J]. Ultrasound Obstet Gynecol, 2014, 44(1): 122-123.

[26] 蒋宇林,朱宇宁,吕时铭,等. 2012 年产前分子诊断新技术专家座谈会纪要[J]. 中华妇产科杂志, 2012,47(11): 804-807.

[27] Committee Opinion Summary No. 640: Cell-free DNA screening for fetal aneuploidy[J]. Obstet Gynecol, 2015, 126(3): 691-692.

[28] 周希亚,彭澎,李雷. 母胎医学研究进展[J]. 协和医学杂志,2016,7(2): 119-122.

[29] Benn P, Borrell A, Chiu R W, et al. Position statement from the Chromosome Abnormality Screening Committee on behalf of the Board of the International Society for Prenatal Diagnosis[J]. Prenat Diagn, 2015, 35(8): 725-734.

[30] Society for Maternal-Fetal Medicine (SMFM)Publications Committee. #36: Prenatal aneuploidy screening using cell-free DNA[J]. Am J Obstet Gynecol, 2015, 212(6): 711-716.

[31] Society for Maternal-Fetal Medicine (SMFM) Publications Committee. SMFM Statement: clarification of recommendations regarding cell-free DNA aneuploidy screening[J]. Am J Obstet Gynecol, 2015, 213(6): 753-754.

[32] Gregg A R, Skotko B G, Benkendorf J L, et al. Noninvasive prenatal screening for fetal

aneuploidy，2016 update：a position statement of the American College of Medical Genetics and Genomics[J]. Genet Med，2016，18(10)：1056-1065.

[33] Committee on Practice Bulletins—Obstetrics，Committee on Genetics，and the Society for Maternal-Fetal Medicine. Practice Bulletin No. 163：Screening for fetal aneuploidy[J]. Obstet Gynecol，2016，127(5)：e123-e137.

[34] 染色体微阵列分析技术在产前诊断中的应用协作组. 染色体微阵列分析技术在产前诊断中的应用专家共识[J]. 中华妇产科杂志，2014，49(8)：570-572.

[35] Sachs A，Blanchard L，Buchanan A，et al. Recommended pre-test counseling points for noninvasive prenatal testing using cell-free DNA：a 2015 perspective[J]. Prenat Diagn，2015，35 (10)：968-971.

[36] Dobson L J，Reiff E S，Little S E，et al. Patient choice and clinical outcomes following positive noninvasive prenatal screening for aneuploidy with cell-free DNA（cfDNA）[J]. Prenat Diagn，2016，36(5)：456-462.

[37] Malvestiti F，Agrati C，Grimi B，et al. Interpreting mosaicism in chorionic villi：results of a monocentric series of 1001 mosaics in chorionic villi with follow-up amniocentesis[J]. Prenat Diagn，2015，35(11)：1117-1127.

[38] Grömminger S，Yagmur E，Erkan S，et al. Fetal aneuploidy detection by cell-free DNA sequencing for multiple pregnancies and quality issues with vanishing twins[J]. J Clin Med，2014，3(3)：679-692.

[39] Curnow K J，Wilkins-Haug L，Ryan A，et al. Detection of triploid，molar，and vanishing twin pregnancies by a single-nucleotide polymorphism-based noninvasive prenatal test[J]. Am J Obstet Gynecol，2015，212(1)：71-79.

[40] Thurik F F，Ait S A，Bossers B，et al. Analysis of false-positive results of fetal RHD typing in a national screening program reveals vanishing twins as potential cause for discrepancy[J]. Prenat Diagn，2015，35(8)：754-760.

[41] Snyder M W，Simmons L E，Kitzman J O，et al. Copy-number variation and false positive prenatal aneuploidy screening results[J]. N Engl J Med，2015，372(17)：1639-1645.

[42] Pavlidis N A. Coexistence of pregnancy and malignancy[J]. Oncologist，2002，7(4)：279-287.

[43] Bianchi D W，Chudova D，Sehnert A J，et al. Noninvasive prenatal testing and incidental detection of occult maternal malignancies[J]. JAMA，2015，314(2)：162-169.

[44] Canick J A，Palomaki G E，Kloza E M，et al. The impact of maternal plasma DNA fetal fraction on next generation sequencing tests for common fetal aneuploidies[J]. Prenat Diagn，2013，33(7)：667-674.

[45] Haghiac M，Vora N L，Basu S，et al. Increased death of adipose cells，a path to release cell-free DNA into systemic circulation of obese women[J]. Obesity (Silver Spring)，2012，20(11)：2213-2219.

[46] Wang E，Batey A，Struble C，et al. Gestational age and maternal weight effects on fetal cell-free DNA in maternal plasma[J]. Prenat Diagn，2013，33(7)：662-666.

[47] Grati F R，Malvestiti F，Ferreira J C，et al. Fetoplacental mosaicism：potential implications for false-positive and false-negative noninvasive prenatal screening results[J]. Genet Med，2014，16 (8)：620-624.

[48] Heilstedt H A，Ballif B C，Howard L A，et al. Population data suggest that deletions of 1p36 are a relatively common chromosome abnormality[J]. Clin Genet，2003，64(4)：310-316.

［49］Battaglia A，Hoyme H E，Dallapiccola B，et al. Further delineation of deletion 1p36 syndrome in 60 patients：a recognizable phenotype and common cause of developmental delay and mental retardation［J］. Pediatrics，2008，121(2)：404-410.

［50］Campeau P M，Ah Mew N，Cartier L，et al. Prenatal diagnosis of monosomy 1p36：a focus on brain abnormalities and a review of the literature［J］. Am J Med Genet A，2008，146A(23)：3062-3069.

［51］Villanueva M P，Aiyer A R，Muller S，et al. Genetic and comparative mapping of genes dysregulated in mouse hearts lacking the Hand2 transcription factor gene［J］. Genomics，2002，80 (6)：593-600.

［52］McDonald-McGinn D M，Sullivan K E. Chromosome 22q11.2 deletion syndrome (DiGeorge syndrome/velocardiofacial syndrome)［J］. Medicine (Baltimore)，2011，90(1)：1-18.

［53］Kishino T，Lalande M，Wagstaff J. UBE3A/E6-AP mutations cause Angelman syndrome［J］. Nat Genet，1997，15(1)：70-73.

［54］Dagli A，Buiting K，Williams C A. molecular and clinical aspects of Angelman syndrome［J］. Mol Syndromol，2012，2(3-5)：100-112.

［55］Stephenson J B. Prader-Willi syndrome：neonatal presentation and later development［J］. Dev Med Child Neurol，1980，22(6)：792-795.

［56］Cassidy S B，Driscoll D J. Prader-Willi syndrome［J］. Eur J Hum Genet，2009，17(1)：3-13.

［57］Benn P，Cuckle H，Pergament E. Non-invasive prenatal testing for aneuploidy：current status and future prospects［J］. Ultrasound Obstet Gynecol，2013，42(1)：15-33.

［58］Wegrzyn P，Faro C，Falcon O，et al. Placental volume measured by three-dimensional ultrasound at 11 to 13 + 6 weeks of gestation：relation to chromosomal defects［J］. Ultrasound Obstet Gynecol，2005，26(1)：28-32.

［59］Rava R P，Srinivasan A，Sehnert A J，et al. Circulating fetal cell-free DNA fractions differ in autosomal aneuploidies and monosomy X［J］. Clin Chem，2014，60(1)：243-250.

［60］Wang E，Batey A，Struble C，et al. Gestational age and maternal weight effects on fetal cell-free DNA in maternal plasma［J］. Prenat Diagn，2013，33(7)：662-666.

［61］Bianchi D W，Platt L D，Goldberg J D，et al. Genome-wide fetal aneuploidy detection by maternal plasma DNA sequencing［J］. Obstet Gynecol，2012，119(5)：890-901.

［62］Mazloom A R，Dzakula Z，Oeth P，et al. Noninvasive prenatal detection of sex chromosomal aneuploidies by sequencing circulating cell-free DNA from maternal plasma［J］. Prenat Diagn，2013，33(6)：591-597.

［63］Nicolaides K H，Musci T J，Struble C A，et al. Assessment of fetal sex chromosome aneuploidy using directed cell-free DNA analysis［J］. Fetal Diagn Ther，2014，35(1)：1-6.

［64］Samango-Sprouse C，Banjevic M，Ryan A，et al. SNP-based non-invasive prenatal testing detects sex chromosome aneuploidies with high accuracy［J］. Prenat Diagn，2013，33(7)：643-649.

［65］Guex N，Iseli C，Syngelaki A，et al. A robust second-generation genome-wide test for fetal aneuploidy based on shotgun sequencing cell-free DNA in maternal blood［J］. Prenat Diagn，2013，33(7)：707-710.

［66］Helgeson J，Wardrop J，Boomer T，et al. Clinical outcome of subchromosomal events detected by whole-genome noninvasive prenatal testing［J］. Prenat Diagn，2015，35(10)：999-1004.

［67］Liu H，Gao Y，Hu Z，et al. Performance evaluation of NIPT in detection of chromosomal copy number variants using low-coverage whole-genome sequencing of plasma DNA［J］. PLoS One，

2016，11(7)：e0159233.

[68] Lo Y M，Chan K C，Sun H，et al. Maternal plasma DNA sequencing reveals the genome-wide genetic and mutational profile of the fetus[J]. Sci Transl Med，2010，2(61)：61r-91r.

[69] Fan H C，Gu W，Wang J，et al. Non-invasive prenatal measurement of the fetal genome[J]. Nature，2012，487(7407)：320-324.

[70] Lv W，Wei X，Guo R，et al. Noninvasive prenatal testing for Wilson disease by use of circulating single-molecule amplification and resequencing technology (cSMART)[J]. Clin Chem，2015，61 (1)：172-181.

[71] Han M，Li Z，Wang W，et al. A quantitative cSMART assay for noninvasive prenatal screening of autosomal recessive nonsyndromic hearing loss caused by GJB2 and SLC26A4 mutations[J]. Genet Med，2017，19(12)：1309-1316.

[72] Lun F M，Tsui N B，Chan K C，et al. Noninvasive prenatal diagnosis of monogenic diseases by digital size selection and relative mutation dosage on DNA in maternal plasma[J]. Proc Natl Acad Sci U S A，2008，105(50)：19920-19925.

[73] Barrett A N，McDonnell T C，Chan K C，et al. Digital PCR analysis of maternal plasma for noninvasive detection of sickle cell anemia[J]. Clin Chem，2012，58(6)：1026-1032.

[74] Tsui N B，Kadir R A，Chan K C，et al. Noninvasive prenatal diagnosis of hemophilia by microfluidics digital PCR analysis of maternal plasma DNA [J]. Blood，2011，117 (13)：3684-3691.

[75] Hui W W，Jiang P，Tong Y K，et al. Universal haplotype-based noninvasive prenatal testing for single gene diseases[J]. Clin Chem，2017，63(2)：513-524.

[76] Xiong L，Barrett A N，Hua R，et al. Non-invasive prenatal diagnostic testing for beta-thalassaemia using cell-free fetal DNA and next generation sequencing[J]. Prenat Diagn，2015，35 (3)：258-265.

[77] Orhant L，Anselem O，Fradin M，et al. Droplet digital PCR combined with minisequencing，a new approach to analyze fetal DNA from maternal blood：application to the non-invasive prenatal diagnosis of achondroplasia[J]. Prenat Diagn，2016，36(5)：397-406.

3 基于影像学的产前筛查

胎儿外科和产房外科的发展,对胎儿影像学检查有了更高的要求。许多先天性疾病在围生期行手术治疗,其疗效明显优于出生后儿童期,少数疾病甚至可以在胎儿期行手术治疗,因此产前对胎儿结构畸形做出准确诊断对于治疗至关重要。

超声检查一直是胎儿结构畸形产前筛查的首选影像学方法。长期以来,胎儿影像学也只使用胎儿超声检查一种手段。胎儿磁共振成像(magnetic resonance imaging, MRI)是在1983年由Smith等[1]首次报道。但是,由于扫描时间过长,胎儿MRI的发展受到限制。1996年,国外开始出现将快速扫描序列应用于胎儿检查的报道[2],胎儿MRI在国外迅速普及。在国内,优生优育政策的实行,对胎儿影像学检查有更高的要求,促使胎儿MRI迅速发展。虽然国内胎儿MRI的发展仅有近10年的时间,但目前很多地区的妇产科医院、儿童医院以及综合性医院均开展了胎儿MRI检查,该检查有普及的趋势。

MRI作为一种无电离辐射的安全影像学诊断方法,在胎儿畸形诊断中已经显示出其独特的优势。胎儿MRI视野大,软组织对比分辨率高,不受母体和胎儿情况限制。例如,母体过于肥胖、合并子宫肌瘤、羊水过少、多胎、胎儿体位不正以及孕晚期胎儿颅骨钙化等可能导致超声检查显示胎儿结构异常清晰度减低,胎儿MRI可作为胎儿超声检查的补充手段。

本章详细介绍基于超声软指标的胎儿产前畸形超声筛查以及胎儿MRI在产前筛查和诊断中的应用。

3.1 基于超声软指标的产前筛查

3.1.1 产前超声检查的总体原则

产科超声检查的总体原则是:掌握适应证,在最低超声暴露条件下获得必要的诊断信息。产科超声检查可分为:① 妊娠早期超声检查;② 妊娠中、晚期常规超声检查;

③ 妊娠中、晚期系统胎儿超声检查；④ 针对性(特定目的)超声检查。

通过产科超声检查,将要获取的信息主要分为以下几类：

(1) 胎儿形态、结构信息,包括：① 胎儿正常解剖器官形态、内部结构等方面的信息；② 胎儿结构异常信息,主要是指胎儿解剖结构畸形(以下简称超声结构异常)；③ 超声软指标。

(2) 胎儿血流动力学信息,包括脐动脉、大脑中动脉、静脉导管、脐静脉等的血流动力学信息。

(3) 胎儿生命信息,包括呼吸、心跳、胎动、肌张力、肠蠕动、吞咽等。

3.1.2 超声结构异常的临床处理

超声结构异常胎儿大多数结局不良,且往往包括一些致命的畸形,如无脑儿、严重脑膨出、严重开放性脊柱裂、严重胸腹壁缺损伴内脏外翻、单腔心、致命性软骨发育不全等。

在产前超声检查发现的胎儿结构异常中,有一部分是由染色体异常或单个基因突变所致。产前核型分析和染色体微阵列分析(chromosomal microarray analysis, CMA)是对其进行遗传学诊断的主要手段。对于产前超声检查发现结构异常的胎儿,明确导致异常发生的原因对于判断胎儿预后以及再次妊娠发生此种情况的风险具有重要的意义。其发病原因可分为遗传性和后天获得性两类。在临床上,首先要除外遗传性原因。

虽然近年来 NIPT 已广泛应用于临床,但其定位仅是产前筛查,而不是产前诊断。对基于 cffDNA 的染色体非整倍体筛查的准确性,Benachi 等[3]对 900 例孕妇进行了超声检查和 NIPT 的双盲研究,NIPT 对唐氏综合征的检出率为 100%(76/76),18 三体综合征检出率为 88%(22/25),13 三体综合征检出率为 100%(12/12)。在超声检查和 NIPT 结果均正常的人群中,有创染色体核型分析发现了 0.4%(2/483)13 三体综合征、18 三体综合征和唐氏综合征之外的其他非整倍体畸形。在超声检查结果异常和 NIPT 结果正常的人群中,发现 7.9%(23/290)存在性染色体异常或其他三体综合征。在超声检查发现胎儿异常的情况下,NIPT 的漏诊率高达 8%,因此超声检查怀疑胎儿异常的孕妇不应进行 NIPT。实际上,产前超声结构异常的病例有明确的产前诊断指征,应行侵入性产前诊断,而不应行 NIPT[4],且侵入性产前诊断的方法应该首选 CMA 或 CNV-seq。

3.1.3 超声软指标

超声软指标指的是一些特殊的超声特征,其意义并不明确,常为一过性的,在孕晚期或出生后不久即自然消退,大多数胎儿并无不良结局,但这些软指标的存在与胎儿染色体异常和(或)妊娠不良结局之间有一定关联。

根据所发现孕周的不同,可将超声软指标分为孕早期超声软指标和孕中期超声软指标两大类。前者包括颈项透明层增厚、鼻骨缺失、巨膀胱、脐膨出;后者包括颈项皱褶(nuchal folder,NF)增厚、鼻骨缺失/发育不良、肠管强回声(echogenic bowel,EB)、长骨短小、轻度肾盂扩张(mild pyelectasis,MP)、脉络丛囊肿、侧脑室增宽(ventriculomegaly,VM)、后颅窝增宽、单脐动脉(single umbilical artery,SUA)。以下对超声软指标的意义及临床处理策略分别进行阐述[5]。

1) 孕早期超声软指标

(1) 颈项透明层(NT)增厚:

① NT 是指在孕早期利用超声检查观察到胎儿颈后的皮下积水。到了孕中期,NT通常会消退,但在少部分病例中,该透明层会变为颈部水肿或水囊瘤。

② NT 增厚是一个独立的胎儿染色体非整倍体的标志物,通常以 3 mm 作为 NT 增厚的切割值。75%的唐氏综合征胎儿存在 NT 增厚,NT 增厚使其他常见染色体非整倍体,如 13 三体综合征、18 三体综合征和特纳综合征的患病风险也增高,且随着 NT 增加,胎儿染色体非整倍体的患病风险也随之增加。

③ NT 增厚是进一步行介入性产前诊断和遗传学分析的指征。

④ NT 增厚时胎儿罹患先天性心脏缺陷的风险较背景人群显著升高,常见的有室间隔缺损、房间隔缺损、左心发育不良等。随着 NT 厚度的增加,胎儿罹患先天性心脏缺陷的风险也增加,如果合并静脉导管 a 波倒置、三尖瓣反流的超声发现,则胎儿罹患先天性心脏缺陷的风险更高。如对胎儿的遗传学分析未见异常,建议行后续的胎儿超声心动图检查以除外先天性心脏缺陷的可能性。

⑤ NT 增厚时胎儿罹患其他结构异常的风险也增加,如骨骼发育不良和肾发育不良。如对胎儿的遗传学分析未见异常,建议在孕 16 周行超声检查,注意羊水和骨骼情况。

⑥ 当胎儿 NT 增厚且染色体核型正常时,胎儿有可能罹患一些罕见的遗传综合征,如 Noonan 综合征、Smith-Lemli-Opitz 综合征等,以及染色体微缺失/微重复综合征,建议对此类病例行后续的 CMA 检测。

⑦ 当胎儿 NT 增厚且染色体核型正常时,也提示妊娠结局不良的风险升高,如自然流产、胎死宫内等,应对孕妇进行充分的告知,在孕期加强监测。

⑧ 染色体异常及其他病变与 NT 厚度相关,而与其形态无关。

(2) 鼻骨缺失:

① 鼻骨缺失是指检测不到骨化的鼻骨。

② 3%的整倍体胎儿也存在鼻骨缺失。

③ 鼻骨缺失是独立的胎儿染色体非整倍体的标志物,60%的唐氏综合征、53%的18 三体综合征、45%的 13 三体综合征存在鼻骨缺失,但其与特纳综合征的关联不强。

④ 鼻骨缺失是介入性产前诊断和遗传学分析的指征。

（3）巨膀胱：

① 正常胎儿在孕早期时膀胱长径应小于 6 mm，巨膀胱是指孕 10～14 周时膀胱长径大于 7 mm。

② 当膀胱长径为 7～15 mm 时，约 25％的胎儿存在染色体非整倍体，以 13 三体综合征和 18 三体综合征多见，是独立的胎儿染色体非整倍体标志物。出现该征象时，应行介入性产前诊断和遗传学分析。

③ 当膀胱长径大于 15 mm 时，梗阻性尿道疾病的可能性大。

（4）脐膨出：

① 脐膨出是指腹正中线处腹壁缺损，伴随腹腔内容物疝入脐带根部。典型的影像学表现可见光滑、边界清楚的包块从腹壁缺损处疝出，脐带起始于该肿物，其内容物一般为肝和小肠。

② 50％～70％的脐膨出伴有结构异常，以心脏和消化道畸形最为常见，其中心脏畸形占 30％～40％。一旦发现脐膨出，应行后续的超声心动图检查。

③ 内容物为小肠的脐膨出与染色体异常有较密切的关系，约 40％的胎儿存在染色体非整倍体，以 18 三体综合征最为常见。

④ 脐膨出是介入性产前诊断和遗传学分析的明确指征。

⑤ 如合并有器官巨大、巨舌等，应考虑 Beckwith-Wiedemann 综合征的可能。

孕早期超声软指标均为独立的胎儿染色体非整倍体的标志物，是介入性产前诊断和产前遗传学诊断的明确指征。如果胎儿染色体核型正常，建议进一步行 CMA 检测。这些孕早期超声软指标也可能是胎儿结构异常的早期表现，随着孕周的增加，可能会出现其他的结构异常表现。如果遗传学检查未发现异常，应对胎儿进行动态超声监测，警惕是否有其他超声异常表现。

2）孕中期超声软指标

约 15％的正常胎儿在孕中期超声检查时会发现软指标。当同时发现其他超声结构异常时，有进一步行介入性产前诊断和遗传学分析的指征，该处理是基于超声结构异常，而非基于超声软指标。在低危人群中发现的孤立性超声软指标的临床处理较为棘手，这些超声软指标主要是针对胎儿唐氏综合征进行筛查。当超声发现这些软指标时，应采用各个指标的似然比（likelihood ratio，LR）对胎儿罹患唐氏综合征的前设风险进行校正，根据校正后的风险决定是否对胎儿行进一步的介入性产前诊断。如果校正后的唐氏综合征风险大于 1/270，则建议行介入性产前诊断和遗传学分析。以下针对低危人群中孤立性超声软指标的临床处理分别进行阐述。

（1）鼻骨缺失/发育不良：

① 鼻骨发育不良指鼻骨长度短小，其切割值分别为：孕 16 周时鼻骨长度小于

3 mm、孕 20 周时鼻骨长度小于 4.5 mm、孕 22 周时鼻骨长度小于 5.0 mm、孕 24 周时鼻骨长度小于 5.5 mm。

② 约 1/3 的唐氏综合征表现为单侧鼻骨缺失/发育不良。

③ 鼻骨缺失/发育不良是独立的胎儿染色体非整倍体标志物,针对唐氏综合征前设风险的 LR 值为 6.58,显著增加胎儿唐氏综合征风险,是目前最敏感的有关胎儿染色体非整倍体的超声标志物。

④ 鼻骨缺失/发育不良是明确的介入性产前诊断和遗传学分析的指征,如遗传学分析未见异常,一般预后良好。

⑤ 超声发现鼻骨缺失/发育不良时,应对其他骨骼进行详细检查,以除外骨骼发育不良性疾病的可能性。

(2) 颈项皱褶(NF)增厚:

① NF 增厚是指在孕 18~24 周时 NF 厚度不小于 6 mm。

② 针对胎儿唐氏综合征前设风险的 LR 值为 3.79,显著增加胎儿唐氏综合征的风险,是明确的介入性产前诊断和产前遗传学分析的指征。

③ 当 NF 增厚时,胎儿罹患先天性心脏缺陷的风险增加,应行胎儿超声心动图检查以除外先天性心脏缺陷。

④ 当 NF 增厚时,胎儿罹患某些罕见的遗传综合征(如 Noonan 综合征)以及染色体微缺失/微重复综合征的风险增加。如染色体核型正常,建议行 CMA 检查。

⑤ NF 增厚可能是胎儿水肿或水囊瘤的早期表现,尤其是当 NT 正常时,该风险更大。应通过动态超声监测,警惕这两种情况的发生,必要时可行胎儿水肿的相关检查。

(3) 肠管强回声(EB):

① EB 通常是指肠管回声等于或超过周围骨骼。

② 在正常胎儿中罕见,只有 0.6% 的孕中期胎儿会出现 EB。

③ 约 15% 的唐氏综合征胎儿会出现 EB,该指标针对胎儿唐氏综合征前设风险的 LR 值为 1.65。

④ 约 6% 的胎儿会合并消化道畸形,应通过动态超声监测有无腹水、肠管扩张、肠梗阻的征象。

⑤ EB 可能是胎儿宫内生长受限、羊水或胎盘异常的早期征象,建议在孕 28~32 周行超声检查以除外上述情况。

⑥ 胎儿罹患囊性纤维化时会出现 EB,该病是欧洲裔高加索人最常见的常染色体隐性遗传病之一,必要时可对孕妇夫妇进行有关 CF 基因突变携带者的检查。

(4) 长骨短小:

① 长骨短小是指长骨(股骨/肱骨)长度小于期望值的 90% 或小于标准长度的第

2.5 百分位数。

② 股骨/肱骨严重短小或外观异常如骨骼弯曲、骨折、矿化不足,提示胎儿骨骼发育不良。

③ 长骨短小也与胎盘功能不良和染色体异常相关,股骨短小是胎盘功能不良最早的超声标志物,胎儿发生宫内生长受限的风险较背景人群增加 3 倍,应行动态超声监测以及时发现并处理宫内生长受限。

④ 股骨短小者发生 34 周之前的早产风险显著增加,在临床上要加强监测,及时发现并对其进行相应产科处理。

⑤ 股骨和肱骨短小针对胎儿唐氏综合征前设风险的 LR 值分别为 0.61 和 0.78,不增加唐氏综合征的前设风险。

(5) 轻度肾盂扩张(mild pyelectasis,MP):

① 轻度肾盂扩张是指在肾脏短切面测量肾盂前后径,在孕 14～22 周时肾盂宽度超过 4 mm,在孕 22～32 周时肾盂宽度超过 5 mm,孕 32 周后肾盂宽度超过 7 mm,且肾盂前后径应小于肾脏直径的 1/3,无肾盏或输尿管的扩张。

② 约 3% 的胎儿可出现 MP,这是正常的、非特异性表现,通常在分娩前消失。

③ MP 对胎儿唐氏综合征的前设风险仅有轻微调整作用,其 LR 值为 1.08。

④ MP 是肾盂输尿管连接处梗阻最早出现的表现,超声表现为单侧或不对称的MP。建议进行动态超声监测,通常在孕 32 周时复查超声。

(6) 单脐动脉(SUA):

① 在脐带游离段的横切面最易显示,膀胱两侧仅见一条动脉。

② 建议行进一步的胎儿超声心动图检查,以除外先天性心脏缺陷。

③ 如同时伴有其他系统的异常,则胎儿为染色体非整倍体的风险为 50%,应行后续的介入性产前诊断和遗传学分析。

④ 孤立性 SUA 并不增加胎儿非整倍体风险,不是后续介入性产前诊断和遗传学分析的指征。

(7) 脉络丛囊肿(CPC):

① 脉络丛囊肿是指孕 16～24 周侧脑室中出现的直径为 2 mm 的囊肿样结构,是一种充满脑脊液的假性囊肿,壁清楚,位于脉络丛内。

② 可见于 2% 的正常胎儿。

③ 大小、数量不一,可为单侧或双侧,可为单发或多发。

④ 在 95% 的病例中 CPC 会在 28 周之前自然消退,并无病理意义。

⑤ 孤立性 CPC 不造成胎儿发育异常,不增加胎儿非整倍体风险,不是介入性产前诊断的指征。

⑥ 18 三体综合征的胎儿中约 50% 出现 CPC,但往往合并其他 18 三体综合征相关

的迹象,如姿势异常、先天性心脏缺陷、脐膨出等。超声发现 CPC 时,应注意寻找有无这些迹象。

(8) 侧脑室增宽(VM):

① 侧脑室增宽是一个描述性的术语,是指在任何孕周测量侧脑室房部的前角或后角的宽度均大于 10 mm。侧脑室宽度为 10～15 mm 称为轻度 VM,侧脑室宽度不小于 15 mm 称为重度 VM。

② 3 种情况可能造成 VM:第一种是脑脊液循环梗阻或吸收受损;第二种是大脑发育被破坏,可能是结构畸形(Dandy-Walker 综合征)或皮质发育异常(神经元迁徙综合征);第三种是破坏性的,可能是血管损伤或感染所致。

③ 一旦发现 VM,获取详尽的病史很重要,尤其是最近有病毒性疾病或母亲的创伤、家族性遗传病史、既往的先天性异常病史或胎儿/新生儿血小板减少症。

④ 如果 VM 合并有颅内出血,应寻找胎儿罹患同种免疫性血小板减少症的证据,如抗血小板抗体/人类血小板抗原(human platelet antigen,HPA)分型。

⑤ 应安排行胎儿 MRI 检查,尤其是当预后不确定的时候,适当时应进行遗传咨询。

⑥ 60％的重度 VM 伴发各系统畸形,以脊柱裂和胼胝体缺失最为常见,预后差,病死率高达 70％～80％,活产者 90％出现远期神经系统发育异常。

⑦ 50％以上的非孤立性轻度 VM 者合并中枢神经系统异常,以脊柱裂和胼胝体缺失最为常见。颅外畸形以先天性心脏缺陷最为常见。胎儿预后差,病死率达 56％,活产者 45％出现生长发育迟滞。

⑧ 重度 VM 和非孤立性轻度 VM 均属超声结构异常,建议行介入性产前诊断和遗传学分析。

⑨ 孤立性轻度 VM 的神经发育结局变异较大。一般而言,超过 85％的病例结局正常或有轻微的迟滞,但非对称性的双侧侧脑室增宽、同时存在颅内/颅外异常、侧脑室增宽进一步发展时预后较差。约 56％的病例侧脑室宽度保持稳定,其中 4.1％的活产者可能发生远期神经系统异常。

⑩ 孤立性轻度 VM 可显著增加胎儿患唐氏综合征的风险,其针对唐氏综合征前设风险的 LR 值为 3.81。

⑪ 一旦发现孤立性轻度 VM 应进行动态超声监测,注意排查有无宫内感染。如颅内或腹腔内有多发钙化灶,至少在孕 28 周和孕 32 周时应分别行重复超声检查,寻找有无中枢神经系统或其他系统的异常,这些异常很可能在孕中期系统胎儿超声检查时尚未表现出来。

⑫ 如出现重度 VM、非整倍体、脊柱裂或合并其他的主要畸形,则应考虑终止妊娠。分娩方式根据产科情况而定。

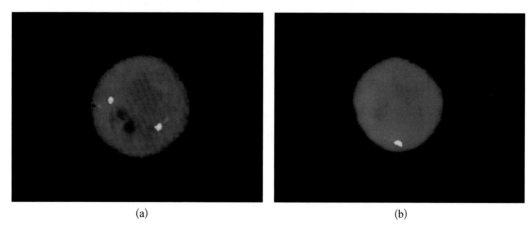

病例：孤立性重度侧脑室增宽 1 例[6]

患者，30 岁，G2P0，在孕早、中期超声检查中均未见异常，孕 16 周母血清学筛查提示胎儿罹患唐氏综合征和 18 三体综合征的风险均为低风险。孕 22 周行系统胎儿超声检查未见异常。孕 32 周行超声检查发现胎儿双侧侧脑室重度增宽，左侧宽 1.7 cm，右侧宽 1.9 cm，未发现其他异常。遂于次日行脐静脉穿刺术，行脐血细胞染色体核型分析及 SNP 微阵列分析。脐带血细胞染色体核型分析未见异常，SNP 微阵列分析结果提示在 9 号染色体 9q31.3 区段存在 121 kb 片段的重复，约 28% 的细胞在 14q11.2 区段有 2.129 Mb 片段的缺失。

SNP 微阵列检测结果：arr 9q31.3(113 431 222～113 552 613)×3，
14q11.2(20 512 609～22 641 623)×1-2，

致病性评估：14q11.2 缺失片段内含有 *CNNB1IP1*、*SUPT16H*、*CHD8*、*TRA* 等 31 个 OMIM 基因，应用位于此区段内的 TCR 位点探针的间期细胞荧光原位杂交(fluorescence *in situ* hybridization，FISH)分析证实约有 13% 的胎儿细胞显示有此位点的缺失(见图 3-1)，检索数据库提示此区域基因涉及的综合征临床表现为特发性发育延迟，包括眼距宽、鼻子短、鼻梁扁平、人中长、唇和耳廓等畸形以及认知功能障碍，尚未见这些基因片段嵌合缺失与临床异常表型关系的报道。向孕妇及其家属解释检查结果及其意义，孕妇及其家属选择终止妊娠。遂于孕 34 周行依沙吖啶(利凡诺)引产，分娩一死女婴。观察女婴外观，可见眼距宽、塌鼻梁，其余未见明显异常。

(a)　　　　　(b)

图 3-1　应用 14q11.2 区段内 TCR 位点探针的患者间期细胞 FISH 检测结果

将 TCR 探针分别标记为红色和绿色，间期细胞 FISH 分析显示在 87% 的细胞中分别可见两个红色和两个绿色的杂交信号(a)，而在 13% 的细胞中只可见一个红色和一个绿色杂交信号(b)，进一步证实胎儿为 14q11.2 区段部分缺失的嵌合体

讨论：这是 1 例孕晚期胎儿孤立性重度侧脑室增宽(severe ventriculomegaly，SVM)的遗传学诊断病例。侧脑室增宽常合并胎儿中枢神经系统及其他系统的结构异

常,通常见于重度侧脑室增宽。60%的重度侧脑室增宽合并胎儿畸形,最常见的是脊柱裂和胼胝体缺失,而非中枢神经系统异常则占所有畸形的1/3。重度侧脑室增宽在病理上表现为脑室系统扩张、压力升高,脑室周围灰质、白质相继受压,神经元受损,并引起脑室旁水肿和脑室变性,预后较差,病死率高达70%~80%,存活的胎儿中智力发育正常者不足一半。

如果重度侧脑室增宽不合并其他超声异常表现,则为孤立性重度侧脑室增宽。重度侧脑室增宽的相关文献报道较少,平均发现孕周为孕26.9周。所谓孤立性重度侧脑室增宽是胎儿严重疾病的早期表现,围生期预后不良,而活产者90%出现远期神经发育异常。

本例通过SNP微阵列检测发现了两个CNV,其中一个CNV是位于9号染色体9q31.3区段的121 kb片段的重复,该片段重复的意义不明;另一个CNV是位于14q11.2区段的2.129 Mb的嵌合性缺失,但仅存在于28%的细胞中。我国关于CMA技术在产前诊断应用中的专家共识指出,CMA技术(特指具有SNP探针的平台)对于异常细胞比例大于30%的嵌合体的检测结果比较可靠,反之,对异常细胞比例小于30%的嵌合体的检测结果不太可靠。因此,对于此例的嵌合体尚需要采用其他技术进行进一步验证。间期细胞FISH无须进行细胞培养,可以检测大量的细胞,从而可对染色体嵌合体进行充分评估。应用位于此区段内的TCR位点探针的间期细胞FISH分析证实,约有13%的胎儿细胞显示有此位点的缺失(见图2-3),从而证实了该胎儿确实是14q11.2区段部分缺失的嵌合体。文献报道重度侧脑室增宽发生的平均孕周为孕26.9周,本例虽为孤立性重度侧脑室增宽,但直到孕32周才表现出超声检查异常,且患儿的外观仅表现为眼距宽、塌鼻梁,这可能与患儿是染色体14q11.2部分缺失的低水平嵌合有关。

(9) 后颅窝增宽:

① 后颅窝增宽是指后颅窝直径大于10 mm。

② 孤立性后颅窝增宽多见于孕晚期,没有明确的临床意义,不增加胎儿染色体非整倍体的风险,不是介入性产前诊断的指征。

③ 发现后颅窝增宽时,应注意排查有无小脑和小脑蚓部异常(如Dandy-Walker综合征或变异)、有无脑室增宽和第四脑室扩张、有无蛛网膜囊肿。出现上述迹象时应行后续的介入性产前诊断和遗传学分析。

④ 进行应动态超声监测,必要时辅以MRI检查。

需要强调的是,以上的临床处理仅针对在孕中期的低风险孕妇人群中所发现的孤立性软指标,并且已进一步行超声检查确认其为孤立性表现。总体而言,出现软指标并不一定提示胎儿有遗传学异常,也可能预测不良妊娠结局。大多数孤立性软指标只轻微修正唐氏综合征的前设风险,只有部分软指标会增加胎儿罹患唐氏综合征的风险。

当在超声检查中发现一个标志物时，操作者应积极寻找有无其他标志物。当在系统超声检查中所有超声标志物均未被发现时，胎儿患唐氏综合征的风险降低至原来的1/7.7。如果同时出现两个以上软指标或合并其他异常情况（如早发型 FGR）或高危因素（如孕妇高龄），则应按照超声结构异常进行相应处理，大多数情况下会建议行进一步的介入性产前诊断和遗传学分析。另外，发现孤立性软指标之后，进行动态超声监测也是非常重要的，尤其是当首次超声检查尚不足孕 19 周时，建议 2 周之后复查超声[7]。

产前超声检查发现胎儿结构异常或软指标，应建议孕妇到产前咨询门诊进行产前遗传咨询。咨询医师应向孕妇详细解释该超声表现的临床意义。对于具备后续介入性产前诊断和遗传学分析指征的孕妇，应在充分知情同意的基础上进行操作，产前诊断应在已取得产前诊断技术服务资质的医疗保健机构由具备产前诊断资质的医务人员操作执行，并严格遵守国家卫生部发布的《WS 322.1—2010 胎儿常见染色体异常与开放性神经管缺陷的产前筛查与诊断技术标准》。总之，仔细的超声排查、充分的产前遗传咨询、完善的后续产前诊断，是对产前超声检查发现胎儿存在结构异常和软指标的孕妇进行适宜临床处理的基础和保障。

3.2 基于磁共振成像的产前筛查

3.2.1 胎儿磁共振成像技术

1）概述

产前超声检查始终是胎儿产前诊断首选的影像学检查方法。胎儿超声检查有无创、准确、快速、实时等其他影像学方法无可替代的优势，但它也存在一定的不足，如视野范围偏小，难以穿越胎儿颅骨，在羊水过少、母体存在子宫肌瘤等病例中超声检查对胎儿病变显示欠佳，此时需要其他检查方法加以补充[8]。MRI 具有无射线损伤、良好的软组织及空间分辨率、多切面成像、大视野等优势，已成为除超声检查之外的另一种重要的胎儿产前影像学检查方法。至今，文献上还没有 MRI 对胎儿生长及发育有副作用的报道，而且没有证据证明短期暴露于不大于 1.5 T 强度的磁场中会损害胎儿发育。Levine 等[9]的一项对胎猪使用 MRI 的研究，在检查过程中测量了羊水、胎脑及胎腹的温度，未出现温度的明显改变。尽管如此，孕早期前 3 个月由于胚胎处于细胞分化发育期，容易受外界各种物理因素的损伤，为确保胎儿安全，目前一般不主张对孕 3 个月以内的胎儿做 MRI 检查。MRI 检查不受上述限制超声检查的各种因素影响，MRI 检查的软组织对比分辨率较高，不受孕晚期胎儿颅骨骨化影响，对胎儿各系统，尤其是中枢神经系统解剖结构及各种异常的诊断明显优于胎儿超声检查；另外，MRI 检查的视野较大，可以准确地进行各种不同切面的扫描，从而可以在同一切面显示胎儿全貌，能比较精确地进行胎儿及母体、胎盘等各种测量[10]；此外，MRI 检查对胎儿组织的定性较好，可做胎儿脑组织及肺功能等的频谱成像,为胎儿病变的诊断提供更多的信息。但是,胎儿MRI检查也存在一些不足之处,如检查时间较长、检查费用较贵、没有增强图像、无法控制胎儿运动伪影等[11]。已有研究报道,通过胎兔模型实验发现钆喷酸葡胺(马根维显)增强造影剂中的金属钆可对胎兔产生轻微的延迟发育影响。虽然目前还没有有关金属钆对胎儿不良影响的报道,但是钆通过胎盘、胎儿膀胱、羊水,再通过胎儿的吞咽至胃肠道清除,其在胎儿体内的半衰期目前尚不清楚,因此,一般不主张在胎儿MRI检查中使用对比增强剂[12]。

2) 胎儿MRI检查及扫描技术特点

曾有报道显示,在孕中、晚期胎儿,特别是在孕20周以后胎儿组织器官发育成熟,较适合MRI检查。研究人员检查的胎儿为孕14～40周,在孕中、晚期胎儿形态显示较清晰,效果更好。1983年Smith等[1]首次报道了胎儿MRI检查。当时运用常规T_2加权成像(T_2 weighted imaging,T_2WI)序列进行扫描,时间长达1～2 h。因无法使用各种门控如心电和呼吸门控,胎儿在孕妇子宫内的位置不断改变,产生了明显的胎动伪影。直至MRI快速序列的出现,扫描时间大大缩短,胎动伪影随之减少,图像质量得到提高,胎儿MRI才有了快速的发展和广泛的应用。由于胎儿在母体的子宫内位置不断改变,又无法使用各种门控如心电和呼吸门控等,一般情况下对孕妇不使用镇静剂,不要求孕妇屏气,不使用对比剂,因此扫描技术比较特殊,应用快速扫描技术,特别是扫描一层出一层图像的序列。

目前,常用的快速T_2WI扫描序列主要有两个[13],即稳态自由进动(steady-state free-precession,SSFP)序列和单次激发涡轮自旋回波(single-shot turbo spin-echo,SSTSE)序列,T_1WI为一个。通用电气公司(GE)采用快速平衡稳态采集(fast-imaging employing steady-state acquisition,FIESTA)序列、单次激发快速自旋回波(single-shot fast spin-echo,SSFSE)序列和快速反转恢复运动抑制(fast inversion recovery motion insensitive,FIRM)序列;飞利浦(Philips)公司相对应的序列分别为平衡快速梯度回波(balanced fast field echo,B-FFE)序列、SSTSE序列和T_1加权快速梯度回波(T_1 weighted fast field echo,T_1W-TFE)序列;西门子公司两个T_2WI对应为真实稳态进动快速成像(true fast imaging with steady state precession,True FISP)序列和半傅里叶单次激发快速自旋回波(half-Fourier acquisition single-shot turbo spin-echo,HASTE)序列。

通常采用通用电气公司的Echospeed 1.5 T和飞利浦公司的Achieva 1.5 T Nova Dual磁共振成像仪,梯度场强度为33 mT·m^{-1}·s^{-1}(通用电气公司)或60 mT·m^{-1}·s^{-1}(飞利浦公司),线圈采用8通道心脏相控阵线圈(通用电气公司)或16通道Sense-XL-Torso线圈(飞利浦公司),常规层厚4～6 mm,常规层间距为0～0.5 mm(通用电气公司)或-4～-2 mm(飞利浦公司),视野(field of view,FOV)为260～

$355 \ mm^2$,1～2次激励。孕妇基本采用仰卧位,如有不适,可采用左侧卧位。足先进,防止引起幽闭恐怖感。不给予镇静剂。先做定位扫描,根据胎儿位置做胎儿矢状面、冠状面扫描,而后以产前超声检查提示的异常部位为主做横断面扫描。每一序列扫描所用时间为几秒到几十秒,每一孕妇所有序列扫描所用时间不超过 20 min。

FIESTA 扫描参数:FIESTA 序列采用最小重复时间(repetition time,TR)为 3.6～4.2 ms、回波时间(echo time,TE)为 1.0～1.8 ms,矩阵为 224×224,反转角为 55°,每层扫描时间为 0.5～2.0 s,1 次扫描时间为 10.0～20.0 s。

SSFSE 扫描参数:SSFSE 序列采用的 TR 为 1 150～1 450 ms,TE 为 42～145 ms,矩阵为 256×192,反转角为 90°;FIRM 序列采用的 TR 为 6.7～7.7 ms,TE 为 3.3～4.5,反转角为 55°,矩阵为 256×160。B-FFE 序列采用的 TR 为 3.6 ms,TE 为 1.8 ms,矩阵为 216×218,反转角为 80°;SSTSE 序列采用的 TR 为 12 000 ms,TE 为 80 ms,矩阵为 236×220,反转角为 90°。

SSFP 及 SSTSE 序列均为类 T_2WI 快速序列,整个序列仅持续几十秒,运动伪影较少。孕妇不需采用镇静剂便可获得较满意的诊断图像。SSFSE 序列对于含水分较多的组织显示较好,对于软组织的对比显示相对略差。在 SSFP 序列扫描图像中心血管为高信号,而在 SSFSE 序列扫描图像中心血管由于血液的流空效应表现为低信号。SSFP 序列是一种完全平衡的稳定相干成像脉冲序列,旨在 TR 内生成具有高信噪比(signal to noise ratio,SNR)的图像。二维 SSFP 序列的优点为:TR 缩短时信号强度不受影响,形成具有高信噪比的图像;软组织与液体之间具有较好的对比度;缩短 TR,可使运动伪影影响降至最低;内在的液流补偿,可将因血流引起的伪影最小化。因此,SSFP 序列扫描图像分辨率较高,可清晰地显示胎儿神经系统、胸部及腹部各器官的结构。SSFP 序列扫描图像对比度较好主要是因为组织内的自由水,图像对比度较好的组织结构包括脑组织、脊髓周围的蛛网膜下隙,脑室系统,上、下呼吸道和肺、胃、胆囊、肾脏及膀胱等。在脑脊液、羊水等的衬托下 MRI 上可以很清晰地显示上述结构。在 SSFP 序列扫描图像中羊水信号比较均匀,伪影较少,可以使用无间隔扫描显示胎儿细小结构。SSFP 及 SSFSE 序列扫描图像均可清晰地显示胎儿颅脑、椎管、胸部及腹部各脏器解剖结构,还可以显示母体子宫、胎盘、脐带等附属结构。两序列相比,SSFP 序列扫描图像的信噪比较 SSFSE 序列好,而 SSFSE 序列扫描图像的对比分辨率较 SSFSE 序列高,在显示与周围组织对比差别不大的病灶时要优于 SSFP 序列。SSFP 序列的比吸收率(specific absorption rate,SAR)较 SSFSE 序列略高[10]。

T_1WI 序列扫描图像主要用于显示颅内出血、脂肪信号或钙化等。T_1WI 序列图像的获得时常有一定的困难,通用电气公司目前使用的 T_1WI 序列为 FIRM 序列。该序列使用反转恢复快速梯度回波扫描技术,扫描一层出一层图像,因此扫描时间要比 FIESTA 序列和 SSFSE 序列长,图像的信噪比也略差。在 FIRM 序列扫描图像中胎儿肠道中的胎粪呈现特征性高信号,这一特征对于胸部先天性膈疝、腹部肠道病变及脐部异常的诊断都具有重要价值。T_1WI 序列扫描图像的信号特点对于部分囊性病变的诊断也具有一定作用,可鉴别显示 T_1WI 序列扫描图像中为高信号的脂肪或高蛋白质成分。FIRM 序列作为 T_2WI 序列的补充,对于判断病变信号特征有重要作用[10]。

T_1WI 扫描序列 FIRM 的扫描参数:TR 为 6.7~7.7 ms,TE 为 3.3~4.5,反转角为 55°。FOV 为 36~40 cm,层厚为 6~8 mm,间隔为 0~1 mm,带宽为 15.63 Hz/像素。做胎儿横断面、矢状面及冠状面扫描。扫描方法同 FIESTA 序列扫描。

其他应用的胎儿 MRI 技术还有弥散加权成像(diffusion-weighted imaging,DWI)[14]、磁共振波谱(magnetic resonance spectroscopy,MRS)等。对于胎头已入盆的孕晚期胎儿,各种常规的 MRI 技术均可以采用。

SAR 是指单位时间内单位质量的物质吸收的电磁辐射能量(W/kg)。患者的 SAR 水平是以目前与安全有关的科学文献为依据的,应以对患者的潜在危险与益处的医学判断为准。由于射频电磁辐射脉冲引起的热量在体表最大,在体内中心处接近零,加之胎儿位于羊水保护之中,未见有关 MRI 损伤胎儿皮肤的报道。一般胎儿检查的 SAR 值要控制在 3 W/kg 以下。

快速 MRI 技术对胎儿解剖结构、病变显示更为清晰、安全、快捷,已成为一个不可争辩的事实。全面的 MRI 诊断与超声检查有互补作用,两者相结合,能显著提高确诊率,对围产医学、优生优育起促进作用。

3.2.2　正常胎儿磁共振成像的表现

中枢神经系统是胎儿 MRI 诊断最有优势的系统。胎儿 MRI 可直接显示脑组织的胚胎发育、观察髓鞘形成过程。脑沟形成是胎儿脑皮质发育成熟度的标志。孕 14 周时,半球裂开始形成,外侧裂出现一个压迹;至孕 16 周时,形成沟。外侧裂及中央沟周围的脑实质较额叶、颞叶、顶叶及枕叶处先形成脑回。扣带回在孕 26 周时可显示,其他脑沟在孕 26 周以后至孕末期依次出现。从孕 29 周起,脊髓首先发生髓鞘化,幕上脑白质髓鞘形成的最早时间是孕晚期即约孕 32 周。髓鞘形成顺序依次为脊髓、脑干、内囊、放射冠及其他幕上脑白质区。在孕晚期,由于两种类型的纤维含水量不同,使得髓鞘在脑内各部分的信号不同。早期信号的不同反映了纤维含水量及中枢神经系统结构中细胞组成的不同。在孕 23 周,大脑皮质 3 层结构清晰可见:内层为低信号的生殖基质层,中间等信号至相对高信号为稀疏的神经细胞,外层相对低信号为较薄的未成熟白质区。大脑皮质 3 层结构持续发育到孕 28 周,此后生殖基质层变薄、细胞稀少。低信号的胼胝体在孕 20 周时发育完成,但髓鞘化发生较晚。在孕 14~38 周时,脑室大小相对固定,平均值为 7.6±0.6 mm,最大上限为 10 mm,大于 10 mm 诊断为脑室增大。MRI 测量常以冠状位作为测量切面。在孕早、中期时,胎儿脑室显示常较明显。随着胎龄增大,胎儿脑室与脑直径的比值逐渐下降,透明隔正常应该显示,偶尔可见轻度增宽或增宽,无特异性。胎儿期最大的蛛网膜下隙在中颅凹颞叶前部,随着胎龄增大,脑外间隙逐渐变小。在孕 21～26 周时,这些间隙最大。小脑叶于孕 16 周时开始发育,小脑叶增生发生于孕 23～26 周。小脑叶呈波浪状,信号改变从高到低不等。在孕 26～27 周时,小脑可见 3 层结构:内层为第四脑室旁低信号齿状核,中间为较厚高信号白质层,外层为较薄低信号皮质层。小脑层状结构的显著性不及大脑皮质[15]。在孕早期脊髓比较细小,MRI 很难显示。在孕中期 MRI 可将脊髓从脑脊液中分辨出来,脊髓圆锥通常位于胎儿肾脏水平。

胎儿肺在发育过程中充满分泌液。在孕早、中期,MRI 检查采用 SSFP 及 SSTSE 序列的扫描图像中肺相对于周围羊水为略低信号。至孕晚期,肺信号逐渐变高。肺血管早期不能显示,随着肺信号变高,肺内血管于 SSFSE 序列扫描图像中可显示为线状流空低信号结构。SSFP 及 SSTSE 序列扫描图像中主支气管表现为高信号;胎儿心脏 MRI 评价是目前胎儿 MRI 应用的难点和热点,四腔心结构在 MRI 上常可满意得到,主动脉及上、下腔静脉大血管结构也可清楚显示。食管在胎儿吞咽羊水时,表现为后纵隔高信号管状结构。横膈为低信号的带状结构,将腹部与胸部分开,在冠状面及矢状面上都可见。

在胎儿腹部 MRI 检查中,肝脏于 SSFP 及 SSTSE 序列扫描图像中表现为均质、相对稍低的中等信号,于 T_1WI 序列扫描图像中呈相对稍高信号。胆囊于 T_1WI 扫描图像中呈低信号、于 T_2WI 扫描图像中呈高信号,但至孕 30 周后在 T_1WI 扫描图像中胆囊常由低信号变为中等信号或高信号。脾脏信号与肝实质相似。胃与十二指肠为含液结构,在 T_2WI 序列扫描图像中表现为两者相连且呈显著的高信号。在 T_1WI 序列扫描图像中高信号可能代表了胎粪的信号特征,随着胎龄的增长,堆积逐渐增多。随着胎龄的增长,在 T_2WI 序列扫描图像中低信号的肾皮质可与高信号的髓质区别开,可见尿液充满集合系统。在 T_2WI 序列扫描图像中膀胱由于其内高信号的尿液成分清晰可见。泌尿系统先天性畸形较多见,MRI 较高的软组织分辨率在评价胎儿泌尿系统病变方面有一定优势,对于由泌尿系统异常导致的羊水过少及引起的肺发育不全价值较高。在 MRI 图像中有可能见到胎儿生殖器官,特别是男性生殖器官(阴囊及阴茎)。

骨骼肌肉系统的 MRI 显示有一定难度,扫描层面的倾斜使完整的肢体不能在一个层面中见到,需要在连续 1～2 个图像中才能见到完整的肢体。在孕晚期长骨的干骺端显示为高信号。平面回波成像(echo planar imaging, EPI)序列显示胎儿骨骼较佳。

羊水在 T_2WI 序列扫描图像中呈现的高信号,将胎儿面部轮廓勾勒得相当清晰,尤其在矢状面上。当胎儿吞咽羊水时,通过羊水对比可见到口咽部及舌。腭及唇的显示在 MRI 有一定限制,因为需要得到非常精确的层面图像才能评价。眼眶在冠状面及横断面上显示最佳。晶状体在眼眶高信号液体内呈清晰的低信号。

羊水为清亮的高信号。当有运动伪影时,羊水可变暗,并且可见由运动伪影产生的条状改变。脐带由于流空效应可表现为漂浮于羊水中的圈状结构。在大部分胎儿中可见到胎盘及胎儿脐带的植入部分。在横断面上可见到两根脐动脉。

3.2.3 胎儿磁共振成像的临床应用

1) 胎儿中枢神经系统异常

中枢神经系统是胎儿 MRI 应用的主要系统。尽管超声检查可以显示脑室形态的轻微变化,但 MRI 可以更好地显示脑实质情况。MRI 能显示胎儿正常脑发育、髓鞘形成过程,不仅可直接显示发育过程中各结构的发育过程及一过性结构的出现和消失过程,还可以通过信号强度的不同描述各组织器官的成分,以评价其成熟过程。孕 17 周时胎儿各器官发生的主要过程已基本结束,此时胎儿脑部主要由 7 层结构构成,MRI 可清晰显示。在之后的发育过程中 MRI 可直接显示脑沟、脑回、脑干及小脑的形态、脑神经,基底节信号改变,各层脑实质成熟过程(通过信号的改变),主要白质束的髓鞘化过程。孕 18 周时 MRI 检查便可显示颞叶脑回、脑干结构及相对较大的侧脑室,孕 18～24 周时 MRI 检查可观察到侧脑室的明显减小,孕 20 周时 MRI 检查可识别小脑的主要组织,孕 24 周时 MRI 检查可显示脑桥的背侧部[12]。

在中枢神经系统病变中,对于神经元移行异常、缺血性病变、脑白质病变或是羊水少的病例,产前超声诊断困难。MRI 不受孕妇体型、羊水量多少、胎儿颅骨及母体骨盆骨骼影响,可直接显示脑实质、脊髓及病变与脑和脊髓的关系,比超声检查优势明显。MRI 对胎儿大脑、脑沟、脑回、胼胝体、小脑、脑干及脊髓等解剖结构的显示也优于超声检查。超声检查对胼胝体显示比较困难,诊断胼胝体发育不全的主要依据是脑室形态异常,而脑室形态大小正常时易漏诊。MRI 可以显示胼胝体全貌,准确诊断胼胝体疾病。正常胎儿侧脑室三角区宽度不超过 10 mm,否则可视为脑室扩大。在中枢神经系统病变中,超声检查显示的多种疾病声像图表现往往相同,包括双侧脑室扩大、双侧脑室形态不规则且扩大、后颅窝间隙增宽、小脑蚓部显示不清等,即为一些病变的间接征象,容易漏诊真正的病变。例如,对于超声诊断为胎儿后颅窝间隙增宽的病例,MRI 也显示后颅窝间隙增宽,同时显示小脑半球、小脑蚓部及脑干有无异常,对大枕大池及蛛网膜囊肿做出鉴别诊断,对 Dandy-Walker 综合征做出诊断。因此,建议在所有产前超声检查怀疑有中枢神经系统病变且诊断不清时,均应做 MRI 检查,以进一步明确诊断,弥补超声检查的不足,进一步完善、验证甚至更正超声诊断结果[12]。

(1) 脑室扩张。脑室扩张是指孕中、晚期侧脑室的非特异性扩张,脑室扩张往往是各种不同类型中枢神经系统畸形或损伤的共同征象,70%～85% 的脑室扩张合并其他中枢神经系统和躯体异常。有研究表明,侧脑室扩张的预后主要取决于其合并的畸形,而不是其扩张程度。胎儿期侧脑室扩张的预后差异较大,产前准确诊断至关重要[12,16]。

超声检查能发现单纯的脑室扩张,但对于合并畸形,超声检查漏诊率高,假阴性率可高达 10%～25%,尤其是微小畸形,如神经元移行异常。MRI 对脑室扩张的程度、侧脑室壁规则程度、周围脑皮质发育、神经元移行异常及合并的躯体异常均可做出明确的诊断(见图 3-2)。部分脑室扩大胎儿可合并皮质发育迟缓,而是否合并皮质发育迟缓,其预后是不同的。因此,超声筛查发现脑室扩张后很有必要再行胎儿 MRI 检查。

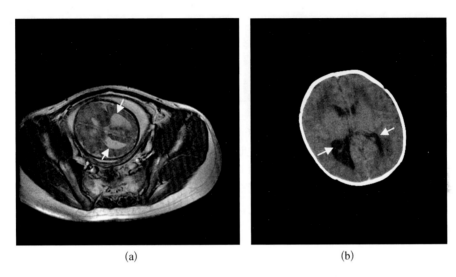

(a)   (b)

图 3-2 胎儿双侧脑室扩张

(a) 胎儿 MRI FIESTA 横断面;(b) 出生后头颅 CT 表现

(2) 胼胝体发育不全。胼胝体于孕 10 周时开始发育,至孕 17 周发育完全。胼胝体发育不全常发生于这段时间,发生原因据推测与药物、感染、脑血管异常及损伤有关,可合并脑积水、无脑回畸形、Dandy‐Walker 综合征所致畸形、小脑扁桃体下疝畸形(Arnold-Chiari malformation)、脊髓脊膜膨出、整个额叶空洞脑、脑发育不良等,目前还没有治疗方法,因此产前明确诊断非常关键。超声检查时由于受胎儿颅骨干扰,常不能直接显示胼胝体,只能从胎儿颅脑横切面获得的双侧脑室"泪滴状"扩张呈平行状等间接征象进行诊断。但胎儿 MRI 矢状面可直接显示胼胝体全貌,能准确地诊断胼胝体发育不全,对于侧脑室形态改变不明显的部分型胼胝体发育不全和胼胝体发育不全合并其他畸形诊断准确性明显高于超声检查(见图 3-3)[12]。

(3) 后颅窝异常。由于胎儿颅骨骨骼影响,超声检查显示后颅窝解剖结构常较困难,尤其是孕晚期胎头入盆后,为避开胎儿颅骨干扰过渡倾斜探头测得的后颅窝池宽度误差较大。胎儿 MRI 可以清晰地显示后颅窝结构,可多切面显示小脑及其蚓部形态、大小(尤其是矢状面)与枕大池宽度,能准确地鉴别 Dandy‐Walker 综合征所致畸形、布莱克囊肿、小脑蚓部发育不全及单纯枕大池扩大(大于 10 mm)、后颅窝蛛网膜

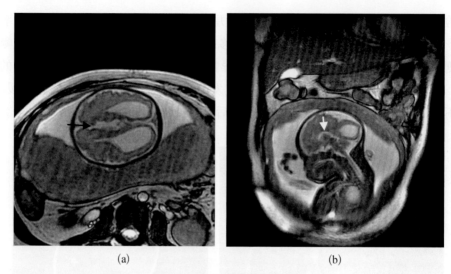

(a)　　　　　　　　　　　　(b)

图 3-3　胎儿胼胝体发育不全

(a) 胎儿 MRI FIESTA 横断面；(b) 胎儿 MRI FIESTA 矢状面

囊肿的范围及其周围的脑组织发育情况，明确诊断 Dandy-Walker 综合征所致的相关畸形（见图 3-4 和图 3-5）[12]。

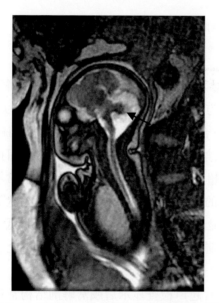

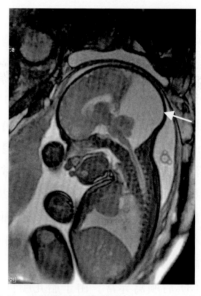

图 3-4　Dandy-Walker 综合征 FIESTA 矢状面　图 3-5　后颅窝蛛网膜囊肿 MRI FIESTA 矢状面

（4）神经管闭合不全、神经元移行异常、前脑无裂畸形。对于脑膨出胎儿，MRI 能较好地显示脑膨出程度及脑干畸形形态（见图 3-6）；对于脊髓脊膜膨出胎儿，MRI 能较好地显示超声检查不能显示的低位神经管闭合缺陷,MRI 矢状面能显示椎管延伸至骶尾部并突向羊水内,部分内可见圆锥,部分呈囊状(见图 3-7)。MRI 还能较清晰地显示小脑扁桃体下疝畸形Ⅱ型的后颅窝结构,评价后颅窝结构疝出的程度[12]。

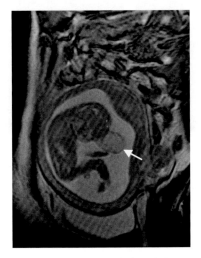

图 3-6　额顶部脑膜脑膨出
MRI FIESTA 矢状面

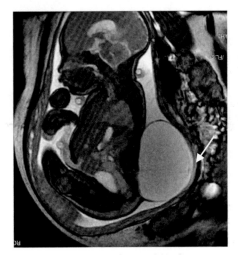

图 3-7　骶尾部囊状脊膜膨出
MRI FIESTA 矢状面

对于先天性畸形,MRI 对神经元移行异常(如多小脑回、皮质下灰质异位等)、全前脑畸形的一些细微异常均能较清晰地显示(见图 3-8),产前便能对这些病变做出准确的诊断[12]。

(5)获得性脑部病变。胎儿获得性脑部病变病种复杂、病因繁多,MRI 在诸多病变诊断中均较超声检查有明显的优势[17]。例如,急性出血灶在 FIESTA 及 SSFSE 序列扫描图像中呈低信号,在 DWI 和 FIRM 序列扫描图像中均呈明显高信号(见图 3-9),颅内含脂质较多的占位在 FIRM 序列扫描图像中表现为特征性高信号[12]。

总之,MRI 在胎儿神经系统具有较高的应用价值,是目前诊断胎儿神经系统畸形的最佳影像学检查方

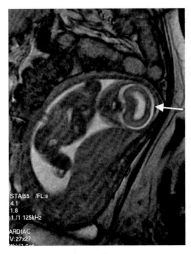

图 3-8　无脑叶型前脑无裂畸形
MRI FIESTA 冠状面

法,但由于价格昂贵、设备远不如超声普及等条件限制,目前还不能作为胎儿神经系统畸形产前筛查的首选检查方法。当产前超声发现或怀疑有胎儿神经系统异常,应进一步行胎儿 MRI 检查,MRI 结合产前超声检查能大大提高胎儿神经系统畸形的产前诊断

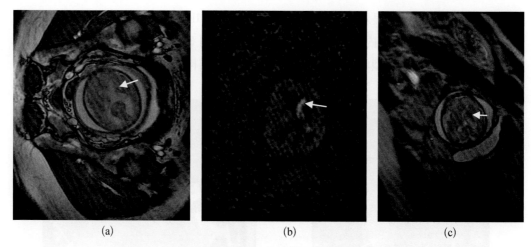

(a)　　　　　　　　　　　　(b)　　　　　　　　　　　　(c)

图 3-9　胎儿双侧脑室扩张合并单侧脑室内及脑室旁出血

(a) MRI FIESTA 横断面示侧脑室前角旁低信号出血；(b) MRI SSFSE 横断面示侧脑室前角旁低信号出血；(c) DWI 示同侧脑室内高信号出血

准确率。

2）胎儿颈、胸部异常

胎儿颈、胸部异常较常见，包括肺、心脏、颈胸段食管及颈胸壁软组织。超声检查是其主要产前影像学诊断方法，但超声检查对于甲状腺、肺、气管、食管等器官的细节解剖结构及其与周围组织的关系常不能满意显示，尤其是羊水过少时对于肺发育不良超声无法量化评价。

在超声检查中，胎儿肺为中等均质回声，并且随着肺发育成熟，回声增强。在 MRI 扫描图像中，随着胎儿肺不断发育成熟，肺信号随着肺泡液的增多而改变，T_1WI 序列扫描图像中肺信号逐渐减低，T_2WI 序列扫描图像中肺信号逐渐增高。胎儿出生后最重要的存活因素是肺得到充分的发育，影响胎儿肺发育的原因有胸廓充足的大小及形态、胎儿呼吸运动及足够的羊水容量。孕 26 周后，T_2WI 序列扫描图像中肺信号低提示肺发育不全。有报道指出，产前 MRI 对肺弛豫时间的分析评价及肺容积的测量，提供了更多关于正常与异常肺发育的信息，可以更好地预测出生后胎儿的结果。

（1）先天性膈疝。对于先天性膈疝通过 MRI 通常可以做出正确诊断。其表现为胸腔内 SSFP、SSFSE 及 FIRM 序列扫描图像中均见呈高信号管样结构的肠管（见图 3-10），仅肺尖处见肺组织，心脏向对侧移位，也可有部分肝脏疝入右胸腔，心脏左移[13]。对于先天性膈疝胎儿，在证实被压缩肺组织方面 MRI 比超声检查显示更好。超声检查能够实时观察胎儿疝入胸腔内的肠管的蠕动情况，但有时充满液体的没有蠕动的肠管疝入胸腔内时，很容易与高回声的病变如先天性囊腺瘤样畸形相混淆，此时超声鉴别困难；而 MRI 对于两者的鉴别诊断是非常有帮助的，因为在 T_1WI 序列扫描图像中肠管内胎粪的高信号容易识别,从而可以将先天性膈疝疝入胸腔内的肠管与先天性囊腺瘤样畸形的囊腔区别开,进而可以对这两种病变进行鉴别[13]。MRI在冠状及矢状位上能清晰显示横膈的形态及完整性。对于发生在右侧的先天性膈疝,MRI能正确确定肝脏的位置,识别其位于残存横膈的上方或下方,这对于手术治疗是非常重要的[18]。

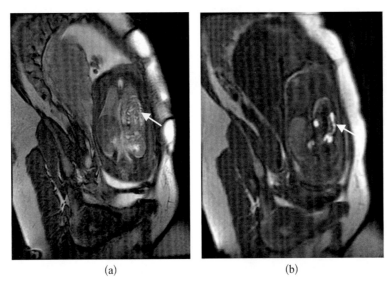

(a)　　　　　　　　　　(b)

图 3-10　孕 30 周左膈疝胎儿不同序列的 MRI 图像

(a) FIESTA 冠状面,左侧胸廓内可见高信号肠管结构;(b) FIRM 冠状面,左侧胸廓内可见特征性高信号肠管结构

　　(2) 先天性囊性腺瘤样畸形。先天性囊性腺瘤样畸形的 MRI 表现为肺部 SSFE、SSFSE 序列扫描图像中较正常肺组织高的高信号病灶,其中大囊型先天性囊性腺瘤样畸形表现为多发大小不一囊肿,囊肿信号等于或稍高于周围病变组织,可显示较囊肿信号略低的囊壁和分隔(见图 3-11);微囊型先天性囊性腺瘤样畸形表现为一侧肺内介于羊水和正常肺组织之间的片状高信号,呈实性病变表现,未见明显囊状高信号(见图 3-12)。通常患肺体积增大,同侧和对侧肺组织、心脏及纵隔受压及移位,患侧残余正常肺组织和对侧肺信号减低。MRI 根据患侧肺内囊肿大小、分布等表现于产前可将先天性囊性腺瘤样畸形分型,使临床医师通过 MRI 图像能够比较清晰地观察病变范围、程度、信号特点以及心脏和对侧肺受压情况。MRI 冠状面扫描图像能将胎儿胸腔积液、腹水、皮下水肿等异常全面显示,病变显示清晰、直观,给临床诊断及治疗提供了有益的信息。

　　(3) 胸腔积液。胸腔积液诊断容易,但要注意合并的腹腔积液、阴囊内积液,头皮及腹壁皮下软组织水肿。胸腔积液在 SSFSE 和 FIESTA 序列扫描图像中表现为肺周包绕肺组织的高信号(见图 3-13),还要注意肺发育的情况。

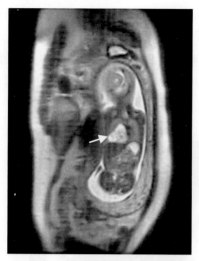

图 3-11　孕 22 周右中下肺大囊型
先天性囊性腺瘤样畸形

MRI SSFSE 冠状面可见右中下肺呈多个高信号
囊泡,囊泡间可见低信号分隔,心脏受压左移

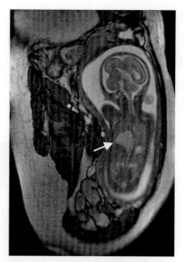

图 3-12　孕 21^{+2} 周右肺微囊型
先天性囊性腺瘤样畸形

MRI FIESTA 冠状面可见胎儿右肺呈弥
漫高信号,心脏受压左移,左肺明显受压

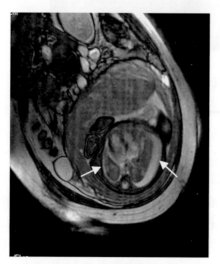

图 3-13　胸腔积液

孕 20 周,MRI FIESTA 横断面可见双肺周围被
高信号胸腔积液包绕

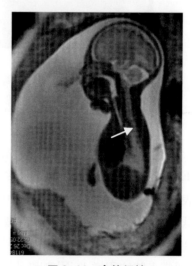

图 3-14　食管闭锁

孕 28 周,MRI SSFSE 矢状面示咽部至胸部高信
号的食管,咽部扩张,胸部以下未显示,腹腔胃
泡未显示

　　(4) 胸段食管闭锁。羊水过多是食管闭锁的间接征象,怀疑有食管闭锁。产前
MRI 除提示腹腔未显示胃泡及羊水过多外,MRI SSFP 或 SSFSE 矢状面图像均可显示
颈部及上胸段食管扩张影,盲段位于主动脉弓水平(见图 3-14)。MRI 扫描图像中胎儿
咽部至食管以下水平均未显示。

3）胎儿腹部异常

腹部脏器种类多,产生的病变类型也较多。胎儿胃肠道异常在超声检查中多表现为肠腔扩张、羊水过多或是肠腔回声增高。然而,有时这些发现并不具有特异性,特别是在孕晚期,这些改变的发生可能与暂时的变异或梗阻有关。胎粪在孕13周后产生,慢慢由小肠推移至结肠,在T_1WI序列扫描图像中表现为高信号,可能与其蛋白质及一些矿物质成分(铁、镁、铜等顺磁性物质)含量高有关。结肠、直肠在T_1WI序列图像中表现为高信号,在T_2WI序列图像中表现为不均匀中高信号,胃及小肠含羊水量较结肠多,在T_2WI序列图像中呈明显高信号。故在肠道病变中,T_1WI序列图像对于病变诊断有重要作用。

（1）先天性十二指肠闭锁或狭窄。MRI表现为羊水过多及胎儿上腹部双泡征改变(见图3-15)。MRI检查对远段肠段充气情况可全面显示,提供肠道闭锁或狭窄的鉴别依据,结合T_1WI序列,可显示结肠细小。MRI检查对于病变定位诊断有一定优势。

（2）卵巢囊肿。腹部囊性病变主要为卵巢囊肿、肠系膜囊肿及脐尿管囊肿。MRI检查可依据囊肿部位、大小、信号特点等做出囊肿来源的初步诊断。卵巢囊肿最为常见,多位于下腹部、膀胱与肾脏之间,在T_1WI序列扫描图像中呈低信号特点,在T_2WI序列扫描图像中呈高信号特点(见图3-16)。较小的囊肿

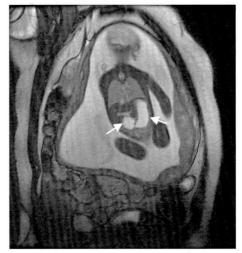

图3-15　十二指肠闭锁
MRI显示胎儿上腹部双泡征

(直径为2～3 cm),通常于产后失去母体雌激素作用后自行消失。而较大的囊肿,产后多不能自行消失,MRI有时可发现囊内存在液平现象,提示囊内容物成分不同,伴陈旧性出血可能。在脐尿管囊肿病例中,于MRI矢状面上,可清晰地见到前腹壁囊肿与膀胱相通征象。

（3）脐部畸形。脐部畸形主要有脐疝、脐膨出和腹裂几种类型。前者与后两者区别主要是脐疝疝囊为突出的腹膜憩室,外有皮肤覆盖,而脐膨出和腹裂则出现腹壁缺损。脐膨出可伴发心血管系统、神经系统、消化道等的多发畸形,伴发率可高达60%左右,以伴发消化道畸形最多见。腹裂大多发生在腹壁右侧,胎儿脐与脐带位置及形态均正常,突出于体腔外的是原肠,从胃到乙状结肠,且突出的胃肠道没有羊膜囊和腹膜囊包被。MRI可显示脐部异常突出物的大小、内容及脐膨出的囊膜,脐膨出通常更大。胎儿MRI可显示突出物为肝脏、小肠及网膜样结构等(见图3-17)。在大部分脐部异常病例诊断中可体现MRI全面直观的优势。

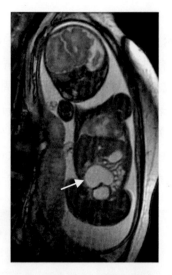

图 3-16　胎儿卵巢囊肿

MRI FIESTA 冠状面可见囊肿位于膀胱上方

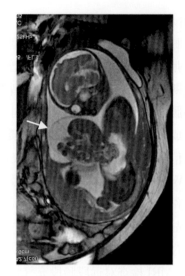

图 3-17　胎儿脐膨出

MRI FIESTA 矢状面显示突出物为肝脏、肠管

（4）泌尿系统病变。胎儿泌尿系统病变相当常见，病变可以是单侧的，也可以是双侧的；可以孤立性发病，也可以伴发其他异常。肾脏积水是最常见的病变（见图 3-18），其次是肾脏不发育或发育不良、多囊肾病、肾脏重复畸形、肾脏异位、马蹄肾等[19,20]。羊水量可作为评价胎儿尿量的指标，胎儿泌尿系统病变可导致羊水过少（见图 3-19）。充

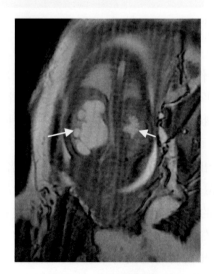

图 3-18　胎儿肾脏积水

MRI FIESTA 冠状面可见双侧肾脏积水

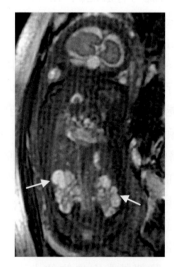

图 3-19　胎儿双侧肾脏多囊性肾发育不良

MRI FIESTA 冠状面示双侧肾脏多发大小不一互不相通囊肿，羊水过少

足的羊水量对于胎儿在羊膜腔内自由活动比较重要,同样对于肺及骨骼发育也很重要,羊水过少会导致胎儿肺发育不良[21,22]。对于诊断肾脏不发育病例需要排除肾脏异位的可能。肾脏异位胎儿可见膀胱,不会出现羊水过少等异常。肾盂输尿管交界处狭窄所致肾脏积水,多发生于男孩。轻度肾脏积水往往在出生后至一年内自行消失。

4)胎儿肢体异常

胎儿肢体畸形的类型包括短肢畸形、先天性双上肢完全截肢、手腕内翻畸形、多指畸形(见图 3-20)、缺指畸形、截指畸形、马蹄内翻足等。MRI 视野大,具有极高的软组织分辨率,不受孕周、羊水量、孕妇体型、胎儿体位、含气器官和骨骼的影响,可精确进行多切面的扫描,同一切面可显示多条肢体的部分结构及它们之间的关系,以及它们与周围组织结构的关系[23]。胎儿 MRI 扫描图像中胎儿肢体周围的软组织为低信号,肢体骨骼为略高于软组织的低信号。MRI 观察胎儿肢体畸形达到较准确的水平是十分不易的,胎儿在宫内常有运动,体位并非固定不变,必须扫描许多角度才能更好地诊断异常。胎儿 MRI 检查一般主张于孕 3 个月后进行,此时胎儿所有骨骼均已形成。如发现骨骼仍有缺如,则为发育异常。胎儿肢体畸形常为全身性骨骼系统异常或多发畸形的局部表现,如

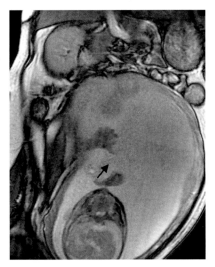

图 3-20 胎儿多指畸形
MRI FIESTA 图像显示 6 个手指

短肢畸形常为软骨发育不良、成骨发育不全等系统性骨骼异常的局部表现。

总之,胎儿 MRI 检查在各种中枢神经系统病变的诊断中均有较明显的优势。在胸部病变中,MRI 检查对于先天性肺囊腺瘤样畸形、先天性膈疝及胸腔积液等具有诊断价值。在腹部病变中,MRI 检查对于脐部畸形、胃肠道病变、腹部占位性病变以及泌尿系统病变如多囊肾、肾脏缺如、肾脏发育不良等的诊断价值较大。胎儿肢体畸形相对较易漏诊,检查时要特别仔细、小心。MRI 用于心脏检查,目前在笔者所在单位已应用于临床,文献报道还较少。

3.3 小结与展望

本章详细地介绍了产前超声检查的总体原则、超声结构异常的临床处理以及超声软指标,并介绍了胎儿 MRI 技术以及 MRI 在胎儿中枢神经系统、颈胸腹部以及四肢疾病诊断中的应用,对产前超声检查和 MRI 检查两种产前影像学诊断方法进行了详细、全面的介绍。相信随着超声新技术以及胎儿 MRI 功能成像的出现,两种影像学方法联

合,发挥各自所长,不仅能尽早全面、准确地诊断胎儿各系统结构畸形,而且能进行胎儿脑功能、脑及肺等各脏器发育成熟度等功能的评估,为畸形胎儿提供更准确、科学的产前影像学评估,为其临床处理方式及预后评估提供更全面、详细的科学依据。

参考文献

[1] Smith F W, Adam A H, Phillips W D. NMR imaging in pregnancy[J]. Lancet, 1983, 1(8314-8315): 61-62.

[2] Levine D, Hatabu H, Gaa J, et al. Fetal anatomy revealed with fast MR sequences[J]. AJR Am J Roentgenol, 1996, 167(4): 905-908.

[3] Benachi A, Letourneau A, Kleinfinger P, et al. Cell-free DNA analysis in maternal plasma in cases of fetal abnormalities detected on ultrasound examination[J]. Obstet Gynecol, 2015, 125(6): 1330-1337.

[4] 周希亚,彭澎,李雷.母胎医学研究进展[J].协和医学杂志,2016,7(2):119-122.

[5] 姜玉新.中国胎儿产前超声检查规范[M].北京:人民卫生出版社,2016.

[6] 戚庆炜,郝娜,刘俊涛,等.产前遗传学诊断胎儿重度侧脑室增宽1例及文献复习[J].发育医学电子杂志,2016,4(4):235-238.

[7] Agathokleous M, Chaveeva P, Poon L C, et al. Meta-analysis of second-trimester markers for trisomy 21[J]. Ultrasound Obstet Gynecol, 2013, 41(3): 247-261.

[8] 朱铭.胎儿磁共振——磁共振检查的新领域[J].磁共振成像,2011,2(1):7-12.

[9] Levine D, Zuo C, Faro C B, et al. Potential heating effect in the gravid uterus during MR HASTE imaging[J]. J Magn Reson Imaging, 2001, 13(6): 856-861.

[10] 孙国强.实用儿科放射诊断学[M].北京:人民军医出版社,2011.

[11] 董素贞,朱铭,张弘,等.双胎胎儿畸形的磁共振诊断[J].放射学实践,2007,22(4):380-383.

[12] 董素贞,朱铭,钟玉敏.MRI在胎儿神经系统畸形诊断中的应用[J].中国医学计算机成像杂志,2009,15(5):391-395.

[13] 董素贞,朱铭,钟玉敏,等.胎儿先天性膈疝MRI诊断的探讨[J].中华放射学杂志,2009,43(11):1148-1151.

[14] Schneider J F, Confort-Gouny S, Le Fur Y, et al. Diffusion-weighted imaging in normal fetal brain maturation[J]. Eur Radiol, 2007, 17(9): 2422-2429.

[15] Levine D. MR imaging of fetal central nervous system abnormalities[J]. Brain Cogn, 2002, 50(3): 432-448.

[16] Benacerraf B R, Shipp T D, Bromley B, et al. What does magnetic resonance imaging add to the prenatal sonographic diagnosis of ventriculomegaly[J]. J Ultrasound Med, 2007, 26(11): 1513-1522.

[17] Prayer D, Brugger P C, Kasprian G, et al. MRI of fetal acquired brain lesions[J]. Eur J Radiol, 2006, 57(2): 233-249.

[18] Busing K A, Kilian A K, Schaible T, et al. Reliability and validity of MR image lung volume measurement in fetuses with congenital diaphragmatic hernia and in vitro lung models[J]. Radiology, 2008, 246(2): 553-561.

[19] Alamo L, Laswad T, Schnyder P, et al. Fetal MRI as complement to US in the diagnosis and

characterization of anomalies of the genito-urinary tract[J]. Eur J Radiol, 2010, 76(2)：258-264.

[20] 董素贞,朱铭,钟玉敏,等.常染色体隐性遗传性多囊肾病胎儿的 MRI 表现[J].中华放射学杂志,2014,48(12)：973-976.

[21] 董素贞,朱铭,毛建平,等.羊水过少时胎儿畸形的磁共振诊断价值[J].中国临床医学影像杂志,2008,19(1)：51-55.

[22] Chapman T. Fetal genitourinary imaging[J]. Pediatr Radiol, 2012, 42(Suppl 1)：S115-S123.

[23] 董素贞,朱铭,毛建平,等.胎儿先天性肢体畸形的 MRI 诊断探讨[J].中华放射学杂志,2008,42(11)：1143-1146.

4 遗传病产前精准诊断

遗传病是由遗传物质变异所引起的疾病。遗传病分为五大类：染色体病、单基因病、多基因病、线粒体遗传病和体细胞遗传病。染色体病是由染色体数目或染色体结构异常所引起的疾病，如唐氏综合征、21号染色体部分三体综合征。单基因病是由单个基因变异所引起的疾病，既可以是一个等位基因发生变异，也可以是两个等位基因同时发生变异，符合孟德尔遗传规律，如马方综合征、进行性脊髓性肌萎缩。多基因病是指多个基因及环境因素共同参与所导致的疾病，不符合孟德尔遗传规律，其基因的变异与患者的发病风险相关，如阿尔茨海默病。线粒体遗传病既可以是线粒体基因变异所致，也可以是核基因变异所致，核基因变异所致的线粒体遗传病遵循孟德尔遗传规律，可按单基因病处置，线粒体基因变异所致的线粒体遗传病遵循母系遗传。体细胞遗传病是指体细胞遗传物质变异导致的疾病，一般指肿瘤。由于在产前诊断（prenatal diagnosis）中很难综合评估多个基因和潜在环境因素所引起的风险，对线粒体基因在细胞组织间的变异差异以及导致表型的阈值也不好评估，目前产前诊断主要关注染色体病和单基因病，本章重点讨论这两大类疾病的产前诊断。

不同遗传病的遗传物质变异范围和类型不同，其诊断需通过不同的细胞遗传学和分子遗传学实验技术实现。染色体异常的检测早期是依靠细胞遗传学实验技术。最早在1956年Tjio和Levan发现人类染色体的数目为46条，但是由于当时的技术水平所限——染色体非显带技术染色后的染色体呈均匀着色，只能通过染色体的大小和着丝粒的位置分辨染色体及其数目是否存在异常，无法对染色体结构进行判别。而后随着染色体显带技术的出现，尤其是Caspersson等在1972年建立了染色体G显带技术[1]，人们能够将有丝分裂中期的外周血淋巴细胞的染色体以深浅不一的条带形式显示出来，从而可以较为清楚地分辨染色体及其结构变异。随着技术的发展，在1985年《人类细胞遗传学命名的国际体制》（*An International System for Human Cytogenetic Nomenclature*，ISCN）公布，其中收录了400条带和550条带染色体标准图谱，这标志着通过染色体显带技术能鉴别10 Mb以上染色体片段的异常。1994年，*ISCN*又公布了 850 条带的染色体标准图谱,分辨率提高到 5 Mb。近 10 年来,随着分子遗传学技术的发展,尤其是染色体微阵列技术(CMA)和第二代测序技术的出现,染色体异常检出的分辨率有了进一步提高,可达到 100 kb,部分技术甚至可以达到数十 kb(参见4.2.2),这大大提高了疾病的诊断率和准确性。单基因变异的检测是通过系列分子遗传学检测技术完成的,其中 PCR 技术、核酸杂交技术、核酸测定技术(包括 Sanger 测序技术、第二代测序技术等)较为常用。单基因病的诊断要依据单基因病的遗传变异特性选择合适的技术。总之,随着基因型-表型大数据的积累,测序技术的进步(检测成本的下降、自动化程度的提升),结果解读能力的提高,全外显子组测序(whole exome sequencing,WES)、全基因组测序(whole genome sequencing,WGS)等各种高通量测序技术将越来越多地应用于临床,使单基因变异的检测更加快捷、简便和精准。

产前诊断又称为宫内诊断或出生前诊断,是指在胎儿出生前应用各种检测手段了解胎儿在宫内的发育状况,对先天性和遗传性疾病做出诊断。目前,产前诊断中常用的检测手段包括:① 通过超声、胎儿镜、磁共振成像等方法观察胎儿结构是否存在畸形,如孕中期通过 B 超观察胎儿是否存在脑膨出、前脑无裂、脊柱裂等严重的中枢神经系统发育异常;② 利用生物化学或分子生物学等方法对羊水或血液等样本进行蛋白质、酶和代谢产物分析,诊断胎儿是否患有神经管缺陷、先天性代谢性疾病等,如通过检测羊水17 羟孕酮含量有助于诊断先天性肾上腺皮质增生症;③ 通过染色体 G 显带技术、染色体微阵列技术、Sanger 测序和第二代测序技术等细胞或分子遗传学方法检测胎儿是否存在某种遗传病,如通过羊水细胞的染色体核型分析诊断唐氏综合征。无论是直接观察胎儿结构,还是检测胎儿样本里的代谢产物,都是以胎儿阶段能出现相应表型为前提;而直接检测胎儿的遗传物质,因为个体的遗传物质通常在受精卵形成时就已经决定,所以其检测不受胎儿表型限制,能为高风险胎儿提供更为精准的产前诊断。例如,对于有唐氏综合征胎儿引产史的孕妇,再次生育时通过采集胎儿羊水细胞进行染色体核型分析即可基本排除胎儿患唐氏综合征的风险。但是如果前一次妊娠是通过 B 超检查发现胎儿罹患严重心脏病而引产的唐氏综合征胎儿(未通过遗传学检测方法查明病因),再次生育时即使通过仔细的 B 超检查也无法完全排除唐氏综合征,因为约一半的唐氏综合征胎儿不会出现先天性心脏病。我国卫生行政部门对产前诊断技术出台了一系列专门的管理办法,规定开展产前诊断的中心和机构必须通过卫生行政部门审核批准,从业人员也要经过各项法规和技术培训,考试合格后获得卫生行政部门颁发的执业许可证方可在有资质的产前诊断中心或机构从业,提供服务(由于本章仅讨论遗传病精准产前诊断,非遗传因素所致先天性疾病的产前诊断不在本章讨论)。

遗传病精准产前诊断是遗传病三级预防中最重要的一环,是提高人口素质、降低出生缺陷的重要措施。遗传病精准产前诊断的临床意义主要包括 6 个方面:① 检测结果是正常的,可以排除检测范围内的遗传病风险,从而消除或减轻孕妇及家属的焦虑、紧张等不良情绪,有利于孕期健康;② 确诊后可以帮助预测遗传病可能对孕妇或妊娠结局造成的影响,以便孕妇选择合适的生育场所,尽可能保证安全分娩;③ 胎儿被确诊患有遗传病后,可以针对病情为部分遗传病胎儿提供宫内治疗,从而改善胎儿的预后;④ 确诊后也可以帮助预测胎儿出生时可能存在的异常,为孕妇选择有治疗能力的医院进行分娩,及时对遗传病胎儿在出生时或出生后进行治疗;⑤ 对于严重致愚、致残、致死性遗传病,通过遗传学检测确诊后可以为孕妇及家属选择终止妊娠提供机会;⑥ 对于有再次生育要求的夫妇,通过对患病胎儿进行遗传学确诊后,可以进一步追溯胎儿所携带的遗传物质变异是否来源于夫妇双方,便于评估该夫妇再次妊娠相同遗传病胎儿的风险,再次妊娠时通过产前诊断防止相同遗传病患儿的出生,也可以为希望通过胚胎植入前遗传学诊断提高正常胎儿妊娠率的夫妇提供前期基础。

4.1　染色体病的产前精准诊断

染色体数目异常和结构畸变所致的疾病称为染色体病。根据所累及的染色体不同,染色体病又可分为常染色体病和性染色体病两类,这两类染色体病的临床表现存在一定的差异。常染色体病通常表现为先天性非进行性智力障碍、生长发育迟缓、多发畸形等。性染色体病主要表现为性发育不全或存在模糊的两性特征,也有患者仅表现为生育能力下降、继发性闭经、智力稍差、行为异常等。

由于绝大部分染色体病是严重致愚、致残、致死性疾病,且 90% 左右为新发突变,目前缺乏有效的治疗手段,仅可通过产前筛查、胚胎植入前遗传学诊断、产前诊断等手段发现此类染色体病胎儿,选择性终止妊娠[2]。

4.1.1　产前诊断技术

染色体病的产前诊断技术主要包括取材术、染色体制备术、显带技术以及荧光原位杂交(FISH)技术,下面将分别予以介绍。

4.1.1.1　产前诊断取材术

最常用的产前诊断取材手段包括绒毛膜取样术、羊膜腔穿刺术、脐静脉穿刺术。这些技术虽然都属于有创性产前诊断方法,但随着操作技术的改进和手术医师经验的积累且可在超声诊断仪的配合下进行,给孕妇和胎儿带来的风险越来越小,因此从 20 世纪 70 年代一直沿用至今。

1) 绒毛膜取样术

绒毛组织位于胚囊之外且又具有和胚胎同样的遗传属性,故孕早期进行绒毛活检已经被广泛应用于胎儿遗传病的早期产前诊断。在孕早期,绒毛组织是最清楚而且又较容易取得的胎儿组织。用于产前诊断的绒毛取样手术一般在孕 $10 \sim 13^{+6}$ 周之间进行,经腹部穿刺取样。如果早于这一时期进行手术,可能导致胎儿异常,且由于胎盘绒毛太薄,在超声下很难将其与包绕它的蜕膜组织区分开,而不易取得绒毛组织。

不同诊断目的所需的绒毛量不同,染色体核型分析需 10 mg 左右,DNA 分析需大约 5 mg 即可。因此,一次绒毛活检获取 20 mg 左右的绒毛组织可满足任何产前诊断的需要。绒毛组织既可以直接制片进行染色体观察,也可以经细胞接种、培养增殖后制备染色体,或采集后直接提取 DNA 进行 CNV 检测或基因病的产前诊断。但直接法制备染色体受标本量和标本新鲜程度的限制,所收获的可供分析的细胞一般较少而不适于进行染色体病的产前诊断。培养法是目前应用较多也是最常规的进行绒毛显带染色体核型分析的方法。另外,如果在进行绒毛染色体分析的过程中遇到染色体嵌合,结果无法判断的情况,就必须进一步行羊膜腔穿刺分析羊水细胞染色体核型来明确诊断。绒毛膜取样术最大的优势是能在孕早期完成产前诊断,一旦检测结果为异常,可选择治疗性流产,这样就可以使孕妇和家属的忧虑早日解除,孕妇所面临的手术伤害和风险就相对小很多。

2) 羊膜腔穿刺术

羊水中的细胞主要来自胎儿的皮肤、胃肠道、呼吸道和泌尿生殖道或羊膜内层(包括表皮细胞、羊膜细胞、未分化细胞、吞噬细胞等)。1966 年 Steele 和 Breg 应用羊水细胞培养诊断出第一例唐氏综合征。此后,羊膜腔穿刺术被广泛应用于遗传病的产前诊断。由于此技术操作简单,对孕妇及胎儿基本安全,体外培养方法稳定,现已成为临床应用最普遍的一种胎儿标本采集术。

羊膜腔穿刺术一般在孕 $16 \sim 22^{+6}$ 周也就是孕中期取样,因为此阶段子宫已超出盆腔,羊水量较多(孕 16 周羊水约为 200 ml,孕 20 周已达 500 ml),在超声引导下经腹壁进针容易抽取羊水,且不易伤及胎儿。此外,这一时间段抽取的羊水中活细胞比例相对较高,羊水细胞培养容易成功。孕中期羊水抽取量一般不宜多于 30 ml。羊水细胞可直接抽取 DNA 进行 CNV 检测或基因病产前诊断,也可经过培养增殖行染色体核型分析。在羊水细胞培养过程中一旦出现培养失败或母体细胞污染,或者出现胎儿细胞在体外培养期间发生畸变而出现假性嵌合的情况,就需要考虑第二次羊水穿刺或脐静脉穿刺,第一次手术 2 周后方可考虑第二次穿刺。

3) 脐静脉穿刺术

脐静脉穿刺术是产科医师在 B 超引导下经孕妇腹部皮肤直接进针采集胎儿脐静脉血,采集的标本经过 $48 \sim 72$ h 的细胞培养后进行染色体制备、核型分析或采集后直接提取 DNA 进行 CNV 检测或基因病的产前诊断。采集脐带血标本进行检测分析可作为绒毛或羊水细胞培养后出现的假性嵌合或细胞培养失败而进行校正采取的补救措施。

脐血管穿刺在孕 18 周至足月妊娠均可进行。一般情况下,孕 20 周以后取 5 ml 以内脐带血对胎儿循环无影响。脐静脉穿刺时易混有母体血,可影响检测结果的判定,需对采集的标本进行胎血、母血鉴定方能保证检测结果的真实性。3 种胎儿标本取材术的对比情况如表 4-1 所示。

表 4-1　绒毛膜取样术、羊膜腔穿刺术、脐静脉穿刺术对比

	绒毛膜取样术	羊膜腔穿刺术	脐静脉穿刺术
手术时间	孕 10～13^{+6} 周	孕 16～22^{+6} 周	孕 18 周之后
可行检测	细胞遗传学检测、分子遗传学检测、生化检测		
胎儿丢失率	0.3%～0.6%	0.3%～0.6%	<2%
其他手术风险	宫内感染、肢体短缺等	宫内感染、羊水栓塞等	宫内感染、羊水栓塞等
禁忌证	完全性前置胎盘、先兆流产未稳定、孕妇体温超过 37.2℃		
相对禁忌证	病毒(如 HBV、HIV)携带者、孕妇 Rh 血型阴性者等		

4.1.1.2　染色体制备技术

1952 年,中国学者徐道觉建立了使用低渗液预处理培养细胞标本的方法,获得分散良好的中期染色体。1956 年,华人科学家蒋有兴确定人类染色体的数目为 46 条,从而开辟了人类染色体病诊断新篇章。

1) 常规染色体制备技术

人类外周血淋巴细胞、胎儿羊水脱落细胞、绒毛细胞和其他组织细胞可以通过接种、培养、刺激细胞有丝分裂、促进细胞增殖获得大量处于分裂期的细胞。植物凝集素(phytohemagglutinin,PHA)是一种淋巴细胞刺激剂,主要使小淋巴细胞转化成淋巴母细胞,并使淋巴细胞进入有丝分裂,常用作外周血淋巴细胞培养刺激剂。而秋水仙素和秋水仙胺有干扰微管装配,破坏纺锤丝形成和终止细胞分裂的作用,便于在同一时间收获大量中期或早中期染色体。细胞通过低渗处理、固定后核膜膨胀破裂、染色体铺展,通过这些处理就可以获得在显微镜下清晰可见的染色体标本。与外周血淋巴细胞和脐带血细胞相比,羊水细胞和绒毛细胞需要通过特殊处理接种,且须使用专用培养基培养(不加植物凝集素),因细胞较少,培养时间相对较长。

2) 高分辨染色体制备技术

高分辨染色体制备技术相对于常规染色体制备技术可以明显增加染色体的条带数目(见图 4-1)。最常用的方法是当培养中的细胞增殖到一定数量时加入少量的阻断剂使培养中的细胞分裂同步化。比如,加入 5-氟尿嘧啶和尿嘧啶核苷阻断 DNA 的合成,使细胞同步在 DNA 合成期;然后加入胸腺嘧啶核苷释放细胞,使其继续进入有丝分裂;再加入染色体缩短抑制剂溴乙啶;最后通过短时间低浓度的秋水仙胺处理,得到中前期

细胞分裂象。经过特殊处理的高分辨染色体条带水平可达到 550～850 条或更多,这样就可以较容易地识别那些微小的结构性染色体畸变。但由于分辨率的局限性以及对于检测人员的识别能力要求较高,即使利用高分辨染色体也仅能够识别 5 Mb 以上的结构变异。高分辨染色体制备技术常作为常规染色体制备的辅助技术,也可用于验证胎儿异常染色体的亲本来源,一般采用外周血和脐带血进行制备,在羊水细胞和绒毛细胞中很少应用。

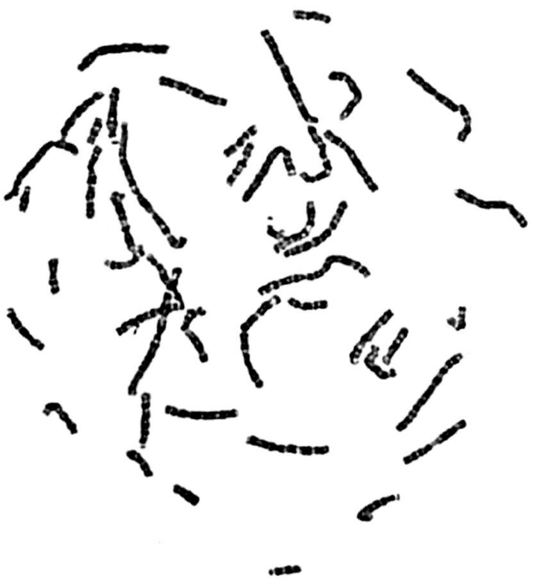

图 4-1　400～550 条带阶段 G 显带高分辨染色体

4.1.1.3　显带核型分析技术

人类的 46 条染色体,如仅根据长度差别和着丝粒的位置是很难分辨的,仅能用于计数,无法确定其结构的改变。染色体显带技术的优点是能显现染色体本身更细微的结构,有助于更准确地识别每条染色体及染色体结构的异常。染色体显带技术适用于各种细胞的染色体标本。染色体显带方法一般分为两类:① 显示整个染色体组带纹的显带方法,如 G、Q、R 等显带方法;② 只限于显示特殊染色体结构的显带方法,包括显示结构性异染色质的 C 带、端粒带型的 T 带和核仁组织者区的 N 带等。本节主要介绍在产前诊断中应用较多的 G 显带、C 显带和 N 显带技术方法。

1) G 显带技术

G 显带是染色体显带技术中应用最广泛的,染色体经过胰蛋白酶处理后,用一种能够结合 DNA 的化学染料吉姆萨(Giemsa)进行染色,染色体呈现深浅相间的带纹,人类的 24 种染色体可显示出各自特异的带纹。据此可以将这些染色体排列起来进行同源染色体比较,判断是否存在数目和结构异常(见图 4-2)。

G 显带技术由于制备方法简单,带纹清晰,制备的玻片标本经一定方法处理后保存时间长,至今被广泛应用于外周血淋巴细胞、羊水、绒毛、脐带血等细胞的染色体核型分析。由于 G 显带染色体长臂和短臂末端均为浅染,染色体长、短臂末端的微小结构异常很难被识别。320～400 条带阶段常规的 G 显带技术只能分辨出染色体 10 Mb 以上的片段异常,而不能排除染色体微小结构的变异和其他基因的突变,必要时需结合其他遗传学检测技术进行诊断。

2) C 显带技术

C 显带技术起源于原位杂交,先用 Ba(OH)$_2$ 处理玻片上的染色体使 DNA 变性,再

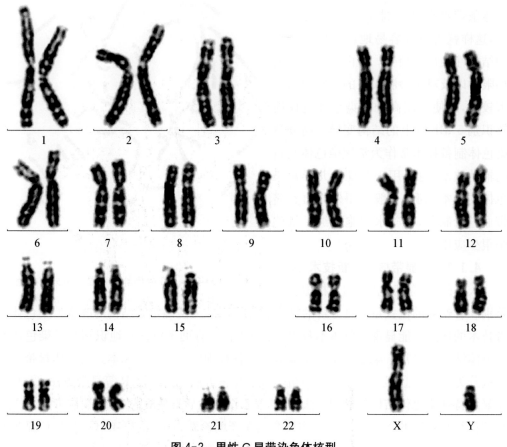

图 4-2 男性 G 显带染色体核型

在 65℃的柠檬酸钠缓冲液(SSC)中缓慢复性,最后通过吉姆萨染色就可在染色体的异染色质部位显出深染带纹。C 显带是最简单的一种显带技术,它在染色体着丝粒和 1q、9q、16q 以及 Yq12 的异染色质区显示为深染,其他部位显示为浅染(见图 4-3)。如果染色体上其他部位出现异染色质区,也可用此种显带方法鉴定。C 显带技术在产前诊断中一般用于区别究竟是常染色质区异常还是异染色质区的正常变异(多态)。

　　3) N 显带技术

　　人类的近端着丝粒染色体(即 13 号、14 号、15 号、21 号和 22 号染色体)的短臂区与核仁形成有关,故称为核仁组织区(NOR)。它们是具有转录活性的 18S rRNA 基因和 28S rRNA 基因所在的部位。因为具有转录活性的 rRNA 基因往往伴有丰富的酸性蛋白质,该类蛋白质含有巯基(—SH)和二硫键(—S—S—),能使 AgNO₃ 中的 Ag⁺ 还原成 Ag 颗粒,所以有转录活性的核仁组织区常被镀上 Ag 颗粒而呈现黑色,没有转录活性的核仁组织区则不着色。

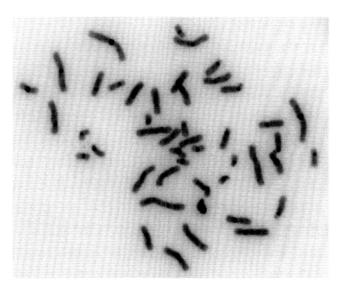

图 4-3 C 显带染色体图

深染部分为着丝粒和异染色质区

N 显带技术主要是用新鲜配制的 50％$AgNO_3$ 溶液(含 10％甲酸)滴在盖有滤纸的染色体玻片标本上,一定时间后用吉姆萨染色,之后镜下观察。N 显带技术在产前诊断中主要用于显示 D、G 组染色体核仁组织区(随体区)是否存在正常变异(多态),如果在其他染色体上出现随体或怀疑 D、G 组短臂易位到其他染色体,也可以通过 N 显带技术进行鉴定(见图 4-4)。

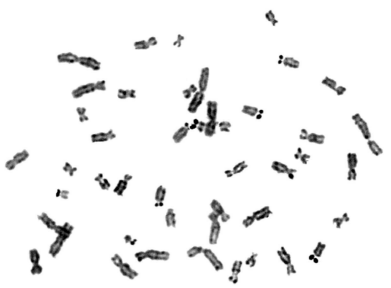

图 4-4 N 显带染色体

黑色深染部分为部分近端着丝粒染色体银染区域

4.1.1.4 荧光原位杂交技术

以染色体显带技术为基础的传统细胞遗传学技术,是研究染色体病的基础,至今仍广泛应用,但这些技术也存在一定的局限性:① 由于分辨率的原因,它们的检测范围具有一定的局限性,微小的结构异常无法识别;② 它们是根据每条染色体应该出现的特征性带型是否发生改变进行判断的,如果核型中出现来源不明的标记染色体或涉及多条染色体的相互易位,特别是涉及末端浅带的结构变异,单纯的 G 显带技术往往很难得出准确的结果;③ 它们主要针对经过培养后分裂旺盛的细胞,如培养的外周血淋巴细胞和羊水细胞、脐带血细胞,而对于难以进入有丝分裂的细胞则一般无法确定染色体正常与否;④ 如果检测人员没有极其熟练的制片技术和阅片技术,对于结果的判断没有丰富的经验,那么就有可能出现解读偏差而导致误诊或漏诊,导致严重后果。

在过去的 30 多年中,以 DNA 探针与中期染色体或细胞间期核相结合来观察荧光信号的杂交技术为代表的分子细胞遗传学技术已经取得很大发展。荧光原位杂交(FISH)是一种将传统细胞遗传学技术与分子遗传学技术相结合的检测手段,用于检测和定位染色体上特定的 DNA 序列。该技术用特定荧光素如生物素等标记探针,与靶DNA 进行杂交,通过退火、复性标记荧光的 DNA 探针结合到匹配的靶序列上,在荧光显微镜下观察荧光位置和数目判断染色体的数目和结构异常。FISH 技术的检测对象主要包括中期染色体和间期染色质。较常用的 FISH 技术包括特定 DNA 序列的FISH[3]、染色体涂染[4]、光谱染色体核型分析(spectral karyotyping,SKY)[5]、多色FISH(muti-color fluorescence *in situ* hybridization,M-FISH)[6]、显微切割 FISH(microdissection fluorescence *in situ* hybridization,MicroFISH)[7]、比较基因组杂交(comparative genomic hybridization,CGH)[8]、引物介导的原位 DNA 标记(primed *in situ* labeling,PRINS)[9]、多重亚端粒探针 FISH[10,11]等。

基于检测目标的不同,FISH 使用的探针主要有:① 着丝粒探针,由特定染色体着丝粒附近高度重复的 DNA 序列组成,可用于确定所有染色体的数目和性染色体构成,临床上常用于对 13 三体综合征、18 三体综合征、唐氏综合征和 X、Y 染色体等非整倍体综合征的快速产前诊断;② 染色体特异性定位探针,由特定基因或序列片段组成,可用于检测常规或高分辨 G 显带技术无法识别的染色体小片段缺失或重复,亦可用于对染色体重排进行分析;③ 染色体涂染探针,由特定染色体上的 DNA 片段探针混合而成,用于对整条染色体的检测和定位,临床上主要用于对染色体重排的分析。

荧光标记的 DNA 探针能够与处于不同周期的细胞进行杂交。应用于染色体病产前诊断的 FISH 可以分为中期 FISH 和间期 FISH。中期 FISH 能对发生结构改变的特定染色体区域(如染色体末端浅带、着丝粒以及其他结构变异)采用染色体涂染探针、着丝粒探针和染色体特异性定位探针进行直观的分析,因而其可用于检测染色体的结构改变如易位、倒位和标记染色体。间期 FISH 虽然能快速筛查大量细胞核,不需进行细胞培养和中期染色体制备，但不能发现未知的染色体结构改变。尽管间期 FISH 具有快速的优点，但不够精准全面，只能作为一种辅助的检测方法（这里不进行讲述）。染色体显带技术和 FISH 技术联合运用可对各种畸变进行精准检测，从而明确诊断。图 4-5 显示中期染色体 FISH 和间期核 FISH。

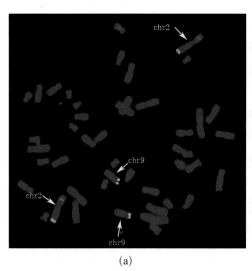
(a)

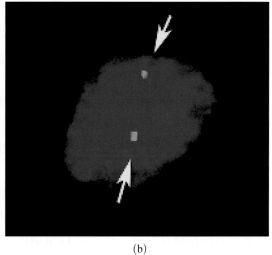
(b)

图 4-5　中期 FISH 和间期 FISH

(a) 为中期染色体三色 FISH，人工细菌染色体(BAC)探针分别为：红色，2p22.1　RP11-24K2；橙色，2q37.3　RP11-90E11；绿色，9p24.3 RP11-31F19；(b) 为间期核单色 FISH，BAC 探针为：橙色，21q21.1　RP11-49J9

4.1.2　常见染色体病的诊断和产前诊断

染色体病可分为染色体的数目异常及结构异常，数目异常又可以分为整倍体、非整倍体。人的配子(精子或卵子)是单倍体细胞，含有 23 条染色体，称为一个染色体组。如果染色体数目的改变是一个染色体组的倍数，则为整倍体，如：69，XXX；69，XXY。若染色体数目的改变不是一个染色体组的倍数，则为染色体的非整倍体改变，如：45，X；47，XX，+21。染色体结构异常可分为平衡重排和非平衡重排。平衡重排携带者不涉及遗传物质的改变，一般无明显临床症状，但其可产生异常配子，故可引起流产、死产或生育染色体病患儿；非平衡重排患者由于存在遗传物质的丢失或重复，可出现相应的临床症状。

不同的染色体病患者所需采用的产前诊断技术有所不同，比如对于染色体数目异常的患者，通常使用常规的 G 显带即可明确诊断；而对于染色体结构异常的患者，可能需要使用多种产前诊断技术方可明确诊断。下文针对数目异常染色体病及结构异常染色体病分别介绍产前诊断技术的应用。

4.1.2.1 数目异常染色体病

人类常见的染色体数目异常疾病包括唐氏综合征、18 三体综合征、13 三体综合征、特纳综合征、XXX 综合征、Klinefelter 综合征等。

1）唐氏综合征

唐氏综合征又称为 21 三体综合征或先天愚型，是最常见的一种染色体病，也是发病率较高的导致人类患有轻度至中度智力障碍的遗传性疾病。该病的共同临床特征有生长发育迟缓、智力障碍、特殊面容，并常伴有四肢、心脏和生殖器官等的畸形。唐氏综合征的致病原因主要是比正常人多一条 G 组的 21 号染色体，使患者产生临床表型的基因关键区域位于 21q21.1-q22.2。

唐氏综合征根据染色体核型不同分为 4 种类型。① 标准型。核型描述为 47,XX (XY),+21,这一类型约占唐氏综合征患者的 95%。主要是由于 21 号染色体在减数分裂时不分离或姐妹染色单体提前分离产生。其中约 90% 发生在母源配子的减数分裂阶段，约 10% 发生在父源配子的减数分裂阶段。生育该种患儿的风险随着母亲年龄增加而增加，母亲年龄在 35 岁之后生育该种患儿的风险显著增高。② 罗伯逊易位型。核型通常由 D 组（13 号、14 号、15 号）或 G 组（21 号、22 号）染色体与一条 21 号染色体的长臂通过着丝粒融合而成。其中由 D 组染色体与 21 号染色体组成的罗氏易位唐氏综合征,75% 为新发,25% 来源于父母中的一方。同源罗氏易位核型描述为 46,XX(XY), +21,der(21;21)(q10;q10)。③ 嵌合型。这一类型是形成受精卵后体细胞在有丝分裂时染色体不分离的结果，包括正常核型和三体型，患者的临床表型与 21 三体核型和正常核型之间的比例相关，正常核型所占比例越大，表型越轻。嵌合型唐氏综合征的核型描述为：47,XX(XY),+21/46,XX(XY)。④ 21 部分三体。21 号染色体长臂部分三体患者不多见，多数情况下父母一方是 21 号染色体与其他染色体相互易位或倒位携带者，在减数分裂中产生 21 号染色体部分三体或发生了新的结构重排所致。

病例 1：

就诊者,女,29 岁,孕 23⁺ 周。B 超发现胎儿多发异常：NF 增厚，鼻骨未显示，颜面部低平，髂翼角增宽，双手小指第二节指骨发育不良并稍弯曲，胎儿三尖瓣反流，脐静脉腹内段稍增宽。怀疑胎儿染色体为 21 三体。夫妻非近亲结婚，无遗传病家族史，孕期未接触有毒、有害物质。抽取羊水行染色体病产前诊断。胎儿羊水染色体核型分析结果为 47,XY,+21,诊断为唐氏综合征。遗传咨询建议终止妊娠，夫妻再次妊娠时需行产前诊断。胎儿羊水 320~400 条带阶段 G 显带染色体核型分析结果如图 4-6 所示。

2）18 三体综合征

18 三体综合征又称为 Edwards 综合征，是由于体细胞中多了一条 18 号染色体而引起多发畸形，伴有胸骨短、特殊握拳姿势等症状，出生后患儿表现为生长发育迟缓、肌张力高、特殊面容等。18 三体综合征在活产新生儿中发病率为 1/6 000，仅次于唐氏综

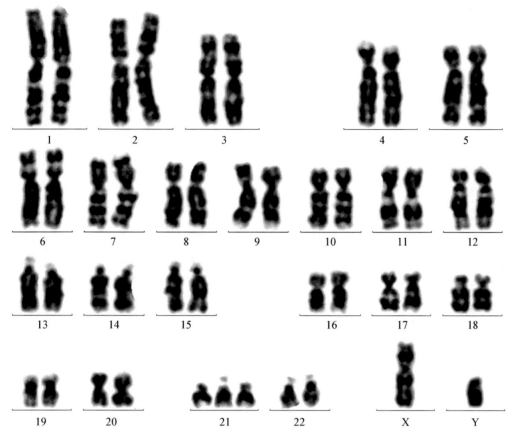

图 4-6　病例 1　胎儿羊水 320～400 条带阶段 G 显带染色体核型分析

核型分析结果为：47,XY,+21

注：检测报告中应将性染色体遮盖，核型中不体现性别

合征。95％的 18 三体综合征胚胎自然流产。

18 三体综合征核型包括标准型、嵌合型、多重三体型 3 种类型。① 标准型。核型描述为 47,XX(XY),+18。97％由卵细胞在减数分裂过程中发生染色体不分离导致。多数为卵细胞减数分裂Ⅱ期姐妹染色单体不分离，与孕妇年龄相关。② 嵌合型。由受精卵在早期有丝分裂过程中发生染色体不分离导致。嵌合型 18 三体核型描述为 47,XX(XY),+18/46,XX(XY)。③ 多重三体型。如 48,XYY,+18 等。

病例 2：

就诊者，女，40 岁，孕 17$^+$周。因年龄高风险行无创产前 DNA 检测，提示胎儿存在 18 号染色体三体型风险。B 超提示胎儿多发畸形：单脐动脉，室间隔缺损，手指屈曲、重叠且姿势固定。夫妻非近亲结婚，无遗传病家族史，孕期未接触有毒、有害物质。抽取羊水行产前诊断。胎儿羊水染色体核型分析结果为 47,XX,+18,诊断为 18 三体综合征。遗传咨询建议终止妊娠，夫妻再次妊娠时需行产前诊断。胎儿羊水 320～400 条带阶段 G 显带染色体核型分析结果如图 4-7 所示。

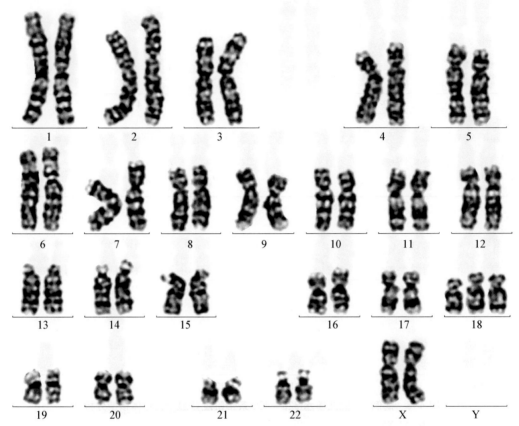

图 4-7 病例 2 胎儿羊水 320～400 条带阶段 G 显带染色体核型分析

核型分析结果为：47,XX,+18

注：检测报告中应将性染色体遮盖，核型中不体现性别

3）13 三体综合征

13 三体综合征又称为 Patau 综合征，是由于患儿体细胞中多了一条 13 号染色体，主要表现为严重智力低下、特殊面容、手足及生殖器畸形。13 三体综合征与唐氏综合征及 18 三体综合征相比多发畸形更加严重且具有严重致死性，90% 的患儿一般在 1 岁以内死亡。

13 三体综合征的染色体核型可分为 3 种。① 标准型：核型描述为 47,XX(XY)，+13。由生殖细胞在减数分裂过程中发生染色体不分离导致，90% 的标准型 13 三体为卵细胞减数分裂异常所致，与孕妇年龄相关。这一类型约占 13 三体的 80%。② 罗伯逊易位型：这一类型通常为 13 号染色体与其他 D、G 组染色体之间发生了随体融合，另外还有两条正常的 13 号染色体所致，也可能父母中有一方为 13 号染色体罗伯逊易位携带者。核型描述为 46,XX(XY)，+13,der(13;14)(q10;q10)。这一类型约占 13 三体的 14%。③ 嵌合型：体细胞由正常与 13 三体两种核型组成，主要是由受精卵在早期

有丝分裂过程中发生染色体不分离所致。嵌合型 13 三体核型描述为 47,XX(XY),
+13/46,XX(XY)。一般来说,正常核型的细胞比例越高,患儿症状越轻。这一类型约
占 13 三体的 6%,一般为新发。

病例 3:

就诊者,女,31 岁,孕 25⁺周,为第二胎,曾生一女儿现体健。B 超示胎儿多发畸形:
全前脑、唇裂、室间隔缺损等。居住在矿区,周围有较多胎儿畸形的病例。孕妇丈夫为
骨科医师,接触 X 线较多。夫妻非近亲结婚,无遗传病家族史,孕期未接触其他有毒有
害物质。抽取脐带血行染色体病产前诊断。胎儿脐带血染色体核型分析结果为 47,
XY,+13,诊断为 13 三体综合征。遗传咨询建议终止妊娠,夫妻再次妊娠时需行产前
诊断。胎儿脐带血 320～400 条带阶段 G 显带染色体核型分析结果如图 4-8 所示。

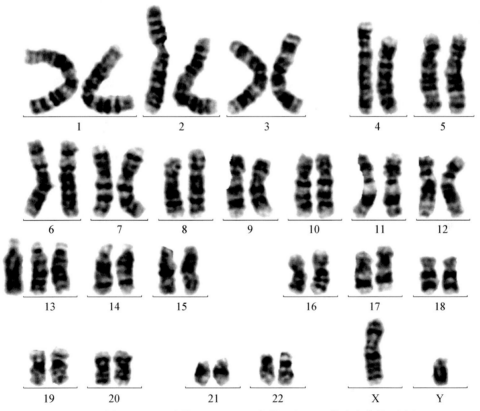

图 4-8　病例 3　胎儿脐带血 320～400 条带阶段 G 显带染色体核型分析

核型分析结果为 47,XY,+13
注:检测报告中应将性染色体遮盖,核型中不体现性别

4) 特纳综合征

特纳综合征(Turner syndrome)中 99% 在胚胎早期自然流产,占孕早期自然流产病

例的 15%。发生率约为女性新生儿的 1/5 000。出生后主要临床表现为身材矮小,成人身高一般不超过 150 cm,智力一般或稍低,青春期乳房不发育或发育差、外生殖器发育不良或成年后呈幼稚型、条索状性腺、原发性闭经或稀发等。

特纳综合征根据染色体核型一般分为 4 种。① X 单体型。核型描述为 45,X。这一类型占特纳综合征患者的 55%,是其经典类型。主要是由双亲配子形成时在减数分裂过程中性染色体的同源染色体或姐妹染色单体不分离,导致其中部分配子缺失一条 X 染色体或 Y 染色体所致。其中 70% 的性染色体不分离为父源性的。② 嵌合体。核型描述有 45,X/46,XX;45,X/47,XXX/46,XX;45,X/47,XXX 等。这一类型约占特纳综合征患者的 10%。嵌合体的形成是由于受精卵在早期卵裂过程中发生了性染色体丢失。③ 等臂 X。如 46,X,i(X)(q10) 及其嵌合体 45,X/46,X,i(X)(q10) 等。这一类型占特纳综合征患者的 20%。④ X 染色体结构异常及其嵌合体。如 X 长臂或短臂缺失及其嵌合体、X 染色体末端重排、假双着丝粒 X 染色体及其嵌合体、环状 X 染色体等。

病例 4:

就诊者,女,39 岁,孕 17^{+5} 周。孕 12 周行 B 超提示:NT 增厚,胎儿全身水肿。无创产前 DNA 检测结果提示为 45,X。夫妻非近亲结婚,无遗传病家族史,孕期未接触有毒有害物质。抽取羊水行产前诊断。胎儿羊水染色体核型分析结果为 45,X,诊断为特纳综合征。因胎儿有全身水肿等异常,遗传咨询建议终止妊娠,夫妻再次妊娠时需行产前诊断。胎儿羊水 320～400 条带阶段 G 显带染色体核型分析结果如图 4-9 所示。

5) XXX 综合征

XXX 综合征又称为 X 三体综合征,在新生女婴中的发生率约为 1/1 000,多为新发。大多数患者外表如正常女性,但身高略高于正常女性的平均身高,常见智力低下,IQ 值一般较同龄人低 10～15 分,部分患者出现轻度的学习、语言和行为方面的障碍,生育能力低下或不育。

XXX 综合征的一般核型描述为 47,XXX。其他核型还有 48,XXXX;49,XXXXX 及嵌合体等。XXX 综合征是由父母配子形成时在减数分裂过程中 X 染色体的同源染色体或姐妹染色单体不分离所致。90% 是由母源性的 X 染色体不分离导致,其中 78% 发生在第一次减数分裂,22% 发生在第二次减数分裂。另外,10% 是由父源性的性染色体不分离导致。嵌合体的形成是由于在受精卵早期卵裂中性染色体发生了不分离。

病例 5:

就诊者,女,25 岁,孕 17 周,G1P0。B 超检查示:颈部水囊瘤可能;胎儿左侧胸腔积液;胎儿大脑中动脉收缩期峰值增高。孕期未行唐氏综合征筛查。否认孕期服用药物,诉新房装修 2 个多月时开始居住。除此外孕期无异常。夫妻非近亲结婚,无遗传病家族史。抽取羊水行产前诊断。胎儿羊水染色体核型分析结果为 47,XXX,诊断为 XXX 综合征。因胎儿伴有多发畸形,遗传咨询建议终止妊娠,夫妻再次妊娠时需行产前诊

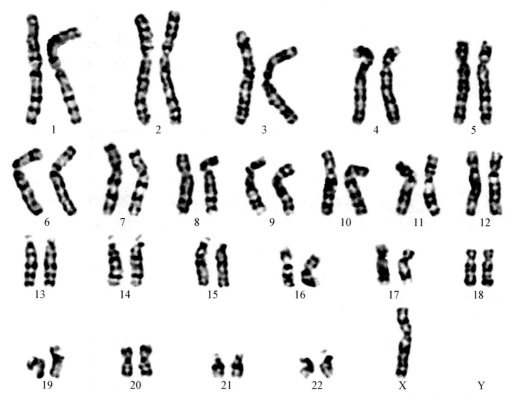

图 4-9　病例 4　胎儿羊水 320～400 条带阶段 G 显带染色体核型分析

核型分析结果为：45,X

断。胎儿羊水 320～400 条带阶段 G 显带染色体核型分析结果如图 4-10 所示。

6）Klinefelter 综合征

Klinefelter 综合征又称为 XXY 综合征或克氏综合征，是一种引起男性性功能低下最常见的性染色体异常疾病。发生率为男性新生儿的 1/1 000。主要临床表现为身材高大、性发育不良、无精或少弱精、男性乳房发育等。

Klinefelter 综合征的核型一般描述为 47,XXY。其他核型包括 48,XXXY；49,XXXXY 及嵌合体等。Klinefelter 综合征主要是由双亲配子形成时在减数分裂过程中同源染色体或姐妹染色单体不分离所致，其中 54% 为父源性的性染色体不分离，46% 为母源性的性染色体不分离。嵌合体的形成是由受精卵早期卵裂时性染色体不分离导致。

病例 6：

就诊者，女，34 岁，孕 22+ 周。外院无创产前 DNA 检测提示性染色体数目异常。B 超未见明显异常。夫妻非近亲结婚，无遗传病家族史，孕期未接触有毒有害物质。抽取羊水行产前诊断。胎儿羊水染色体核型分析结果为 47,XXY，诊断为 Klinefelter 综合征。Klinefelter 综合征可导致小睾丸、无精症等。遗传咨询建议由夫妻双方自主决

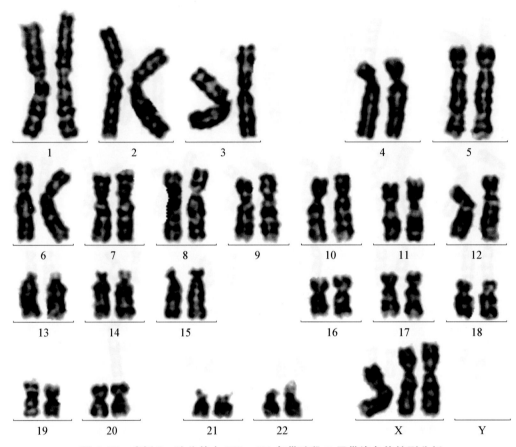

图 4-10　病例 5　胎儿羊水 320～400 条带阶段 G 显带染色体核型分析

核型分析结果为：47, XXX

定是否终止妊娠，夫妻再次妊娠时需行产前诊断（具体咨询见性染色体数目异常的遗传咨询部分）。胎儿羊水 320～400 条带阶段 G 显带染色体核型分析结果如图 4-11 所示。

4.1.2.2　结构异常染色体病

染色体结构异常可分为平衡重排和非平衡重排，而平衡重排又可以分为易位、倒位与插入等，非平衡重排包括缺失、标记染色体与环状染色体、等臂染色体及双着丝粒染色体等。平衡重排由于不涉及染色体片段的缺失和重复，且染色体断裂重接后未影响相关基因，患者一般无明显症状，只是在生育时会形成异常的配子，导致流产、死产及生育染色体异常后代。非平衡重排患者由于存在染色体片段的丢失或重复，可出现由缺失或重复片段导致的特殊表型，具体咨询详见 4.1.3.3。由于临床常见的平衡重排为易位、倒位以及插入，下文将主要针对这 3 类染色体病进行阐述。

易位、倒位、插入等染色体结构畸变往往并未伴随染色体片段的丢失或重复，且染色体断裂重接后没有影响相关基因的功能，一般不产生临床表型。携带这种结构异常

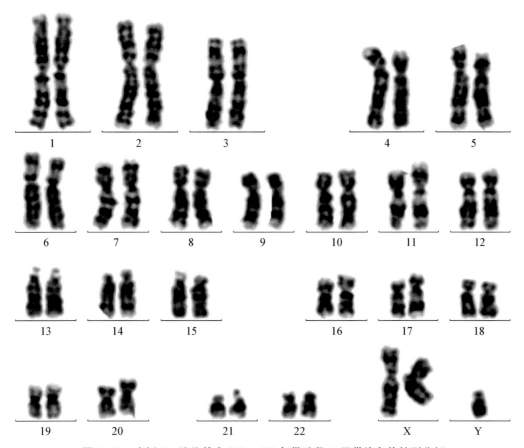

图 4-11　病例 6　胎儿羊水 320～400 条带阶段 G 显带染色体核型分析

核型分析结果为 47,XXY

染色体但没有表型的个体,称为携带者或平衡携带者。携带者本身没有染色体病的表型,但其生殖细胞在分裂过程中能形成三类配子:染色体结构正常配子、与携带者相同的染色体结构异常配子以及存在染色体片段缺失或(和)重复的遗传物质数量异常配子。染色体遗传物质数量异常配子与正常配子结合形成的合子大多在妊娠早期停育,只有少部分能妊娠到孕中、晚期,这一类胎儿如果不进行产前诊断将有可能出生并表现出严重的染色体病表型。

另外,夫妻双方无染色体异常,但胎儿染色体显带核型分析显示为新发的易位、倒位、插入等,即使经 CNV 检测未发现染色体片段的重复和缺失,也不能判断染色体的断裂重接是否会导致基因功能的异常。因此,新发的染色体易位、倒位、插入的胎儿不能确定为表型正常的携带者。

1) 易位携带者

两条或两条以上染色体相互交换染色体片段称为易位。两条染色体相互交换部分片段,称为相互易位,相互易位可发生在非同源染色体之间,也可发生在同源染色体之间。3条或3条以上染色体各自发生断裂,其片段相互交换重接而形成具有结构重排的染色体叫复杂易位。染色体片段的交换如果没有导致遗传物质的增加或减少(染色体片段没有丢失或增加)称为平衡易位。两条染色体在着丝粒处发生整个臂的交换称为整臂易位。

据调查,新生儿中染色体平衡易位的发生率高达3‰,群体中染色体平衡易位携带者是比较常见的。根据参与易位的两对染色体在减数分裂中常见的邻位或对位2∶2分离以及3∶1分离方式,相互易位携带者理论上至少可形成18种配子,其中1/18为正常染色体,1/18为平衡易位的染色体,其余16/18为存在遗传物质数量改变的染色体。而罗伯逊易位是染色体相互易位的特殊形式,主要是D、G组染色体通过着丝粒融合形成的。罗伯逊易位理论上可形成6种配子,1/6为正常染色体、1/6为罗伯逊易位染色体、2/6为增加一条D、G组染色体、2/6为减少一条D、G组染色体。在自然生育中,夫妻之一是易位携带者,不仅可出现反复流产及死胎等不良妊娠史,还可能生出严重多发畸形和(或)智力障碍染色体病患儿,因此这类人群妊娠后必须行产前诊断。

病例7:

就诊者,女,26岁,孕18^{+4}周。B超及血清学筛查未见明显异常,孕妇本人因多次孕早期胚胎停育而在外院行G显带染色体检查,核型为46,XX,t(2;5)(q33;p15.1),夫妻非近亲结婚,无其他遗传病家族史,孕妇未接触有毒有害物质。抽取羊水行产前诊断。胎儿羊水染色体核型分析结果为46,XX,t(2;5)(q33;p15.1)mat,诊断为母源的染色体平衡易位携带者。遗传咨询建议,若孕妇再生育仍需产前诊断,该胎儿出生后结婚怀孕也需行产前诊断。胎儿羊水320~400条带阶段G显带染色体核型分析结果如图4-12所示。

2) 倒位携带者

某一条染色体同时发生两处断裂,其中间片段发生180°变位重接后,与断裂点外侧染色体片段重新连接形成的染色体称为倒位染色体。如被颠倒的片段包含着丝粒,则称为臂间倒位;如被颠倒的片段仅涉及长臂或短臂的某一片段,则称为臂内倒位。若倒位后没有发生遗传物质的增减,携带倒位染色体的个体无临床表型的改变,称为倒位携带者。倒位携带者理论上会形成4种配子,一种为正常染色体,另一种为倒位染色体,其余两种存在染色体片段的重复和缺失,携带者有1/2的概率生育正常后代。臂内倒位产生染色体片段的重复和缺失的两种配子分别为双着丝粒染色体和无着丝粒染色体配子,这两类配子与正常配子结合后,双着丝粒染色体在有丝分裂时会形成染色体桥,而无着丝粒片段在有丝分裂过程中将丢失,这是导致胚胎早期死亡和流产的主要原因。

病例8:

就诊者,女,29岁,孕20$^+$周。孕期无异常,否认有农药、放射性毒物接触史。夫妻

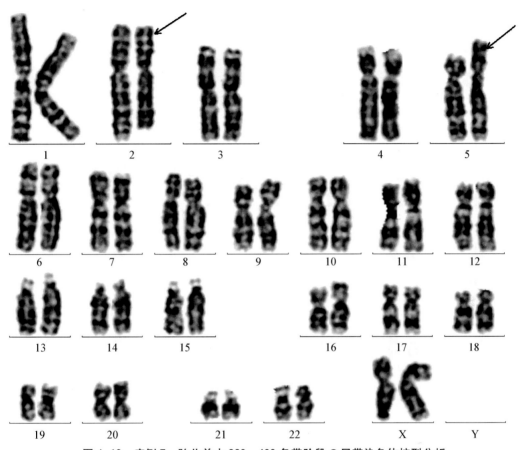

图 4-12 病例 7 胎儿羊水 320～400 条带阶段 G 显带染色体核型分析

核型分析结果为：46,XX,t(2;5)(q33;p15.1)mat
注：检测报告中应将性染色体遮盖，核型中不体现性别

非近亲结婚，无遗传病家族史。无创产前检测提示唐氏综合征高风险，抽取羊水行产前诊断。胎儿羊水染色体核型分析结果为 47,XY,inv(4)(p15.2q12)，+21。胎儿为携带4 号染色体臂间倒位的唐氏综合征患者。遗传咨询建议终止妊娠，夫妻双方需行染色体检查确定 inv(4)的来源。夫妻若再生育需行产前诊断，必要时做胎儿 CNV 检测。胎儿羊水 320～400 条带阶段 G 显带染色体核型分析结果如图 4-13 所示。

3）插入携带者

异常染色体构成分为两种类型：一种是某一条染色体同时发生三处断裂，其中两处断裂的中间片段插入另一断裂处重接，三处断裂点可发生在同一臂或两臂，中间片段可正向亦可反向重接；另一种是两条染色体同时发生三处断裂，其中一条染色体两个断裂点的中间片段插入另一条染色体的断裂处，此类插入可发生在同源染色体之间，也可发生在非同源染色体之间，插入片段可正向亦可反向重接。核型描述时插入片段的方向

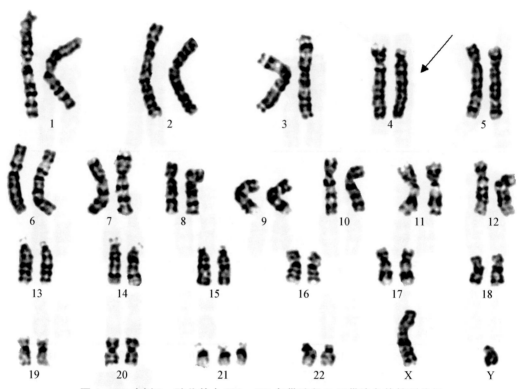

图 4-13　病例 8　胎儿羊水 320～400 条带阶段 G 显带染色体核型分析

核型分析结果为 47,XY,inv(4)(p15.2q12),+21

注：检测报告中应将性染色体遮盖,核型中不体现性别

用其条带顺序与着丝粒的关系来表示,即插入后原来离着丝粒近的条带仍然离着丝粒近则为正向插入,反之为反向插入。

如果夫妻一方为插入携带者,无论哪种类型,在形成配子的过程中除部分可产生正常或与携带者同样的配子外,还可产生部分三体部分单体的配子。这一类配子与正常配子结合时可能会导致合子形成障碍,临床往往表现为婚后多年不孕、月经延长、早期流产等妊娠生育疾患,也有可能存在生育染色体部分重复和(或)部分缺失后代的风险。因此,必须通过产前诊断选择生育表型正常儿。

病例 9：

就诊者,男,7 岁。因智力发育迟缓就诊。患儿足月平产,出生时体重 3.25 kg。母乳喂养,无窒息史。出生后 20 多天出现吐奶,1 个月时因吸入性肺炎住院治疗。2 个月时因幽门肥厚手术治疗。自幼体质差,每月发烧一次,食量少。2 岁多能走路,4 岁能讲话,现语言表达能力可,可与人交流。学习能力差,不能计算 10 以内数字,IQ 值为 50 分左右。父母生育年龄均为 25 岁,母亲无流产史,无家族史。体格检查：头发偏黄,小头,后脑平,后发际低,前额上斜、窄,前发际高,眼睑下垂,大耳、低耳位,鼻大,牙齿发育可,无唇腭裂,生殖器发育正常,四肢脊柱正常,双足第二趾稍长,向内弯曲。脑部 CT 未见异常。患儿于当地医院进行外周血染色体检查未见异常,于我院复查染色体,结果显示 4 号染色体与 9 号染色体可疑异常。由于受外周血 320~400 条带阶段 G 显带分辨率的限制,微小的结构异常无法识别,因此建议患儿行中期染色体 FISH 检测、患儿父母行染色体检查。检查结果提示:母亲染色体未见异常,父亲染色体核型为 46,XY,ins(4;9)(q25;q21.32q31.1),诊断为插入携带者。患儿遗传了其父亲一条衍生的 4 号染色体和正常 9 号染色体,为 9 号染色体的部分三体,从而导致异常表型和智力障碍。后母亲再次怀孕接受遗传咨询,并对其胎儿行羊水染色体检查及 CNV 检测均未发现异常,医师建议继续妊娠并正常分娩。5 岁回访时表型和智力均同正常儿。父亲外周血 320~400 条带阶段 G 显带染色体核型分析结果及父母、患儿中期染色体 FISH 结果如图 4-14 所示(具体遗传咨询见 4.1.3.2)。

4.1.3 遗传咨询

遗传咨询是指临床遗传学家或者遗传咨询师通过与咨询者的商谈交流,帮助咨询者了解所患疾病的遗传病因、遗传方式、诊断、治疗、预防和再发风险,并提出合理的意见或建议,以便患者得到恰当的治疗,并指导患者或家属生育。一般需要 4 个过程,即

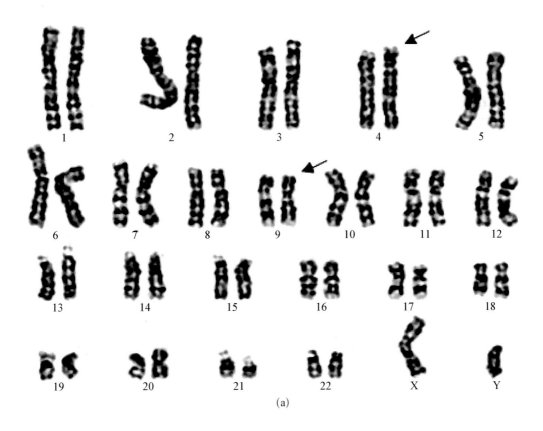

(a)

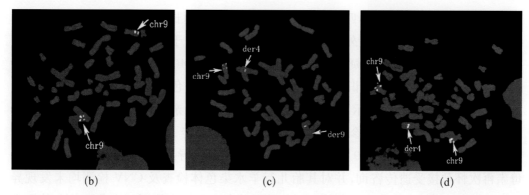

图 4-14 病例 9 父亲外周血 320～400 条带阶段 G 显带染色体核型分析结果及父母、患儿中期染色体 FISH 结果

(a) 示父亲外周血 320～400 条带阶段 G 显带染色体核型分析结果为 46,XY,ins(4;9)(q25;q21.32q31.1);(b) 为母亲外周血中期染色体 FISH;(c) 为父亲外周血中期染色体 FISH;(d) 为患儿外周血中期染色体 FISH。(b)、(c)、(d) 中 BAC 探针为绿色：9q34.13 RP11-203M2;橙色：9q22.31 RP11-771A21

病史采集、建立并证实诊断、风险评估以及提供咨询意见。

自 1971 年巴黎国际染色体命名会议以来,已经发现人类染色体数目异常和结构畸变 2 万多种,染色体病综合征 200 多种。而在对流产、死产、新生儿及一般人群的调查研究中发现,染色体异常占流产胚胎的 50%～70%,占死产婴儿的 10%,占新生儿死亡的 10%,占新生儿的 5‰～10‰,占一般人群的 5‰[2]。因而,染色体核型分析已成为这些疾病的常规检查项目。随着染色体核型分析的广泛应用,染色体病的遗传咨询也越来越受到重视。咨询的主要对象包括：① 患有染色体病或先天畸形者,或曾生育染色体病患儿的夫妇及其家庭成员;② 不明原因智力低下或先天畸形患儿的父母;③ 不明原因的反复流产或有过死胎、死产等情况的夫妇;④ 孕期接触不良环境因素以及患有某些慢性病或肿瘤等显著受累于遗传物质异常的孕妇;⑤ 常规血清学筛查或无创产前 DNA 检测高风险、影像学检查提示胎儿异常的孕妇;⑥ 有染色体异常者或携带者及其家庭成员;⑦ 其他需要咨询者、婚后多年不育的夫妇以及 35 岁以上的高龄孕妇等。

尽管人类染色体病多种多样,但总体上可分为染色体数目异常、染色体结构异常以及其他一些特殊染色体病等类型。针对不同类型的染色体病,遗传咨询的侧重点有所不同。下面将从染色体数目异常、染色体结构异常及特殊类型的染色体病这 3 个方面进行遗传咨询的阐述。

4.1.3.1 染色体数目异常的遗传咨询

1) 常染色体数目异常的遗传咨询

染色体数目异常可分为常染色体数目异常和性染色体数目异常。常染色体数目异常主要是指常染色体数目的增加或减少,由于其涉及数十、数百甚至上千个基因的改变,通常临床症状较为严重,大部分发生流产、死产。临床常见的常染色体数目异常为唐氏综合征(21 三体综合征)、18 三体综合征、13 三体综合征,因为这类染色体病患者呈现不同程度的智力障碍以及多发畸形,所以进行产前遗传咨询时,需跟胎儿父母详细解释该类染色体病胎儿出生前后可能出现的临床症状、可采用的处理方案以及告知其再发风险,对于唐氏综合征、18 三体综合征以及 13 三体综合征胎儿一般建议终止妊娠。下面将通过实例进行说明。

病例 10:

孕妇,39 岁,G2P1,末次月经为 2015 年 8 月 11 日,孕期血清学筛查提示:唐氏综合征患病风险值为 1/55,遂于某院行无创 DNA 检测,结果显示:唐氏综合征高风险。孕早期 B 超未见明显异常,NT 厚度为 1.3 mm,孕期无特殊情况,否认毒物、放射线接触史,否认家族遗传病史。孕 21^{+3} 周行羊膜腔穿刺术,于我院行染色体核型检查,结果如图 4-15 所示。

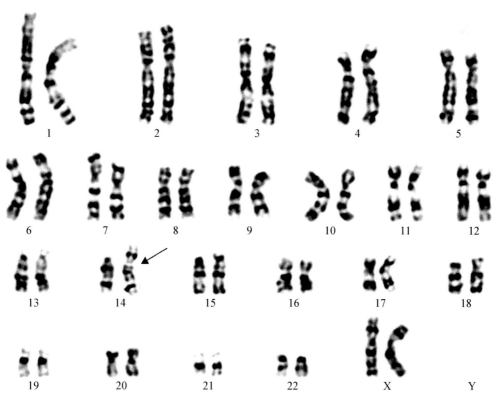

图 4-15　病例 10　胎儿羊水 320～400 条带阶段 G 显带染色体核型分析结果

注:检测报告中应将性染色体遮盖,核型中不体现性别

染色体核型分析结果:46,Xn,der(14;21)(q10;q10),+21

胎儿出生前或出生后可能出现唐氏综合征表型,临床表现多样,但其主要特征包括以

下几个方面[2]。① 特殊面容：短头短颈、面部轮廓扁平、小眼裂、眼距增宽、外眦上斜、内眦赘皮、鼻梁低平、张口吐舌、耳廓发育不良、低位耳。② 中枢神经系统：智力低下、全身肌张力低下、言语含糊、早发痴呆。③ 心脏：先天性心脏病，如房间隔缺损、室间隔缺损、动脉导管未闭等。④ 皮肤：颈背或颈部皮肤松弛、通贯掌。⑤ 骨骼系统：身材矮小、手指粗短、关节松弛、第五指变短内弯、第一趾和第二趾间距增宽、髂骨翼发育不良、髋臼浅、寰枢椎间关节不稳定。⑥ 消化系统：十二指肠狭窄/闭锁、肛门闭锁、先天性巨结肠、直肠脱垂。⑦ 内分泌系统：甲状腺功能低下。⑧ 血液系统：类白血病反应、急性淋巴细胞白血病、急性巨核细胞白血病、急性髓细胞性白血病。⑨ 生殖系统：男性不育症。

（1）处理方案。唐氏综合征是严重致愚、致残、致死性染色体病，出生前尚无有效的治疗方法，出生后亦无病因治疗方法，仅能对症治疗，对于患儿器官畸形可到各个专科予以手术纠正。患儿寿命取决于有无严重的先天性心脏病、白血病、消化道畸形以及抗感染能力等。早期干预、定期体检、药物或外科对症治疗，以及良好的家庭环境和职业相关训练等可以改善患儿的发育状况，延长患儿寿命，提高患儿生存质量。儿童期应该执行标准的免疫接种。通过特殊教育和适当的护理可以提高患儿的生活质量和适应能力，部分患儿生活基本自理。夫妇双方应慎重考虑是否继续妊娠。

（2）再发风险评估[2]。D组染色体与21号染色体组成的罗伯逊易位型唐氏综合征中75%为新发，25%为家族性，父母一方为罗伯逊易位携带者。因此，对罗伯逊易位型唐氏综合征患儿的父母应该进行染色体核型分析，明确有无罗伯逊易位携带者。对该胎儿父母行染色体核型分析发现其母亲染色体正常，父亲染色体核型为45，XY，der(14;21)(q10;q10)，为罗伯逊易位携带者。D/21罗伯逊易位母源性携带的子代唐氏综合征再发风险为15%，父源性携带的子代唐氏综合征再发风险为2%，新发患者父母再生育唐氏综合征患儿的风险为3.7%，该病例为父源性携带，故再发风险为2%，建议母亲再次生育时行产前诊断。

2）性染色体数目异常的遗传咨询

性染色体数目异常是指由X、Y染色体的数目异常导致的染色体病。这类染色体病由于只涉及性染色体，临床症状相对来说不太严重，其共同的临床特征主要表现为性发育不良或两性畸形，部分患者表现为闭经、轻度智力障碍以及行为异常等。临床常见的性染色体数目异常包括特纳综合征、XXX综合征、Klinefelter综合征等。由于此类染色体病并不是严重致愚、致残、致死性疾病，故胎儿的妊娠结局由夫妻双方商议后自行选择，对于染色体核型为47，XXX的胎儿一般不建议终止妊娠。下面就4.1.2.1中的病例6进行遗传咨询阐述。

胎儿出生后的临床表型：身材高大、性发育不良（喉结不明显、声音尖细、无胡须和腋毛、阴毛稀少、阴茎短小、双侧睾丸小）、不育以及男性乳房发育。几乎所有此类患者均存在不育，部分患者智力较正常人低（平均IQ值为85~90分，语言IQ值低于动作

IQ 值），有精神异常或精神分裂症的倾向，少数患者有乳腺癌、糖尿病、甲状腺功能低下、性腺细胞瘤等疾病。患者的临床症状随着 X 染色体数目的增多而趋于严重，严重表型主要体现在智力与机体发育畸形方面。

处理方案：Klinefelter 综合征并不是严重致愚、致残、致死性染色体病，其最严重的表型为性发育不良。该综合征出生后虽无根治办法，但早期的对症治疗可有效地改善患者的症状，使用性激素替代治疗可促进第二性征的发育；对于乳房发育的患者可行外科整形手术；对于存在无精或严重的少弱精症的患者，可借助辅助生殖技术进行生育，必要时可采用供精人工授精。通过对症治疗，Klinefelter 综合征患者可达到接近正常人的生活质量，因此是否继续妊娠由夫妻双方自行决定。

再发风险评估：Klinefelter 综合征大多为新发，再发风险低，小于 1%[2]。建议该病例中的孕妇再次生育时行产前诊断。

4.1.3.2 染色体结构异常的遗传咨询

结构异常染色体病临床较为常见的主要是易位、倒位以及插入，但由于这 3 类疾病的遗传咨询有所不同，下面将分别予以阐述。

1）易位的遗传咨询

易位又可分为相互易位与罗伯逊易位。相互易位携带者理论上至少可形成 18 种配子，其中 1/18 为正常染色体，1/18 为平衡易位的染色体，其余 16/18 为存在遗传物质数量改变的染色体（这样的配子与正常配子结合后大多于孕期停止发育，极少数可出生，但一般会出现由部分三体或部分单体导致的一些严重症状），因此相互易位携带者有 2/18 的概率生育正常后代。罗伯逊易位主要是由 D、G 组染色体通过着丝粒融合形成的，其理论上可形成 6 种配子，1/6 为正常染色体，1/6 为罗伯逊易位染色体，2/6 为增加一条染色体，2/6 减少一条染色体，增加一条或减少一条染色体的配子与正常配子结合后可产生部分三体或部分单体，部分三体、部分单体的胚胎大多不能存活，只有极少数可出生，但均表现为不同程度的智力障碍和多发畸形，因而罗伯逊易位携带者生育正常后代的概率为 2/6。在自然生育中，夫妻之一是易位携带者，不仅可出现反复流产及死胎等不良妊娠史，还可能生出严重多发畸形和（或）智力障碍染色体病患儿，因此为此类患者提供遗传咨询时，应跟患者详细解释其生育正常胎儿的概率，并告知其可选择胚胎植入前遗传学诊断的生育方式，若自然怀孕，则须行产前诊断。

病例 11：

患者，男，30 岁。因拟行胚胎植入前遗传学诊断于我院就诊，其妻有两次孕早期胚胎停育史，胚胎未行遗传学检测，夫妻双方曾于外院行染色体检查，诉女方染色体正常，男方染色体异常（具体不详）。男方无明显畸形及智力低下，否认毒物、放射线接触史，诉其母亲也曾有过多次流产史，无其他遗传病家族史，遂于我院行染色体检查，结果如图 4-16 所示。

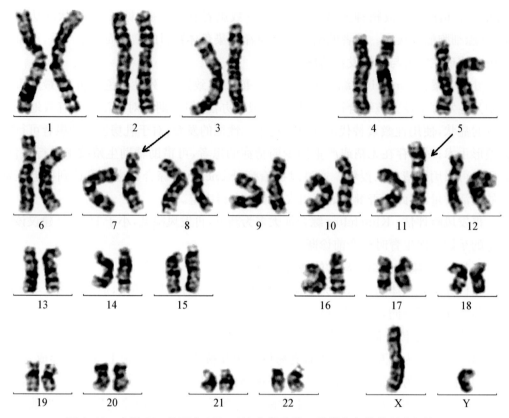

图 4-16　病例 11　外周血 320～400 条带阶段 G 显带染色体核型分析结果

染色体核型分析结果：46,XY,t(7;11)(p11.2;q23)

咨询意见：该患者染色体核型为 46,XY,t(7;11)(p11.2;q23)，是 7 号染色体和 11 号染色体平衡易位携带者，这是导致其妻胚胎停育的主要病因。其理论上妊娠染色体核型正常胎儿的概率为 1/18，妊娠与携带者相同染色体核型胎儿的概率也为 1/18，其余胎儿均有遗传物质数量异常的染色体（大多数胎儿于孕早期停育，只有少部分能妊娠至孕中、晚期。若不进行产前诊断将有可能生出有严重染色体病表型的新生儿），因而该患者生育正常胎儿的概率为 2/18。该患者可以选择两种生育方式。① 自然受孕。取绒毛、羊水或脐带血，综合选用染色体显带、FISH、基因芯片、全基因组测序等方法进行产前诊断。② 试管婴儿。综合选用间期核 FISH、单细胞 DNA 扩增后基因芯片或全基因组测序、连锁分析等技术，行胚胎植入前遗传学诊断。

2）倒位的遗传咨询

倒位可分为臂间倒位与臂内倒位。倒位携带者理论上会形成 4 种配子，一种为正常染色体，一种为倒位染色体，其余两种存在染色体片段的重复和缺失。由于染色体片段缺失和重复的胚胎大多在孕期会出现流产、死产或者胚胎停育，极少数可出生，但也会表现为不同程度的智力障碍或多发畸形,携带者有 1/2 的概率生育正常后代。此类患者接受遗传咨询时,应告知患者其生育正常胎儿的概率,其生育方式可以选择:① 自然受孕。孕中期须取羊水或脐带血行产前诊断。② 试管婴儿。可通过胚胎植入前遗传学诊断选择正常和倒位携带者胚胎植入。

病例 12:

患者,男,33 岁。因拟行 IVF-ET 于我院就诊。夫妻双方均为再婚,女方与前夫结婚 6⁺ 年,未避孕未孕。今再婚 8⁺ 月,未避孕未孕,性激素及妇科 B 超均未见异常。于外院行子宫输卵管造影术(HSG),结果显示:左输卵管间质部梗阻,右输卵管粘连。男方与前妻有过妊娠史(人流两次),否认毒物、放射线接触史,否认家族遗传病史。夫妻双方于我院行染色体核型分析,女方染色体结果正常,男方染色体结果如图 4-17 所示。

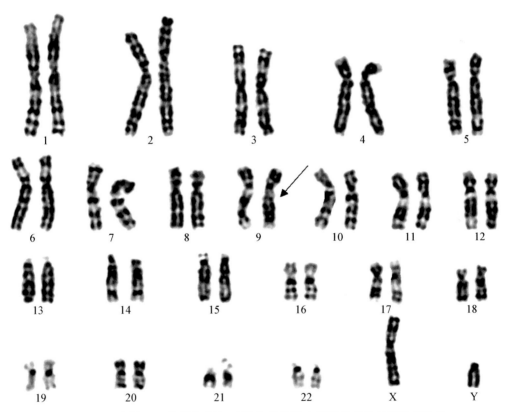

图 4-17 病例 12 外周血 320～400 条带阶段 G 显带染色体核型分析结果

染色体核型分析结果:46,XY,inv(9)(q12;q22.3)

咨询意见:该患者染色体核型为 46,XY,inv(9)(q12;q22.3),为 9 号染色体长臂臂内倒位携带者。其理论上可形成 4 种配子,一种为染色体正常,一种为臂内倒位染色体,还有两种为染色体部分缺失或重复的双着丝粒染色体或无着丝粒片段。携带双着丝粒染色体或无着丝粒片段的精子与正常的卵子结合形成合子,由于双着丝粒染色体在有丝分裂过程中形成染色体桥,而无着丝粒片段在有丝分裂过程中丢失,导致缺失一条 9 号染色体,以上两种情况均可以导致胚胎早期死亡而流产,因此该患者生育正常后代的概率为 2/4。由于其妻子存在输卵管梗阻的问题,可以选择试管婴儿的生育方式,通过胚胎植入前遗传学诊断选择正常和倒位携带者胚胎植入,也可选择供精人工授精。

3）插入的遗传咨询

插入可分为两大类。一类涉及一条染色体,是指某一条染色体同时发生 3 处断裂,其中一个断裂片段插入另一断裂处并重接,这 3 个断裂点可发生在臂间或同一臂内,插入片段也可顺向或反向重接,不同方式的插入,产生配子的类型有所差异。臂间顺向插入携带者理论上在减数分裂过程中可形成 5 种配子,1/5 的染色体为正常,1/5 的染色体为臂间顺向插入,其余为染色体部分缺失或重复。染色体缺失和（或）重复的配子与正常配子结合后形成的胚胎大多在孕早期发生停育,极少数可妊娠到孕晚期并出生,且表现出严重的染色体病症状;臂间反向插入携带者理论上在减数分裂过程中可形成 6 种配子,1/6 为正常的染色体,1/6 为臂间反向插入的染色体,其余均存在染色体片段的缺失和重复[12]。此类患者接受遗传咨询时,应注意患者的染色体插入类型,并告知其生育正常胎儿的概率,其生育方式可以选择:① 自然受孕,孕中期须取羊水或脐带血行产前诊断;② 试管婴儿,可通过胚胎植入前遗传学诊断选择正常和插入携带者胚胎植入。

另一类则涉及两条染色体,是指两条染色体同时发生 3 处断裂,其中的一个断裂片段插入另一条染色体的断裂处,此种染色体畸变既可发生在同源染色体间,也可发生在非同源染色体间,插入方式也可分为顺向和反向。非同源的顺向及反向插入携带者理论上在减数分裂过程中均可形成 12 种配子,其中 1/12 为正常,1/12 为携带者,其余均存在染色体片段的缺失和（或）重复。同源顺向插入携带者又可以分为等位点插入和非等位点插入,若为等位点插入,理论上可形成 4 种配子,1/4 为正常,其余存在染色体部分缺失和（或）部分重复;若为非等位点插入,则不能形成正常配子。同源等位点反向插入携带者在减数分裂过程中也不能产生正常的配子[12]。此类患者进行遗传咨询时,应明确告知患者染色体畸变的类型,对于非同源的顺向或反向插入携带者以及同源等位点顺向插入的携带者,应告知其生育正常胎儿的概率,其生育方式可以选择:① 自然受孕,孕中期须取羊水或脐带血行产前诊断;② 试管婴儿,可通过 PGD 选择正常和插入携带者胚胎植入。而同源非等位点顺向插入和同源等位点反向插入的携带者,由于其不能产生正常的配子,一般无法生育。若其想生育后代,可选择供精（卵）进行人工授精。

下面就 4.1.2.2 中的病例 9 进行插入的遗传咨询阐述。

咨询意见:患者父亲的染色体核型为 46,XY,ins(4;9)(q25;q21.32q31.1),为插入携带者,且为非同源染色体的顺向插入携带者,其理论上可形成 12 种配子,因为患者母亲染色体正常,所以其生育正常后代的概率为 2/12(其中 1/12 的染色体完全正常,1/12 与患者父亲核型一样),其余均为部分三体或部分单体(部分三体、部分单体的胚胎大多不能存活,仅极少数可存活,但都表现为不同程度的智力障碍和多发畸形)。在实际临床应用中,可简单地按照分离及自由组合定律进行咨询,即患者有 1/4 的概率生育染色体完全正常胎儿(患者将其正常的 4 号和 9 号染色体传下去),1/4 的概率生育染色体与携带者相同的胎儿(将发生插入的 4 号和 9 号染色体传下去),其余为部分三体或部分单体(将正常的 4 号和异常的 9 号或异常的 4 号和正常的 9 号染色体传下去)。患者再生育可选择的生育方式有两种:① 自然受孕。取绒毛、羊水或脐带血,综合选用染色体显带、FISH、基因芯片等方法进行产前诊断。② 试管婴儿。综合选用间期核 FISH、单细胞 DNA 扩增后基因芯片或连锁分析等技术,行胚胎植入前遗传学诊断。

4.1.3.3 特殊染色体病的遗传咨询

除上述提到的染色体数目异常及结构异常之外,还存在特殊类型的染色体病类型,这里主要讨论嵌合体与染色体结构的非平衡重排。嵌合体是指来源于同一合子但具有两种或两种以上在遗传构成上有差异的细胞系的个体。由于此类染色体病患者常因嵌合比例的不同出现不同程度的症状,相对来说,这类患者的遗传咨询更为复杂。若为产前绒毛膜穿刺发现嵌合体,则应行羊膜腔穿刺,若两者结果一致,则可明确诊断,同时可采用基因组拷贝数变异测序(CNV-seq)以及 SNP 微阵列精准地检测出嵌合比例;若结果不一致,则需继续行脐带血穿刺。若为产前羊水穿刺发现嵌合体,则应行脐带血穿刺,以便明确诊断。临床常见的嵌合体主要有嵌合型唐氏综合征、性染色体嵌合体,这两种疾病的遗传咨询也有所不同。

嵌合型唐氏综合征的临床症状常因嵌合比例的不同而出现较为明显的差异,其表型可从接近正常的表型到典型的唐氏综合征不等。因而,嵌合型唐氏综合征的表型严重程度较难预测。一般来说,正常核型所占比例越高,症状越轻,不同组织来源的嵌合比例有助于预测疾病的严重程度,患儿父母再生育患儿的风险较低。遗传咨询时应告知患者父母其可能出现的症状、处理方案以及再发风险。若为产前,妊娠结局则由胎儿父母商议决定。

性染色体嵌合体主要表现为性发育不良或两性畸形以及生育异常,部分患者存在发生性腺肿瘤的风险。因嵌合比例不同,其临床症状也有所不同,一般认为正常核型所占比例越高,症状越轻。性染色体嵌合体通常是由合子后的有丝分裂不分离所致,再发风险较低。因此,遗传咨询时除了告知患者家属其可能出现的临床症状,还应告知其存在发生性腺肿瘤的风险。

染色体结构的非平衡重排患者由于存在染色体片段的丢失或重复,或形成特殊的染色体结构,表现出由缺失或重复片段以及特殊染色体结构导致的特殊表型,存在染色体片段的缺失和重复的胚胎大多不能存活,仅极少数可出生,出生后多表现为多发畸形并合并不同程度的智力障碍。因为染色体结构非平衡重排患者的临床症状很难预测,所以为此类患者提供遗传咨询时,可登录 PubMed 数据库查找相关文献,看是否有先例报道,若有,则查看其临床表型。因常规的 G 显带分辨率有限,必要时可建议患者使用其他产前诊断技术以明确诊断。下面通过两个病例介绍嵌合体与染色体结构非平衡重排的遗传咨询。

病例 13:

患者,女,36 岁。结婚 10 年余,性生活正常,未避孕未孕。其月经一直未来潮。子宫及双附件 B 超提示始基子宫,双侧卵巢发育不良。性激素检测结果显示:促卵泡激素为 30.12 IU/L,黄体生成素为 30.24 IU/L,催乳素为 6.9 μg/L,雌二醇为 3.89 pmol/L,睾酮为 4.76 nmol/L。自诉曾服用中药调理月经,但效果不明显(具体不详)。患者为初中文化,与人交流可。体检结果显示:身高为 153 cm,面部多痣,无颈蹼,乳房无发育,阴毛无生长,大小阴唇呈幼女型。于我院行染色体核型分析,结果如图 4-18 所示。

染色体核型分析结果:45,X[38]/46,XX[63]

咨询意见:该患者的染色体核型为 45,X[38]/46,XX[63],为特纳综合征。由于该综合征患者有性发育不良,一般无生育能力,可通过领养来养育后代。对于少部分保留

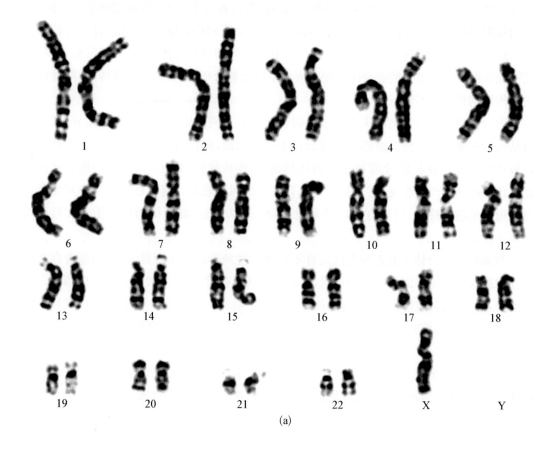

(a)

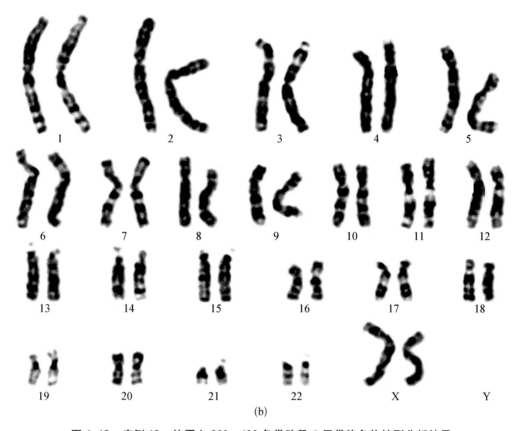

图 4-18 病例 13 外周血 320～400 条带阶段 G 显带染色体核型分析结果

生育能力的患者,可通过辅助生殖技术进行妊娠,但由于特纳综合征常合并多种并发症,在妊娠前应详细评估相关的并发症或潜在并发症,建议其慎重考虑妊娠。该患者目前已 36 岁,且存在性发育不良的症状,因此建议其通过领养来养育后代。

病例 14:

患者,女,12 岁。因身材矮小、多发畸形于我院就诊。患者为第一胎第一产,足月剖宫产,出生时体重为 2 500 g,身长为 50 cm,头围为 34.5 cm。出生时无缺氧窒息史,无病理性黄疸,其母亲在孕期有过一氧化碳中毒史。患者在新生儿期被诊断患有法洛四联症,其出生后 3 个月可抬头,14 个月可独走,15 个月会喊人,2 岁时行心脏外科手术。患者曾于外院行智力测试,IQ 值为 72 分,语言及运动发育可,存在行为异常,主要表现为注意力不集中,不与他人交流。体检结果显示:身高为 145 cm,体重为 55 kg,面部不对称,前额突出,小眼,眼距宽,鼻梁低平,上唇薄,短颈,双乳间距宽,手脚小,第五指弯曲且短,上臂及腿上可见多处白斑。于我院行染色体核型分析,结果如图 4-19 所示。

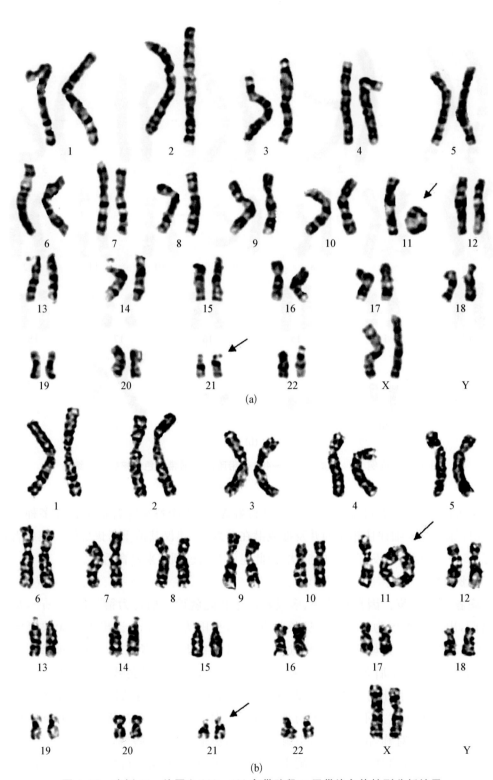

(a)

(b)

图 4-19　病例 14　外周血 320～400 条带阶段 G 显带染色体核型分析结果

染色体核型分析结果：46,XX,r(11)(p15.3q24.1),der(21)t(11;21)(p15.3;qter)

咨询意见：该患者染色体核型为 46,XX,r(11)(p15.3q24.1),der(21)t(11;21)(p15.3;qter)，即为 11 号染色体的短臂末端和长臂末端同时断裂且相互融合形成环状 11 号染色体，同时 11 号染色体短臂断裂片段易位到 21 号染色体的长臂末端，而 11 号染色体断裂的长臂末端丢失而形成的特殊染色体病。由于常规的染色体显带技术分辨率有限，建议其行 FISH 和基因芯片检测，结果均证实了该染色体核型结果。文献中也有环状 11 号染色体的报道，患者主要的临床特征为身材矮小、小头畸形、生长发育迟缓、智力障碍[13]。该患者的特殊面容、先天性心脏病以及学习障碍与环状 11 号染色体及 11 号染色体长臂末端缺失综合征的症状均相符合。环状染色体通常为新发，但也有家族性的报道。建议：① 患儿父母行常规的染色体核型分析，以明确是否患儿环状 11 号染色体为新发，若为新发，再发风险较低；若为家族性（通常为母系），子代再发风险约为 40%[14]。② 针对患儿出现的症状可进行对症治疗，目前尚无根治办法。③ 父母再次妊娠时需行产前诊断。

4.1.3.4 遗传咨询的注意事项

（1）咨询医师应取得咨询者及其家属的信任与配合，使其能够提供详尽的病史和家系资料，这样咨询医师在做出诊断或开具检查项目和估计再发风险率以及决定选取何种产前诊断手段时才能更加接近实际。

（2）咨询医师的咨询意见应实事求是，还应注意咨询者的情绪，避免使用带有刺激性的语言形容遗传病患者的特征，或损伤咨询者的自尊，特别是要用合适的语言减轻孕妇的焦虑情绪，鼓励咨询者树立信心。

（3）咨询医师在按照染色体病的类型和遗传方式估计再发风险率时，应科学地说明下一代染色体病的发病概率。

（4）为保证咨询质量，咨询医师应为咨询者建立个案记录，以便查找，有利于咨询者再次咨询时作为参考。

（5）咨询医师和实验技术人员应记录和保存登记资料，将遗传和产前诊断登记资料装订归档，采用计算机记录者必须做好备份，同时应备纸质文件另行保管。产前诊断病历含术前相关检查登记、《知情同意书》、细胞遗传学分析实验记录等，保存期限为 20 年以上。细胞培养及染色体标本制备的实验记录按实验室工作日志保存档案，保存期限为 5 年以上。用于诊断性实验的玻片保存期限有限，如果是永久性的显带方法（G 带、C 带、R 带），玻片宜保存两年。FISH 的染色体玻片保存时间由实验室主任决定。各个实验室应确保在获得足够的中期分裂象细胞之前，保存部分原始标本、细胞培养物或细胞沉淀物。每个产前诊断病例至少有 2 个细胞的核型图像记录并永久保存电子版。

（6）遗传咨询医师应该遵循伦理学原则，非指导性咨询，保守咨询者的秘密。

（7）资料的保密。遗传咨询时所采集的资料信息涉及咨询者、孕妇及其家庭成员的隐私,因此必须做好登记资料的保密工作,未经咨询者、孕妇及其家属同意,不得发表、传播登记资料的任何信息。

4.1.3.5 遗传随访

对产前诊断核型异常的病例应进行随访,尽可能了解胎儿的发育情况和妊娠结局并将随访结果记录在产前诊断病历中,这样有助于明确染色体核型和临床表型之间的关系。

4.2 染色体微缺失/微重复综合征的产前精准诊断

染色体微缺失/微重复综合征是指由亚显微水平的染色体片段缺失/重复所引起的疾病,其片段通常小于 10 Mb,染色体核型分析一般无法检测,是基因组拷贝数变异的主要表现形式。基因组拷贝数变异(CNV)是指长度为 1 kb 以上的基因组 DNA 片段的拷贝数增加或者减少[15],临床上可以通过基因组拷贝数变异分析检测染色体微缺失/微重复综合征。拷贝数减少包括杂合缺失和纯合缺失,前者通常是指正常人所携带的具有两拷贝的 DNA 片段丢失了其中一个拷贝,后者是指该 DNA 片段的两个拷贝都丢失;拷贝数增加通常表现为 DNA 片段多一个拷贝,少数表现为增加两个或更多拷贝。CNV 的片段大小不一,既可不包含任何基因、疾病位点和功能性因子,也可包含数十个甚至成百上千个这些位点。后者通常与疾病密切相关,患者的主要临床表现为智力障碍、生长发育迟缓和先天畸形等。其中大多数患者是散发的,即是由基因组新发突变所产生,这与 CNV 的高突变频率相关。CNV 的突变频率为 $1/10^5 \sim 1/10^4$,是点突变的 1 000 倍以上[16]。

CNV 的检测主要是通过染色体微阵列分析技术(chromosome microarray analysis, CMA)和高通量测序技术完成。随着这些技术的发展,CNV 检测在临床的应用范围越来越广,CNV 的产前诊断也显得越来越重要。首先,大量研究已经发现很多遗传性疾病与 CNV 相关,尤其是神经发育相关遗传性疾病。例如,通过 CNV 的检测,10%~20%的智力障碍患儿能够寻找到病因[17-19],5%~15%的孤独症谱系障碍患儿能够得到诊断[20]。首先,尽管这些致病性 CNV 大多数是新发的,但生育过这类患儿的夫妇较正常夫妇有更高的风险再次生育相同遗传病患儿,而通过 CNV 检测找到这类患儿的病因就意味着这些夫妇再次生育时可通过 CNV 的产前诊断阻止相同遗传病患儿的出生。其次,自然流产和畸形胎儿引产是孕妇常见的异常妊娠结局,其中自然流产的发生率为 15%~20%,但约一半的胎儿流产无法通过对夫妇双方进行检测找到病因。尽管流产或引产使异常胎儿未出生,但不明原因的不良妊娠结局往往使孕妇对再次生育非常担心或焦虑。研究发现,染色体在人类的早期发育中有着重要作用,在约 50%的胎儿自然流产或死胎病例中可以发现染色体异常[21],5%~17%的先天畸形与 CNV 相关[22-25]。这意味着使用 CMA 或高通量测序技术对这些流产胚胎或畸形胎儿进行 CNV 的产前诊断,不仅可以明确病因,也可以为孕妇再次生育提供帮助。此外,大规模普通人群(成年人随机入选)数据研究显示约 0.7% 的成年人携带具有临床意义的 CNV[26],一旦这些 CNV 传递给后代,这些人的后代即有可能患病,或者因为遗传早现等特殊原因提前发病或出现更严重的临床表现。如果这些携带者的后代在胎儿阶段有异常表现,那么通过 CNV 的产前诊断可以在明确诊断后引产,从而防止致病性 CNV 在家系中的传递,或者在患儿出生后尽早给予干预,提高其生存期和生存质量(孕前筛查同样有助于此类致病性 CNV 的发现,也可以为 CNV 的产前诊断提供基础,具体内容可参考前面相应章节内容)。因此,无论是降低携带致病性 CNV 患儿的出生,还是对孕妇再次生育进行指导,针对高危胎儿的 CNV 产前精准诊断是非常必要的。

4.2.1 拷贝数变异的形成机制及致病原理

CNV 是由基因组结构重排所致,是基因组结构变异的重要组成部分。根据目前对人类疾病病因学的研究,基因组结构重排可分为两类:一是再发性重排,即不同患者的重排片段大小相似,断裂点位置相近,且断裂点附近富集低拷贝重复序列(low copy repeats,LCR);二是非再发性重排,即不同患者的重排片段大小不等,但可存在重叠区域。

再发性重排的分子机制主要包括非等位同源重组(non-allelic homologous recombination,NAHR)、非等位同源末端连接(non-homologous end joining,NHEJ)、复制叉停滞和模板转换(fork stalling and template switching,FoSTeS)等(见图 4-20)。NAHR 是指基因组上非等位的两条高度同源的 DNA 序列在减数分裂或者有丝分裂过程中发生错误的配对,并发生序列交换,从而导致缺失、重复、倒位的出现,其发生的频率与介导其发生的重复序列长度密切相关,且受重复片段之间距离的影响,如 Williams-Beuren 综合征和 Smith-Magenis 综合征[27,28]。NHEJ 为 DNA 双链断裂的修复机制,它是通过修复蛋白直接将双链断裂的 DNA 末端在 DNA 连接酶的帮助下重新结合,与 NAHR 不同,NHEJ 不需要借助同源 DNA 序列,如 Miller-Dieker 综合征(Miller-Dieker syndrome)[29]。FoSTeS 会导致 DNA 复制叉破坏,滞后链从原始模板脱离,通过 3′ 端微同源序列,在附近另外的复制叉上继续延伸。微同源介导的断裂点诱导复制(microhomology-mediated break-induced replication,MMBIR)机制导致连接处有微同源序列的复杂基因组重排,即发生在 2 处或以上的单纯重排,含有 2 处或以上的断裂结合点。FoSTeS 和 MMBIR 通常被认为是导致非再发的 CNV 和复杂基因组重排的主要机制,如佩利措伊斯-梅茨巴赫病(Pelizaeus-Merzbacher disease)和 MECP2 重复综合征(MECP2 duplication syndrome)[30,31]。此外,在肿瘤基因组中还发现有染色体破碎重组和染色体拼接复制,但目前其具体机制不清,可能是由"一次打击"形成的[32-34]。

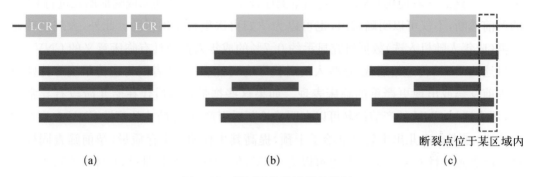

图 4-20　基因组结构重排的类别

（a）再发性重排；（b）非再发性重排；（c）特殊的非再发性重排

CNV 的发生在人群中相当常见，但并非所有 CNV 都是致病的。目前，CNV 致病的分子机制主要分为 6 种[35]（见图 4-21）：① 基因剂量效应，即 CNV 区域包含了一个剂量敏感的基因，拷贝的增加或减少导致该基因剂量发生改变，从而引起相应的疾病；② 基因断裂，即 CNV 的一侧或两侧断裂点正好位于某个基因的内部，导致该基因的完整结构被破坏，从而引起疾病；③ 基因融合，即 CNV 两侧的断裂点正好位于不同基因内部，导致这两个基因相互连接在一起形成一个融合基因，从而导致该基因表达异常蛋白而致病；④ 基因位置效应，即某一个基因附近的 DNA 片段发生缺失或重复，导致该基因与 CNV 区域内调控序列等特殊序列的位置发生变化，从而使该基因不能正常发挥功能；⑤ 隐性等位基因或功能性多态位点暴露，即由于 CNV 导致该区域一个等位基因

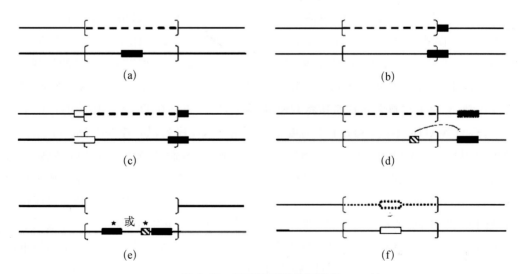

图 4-21　CNV 致病的分子机制

（a）基因剂量效应；（b）基因断裂；（c）基因融合；（d）基因位置效应；（e）隐性等位基因或功能性多态位点暴露；（f）基因转应作用

缺失,患者体内只剩下一个等位基因,如果剩余的该等位基因上正好携带了致病性变异位点或功能性多态位点,则会导致患者发病;⑥ 基因转应作用(transvection),即一个等位基因和调控序列的缺失会影响两个等位基因间的相互作用,从而引起基因功能的异常而致病,是一种表观遗传学现象。

4.2.2　染色体微阵列分析技术

染色体微阵列分析(CMA)技术又称为基因芯片技术,是指将成百上千甚至数万个寡核苷酸或 DNA 片段密集有序地排列在硅片或聚丙烯等固相支持物上,通过相应探针与研究样本进行杂交,再将荧光信号转换成数据,最后通过数据分析 DNA 片段是否存在剂量变化。其分辨率是普通染色体核型分析的 $10\sim100$ 倍或 100 倍以上,目前临床上使用的平台大多是针对 100 kb 以上 CNV 进行检测的。根据其检测探针和杂交方式的不同,主要分为两种:微阵列比较基因组杂交(array-based comparative genomic hybridization,aCGH)和 SNP 微阵列。

aCGH 的原理与经典的 CGH 相似,是将不同荧光染料(如 Cy5/Cy3)标记的等量待测和参照基因组 DNA 混合,在芯片上进行竞争性杂交,然后将荧光信号转换成数据,最终分析得出 DNA 片段的剂量变化,即通过两种样本的信号比推断出 CNV。由于 CNV 的计算是基于两种样本的信号比,当一个样本被检测时,如果参考样本某处缺失就可以得出待测样本在该处的重复,因此,参考样本的质量对 aCGH 的结果计算是非常关键的。尽管 aCGH 采用了数以万计的 DNA 探针,大大提高了 CGH 的分辨率,但通常所用的细菌人工染色体等基因组探针较大,长度为 $150\sim200$ kb,其 CNV 分辨率一般超过100 kb[36,37],而且 CNV 的断裂点并不够精确,往往导致计算的 CNV 比实际的 CNV 大。而随后的一些高分辨 CGH(HR-CGH)采用更小的探针(如寡核苷酸探针长度为 $25\sim85$ bp),可以将分辨率提高到约 500 bp[15,38]。

由于 aCGH 探针为人工制备,可以自行设计,有针对性地进行基因组局部区域的检测。aCGH 的实验操作一般仅需要 1 天,其流程如图 4-22 所示。

SNP 微阵列是基于 SNP 标记的芯片技术平台,同样是以杂交为基础,但与 aCGH平台有区别。首先,每次实验 SNP 微阵列平台的杂交仅涉及一个样本,而 aCGH 平台需要待测样本和参照样本均进行杂交;而且,对数转换比率(log-transformed ratios)是根据多个样本中同一个位置探针的信号强度计算出的[39,40]。其次,SNP 微阵列平台探针是基于 DNA 序列中的 SNP 设计的,这种单核苷酸的差异可以通过单碱基延伸、差异杂交等方法检测[19,39,40]。

最初,SNP 芯片是用来进行基因分型,用于评估个体对疾病的易感性及药物的敏感性。而后,技术人员发现,通过计算 SNP 芯片也可以用来评估芯片上每个 SNP 位点的拷贝数,而将 DNA 片段内连续多个 SNP 的拷贝数信息统一计算就可以评估该片段的

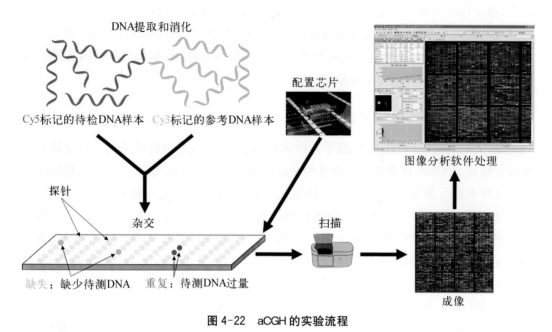

图 4-22 aCGH 的实验流程

(图片修改自参考文献[41])

拷贝数变化。既然该平台是以 SNP 位点信息来计算的,那么检测的 SNP 位点越多,其分辨率也就越高。目前,一般所用的 SNP 微阵列平台的 CNV 检测分辨率约为 100 kb,高分辨率的 SNP 微阵列可检测出 10~20 kb 的 CNV。与 aCGH 平台相比,SNP 微阵列平台的优势是通过 SNP 等位特异的探针提供了 CNV 检出的敏感性,并且能够通过计算 B 等位基因频率(B allele frequency)识别单亲二倍体(uniparental disomy)区域,但对于每一个探针,该平台比 aCGH 平台有更低的信噪比,即更容易被背景信号影响,导致真实信号难以分辨而无法得到确切结果[42]。

SNP 微阵列的实验室过程共需要 3 天,主要包括全基因组扩增(whole genome amplification,WGA)、酶切、杂交、单碱基延伸、染色、扫描分析等,如图 4-23 所示。

4.2.3 高通量测序技术

DNA 测序最早源于 1975 年 Frederick Sanger 发明的双脱氧链终止法(chain termination method),简称 Sanger 测序法,该方法通过在 DNA 复制过程中掺入双脱氧核苷酸(dideoxyribonucleoside triphosphate,ddNTP)产生一系列末端终止的 DNA 链,并通过电泳按长度分辨,最终得出 DNA 的碱基序列。测序技术的不断发展,尤其近几年来高通量测序的出现,极大地推动了基因组学的发展;而且,随着高通量测序费用的逐渐降低,该技术已经越来越多应用到临床检测中。这项技术具有通量高、自动化程度高、成本低等特点,不仅可以检测 DNA 片段上数个碱基范围内的变异,也可以检测

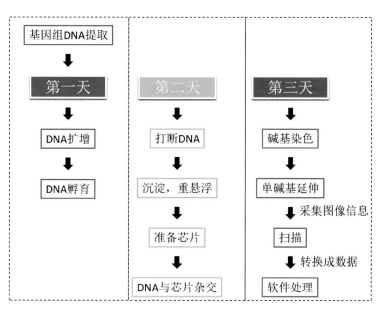

图 4-23 SNP 微阵列的实验流程

CNV。检测 CNV 时尽管实验过程与检测碱基突变类似,但 CNV 结果是通过对测序所得数据经过复杂的算法分析得到的,既不需要参考基因组 DNA 样本进行比较,也不需要探针来进行杂交,因此,它的分辨率不受探针大小和密度的限制,而是受覆盖深度等因素的限制,不同的算法也会影响检测结果的敏感度和特异度。

高通量测序技术的种类及方法将在 4.3 中进行介绍,本节主要介绍目前用于高通量测序数据分析 CNV 的 4 种算法:① 读段深度(read depth)法,按照测序所得读长匹配到基因组上的数量计算 CNV,这种方法与 SNP 微阵列在已知探针位置通过荧光强度判断拷贝数变化相似[43];② 双末端作图(paired-end mapping)法,使用同一位置读段的远端和近端信息检测 CNV 等结构变异[44];③ 割裂读段(split-reads)法,该方法借助于末端匹配读段,一个读段能定位到基因组上,另外一个无法定位到基因组上,从而帮助定位 CNV 的断裂点[45];④ 基于组装的方法,这个方法依赖于序列的新发组装去发现不存在于参考基因组上的插入和缺失片段[46]。由于读段通常较短,不利于在如人类基因组这样庞大的基因组中进行分析。目前单一的算法尽管能满足 CNV 分析的要求,但几种方法联合使用能更加深入地挖掘 CNV 相关的信息。

以梁德生教授 2014 年发表的 CNV-seq 方法[47]为例简单地介绍基于高通量测序的 CNV 检测方法。该方法采用低覆盖的大规模平行测序检测 CNV,流程与一般的高通量测序流程大致一样,其每个样本产生的数据量为 8 Mb 读段(单端测序读段长度为 36 bp),基因组测序深度约为 0.1×。所得数据通过比对、标准化等步骤处理后采用 fused-LASSO 算法确定染色体片段的重复或缺失,简要数据处理步骤如图 4-24 所示。

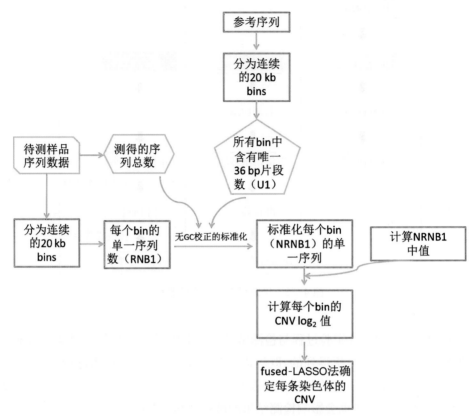

图 4-24　CNV-seq 技术的测序数据处理流程

　　该方法的特点如下：① 由于基因组覆盖度低，其成本大大降低；② 其 CNV 的分辨率为 100 kb，与临床上常规使用的 SNP 微阵列的分辨率相同；③ 由于该方法不依靠 SNP 位点等遗传标记的信息，对整个基因组检测的均一性更高；④ 所需 DNA 起始量低，该方法仅以 50 μg DNA 起始量即可使检测结果较稳定，大大低于 SNP 微阵列所需的 200 μg 的 DNA 起始量，这在样本不足的情况下，尤其是胎儿产前样本的 CNV 检测中更加具有优势。从这些特点可以看出，该方法与 aCGH、SNP 微阵列相比是有一定优势的，而且对比研究及大样本研究也显示该方法可用于 CNV 检测。但是，该方法在使用时仍然有一些局限性：① 与 aCGH 一样，不能检测单亲二倍体；② 尽管均一性较好，但同样不能检测 D、G 组染色体短臂、异染色质区、着丝粒及一些重复序列；③ 无法检测染色体整倍体畸变，如三倍体、四倍体、多倍体；④ 不能检测染色体平衡易位、倒位、插入和低比例嵌合，不能精确定位染色体畸变断裂位点。尽管增加测序深度可以弥补上述缺点，但在增加测序深度的同时会大大提高高通量测序的成本，这不利于临床的广泛应用。随着以后测序成本的进一步降低，该技术在临床的应用可能会提高到新的阶段（本章节不详细讨论基于高覆盖度高通量测序的基因组拷贝数变异分析,所涉及的基于高通量测序的基因组拷贝数变异分析均为低覆盖度类型)。

综上所述,无论是 aCGH、SNP 微阵列等基因芯片技术,还是高通量测序技术,它们都有各自的优点以及局限性。因此,在对患者或胎儿进行检测时,临床医师需要综合考虑检测样本的性质、检测目的、检测成本等多方面因素来选择合适的 CNV 检测方法。

4.2.4 拷贝数变异的结果解读

CNV 的准确检测在 CNV 的产前诊断中是首要条件,通过 CNV 的检测能准确发现染色体水平或基因水平的异常。但要做到精准的产前诊断还必须清楚地了解这些遗传物质异常所代表的生物学意义及其具有的临床意义,即还需要对 CNV 结果进行正确的解读。CNV 结果的解读是一个复杂且相对烦琐的过程,它需要考虑多方面的因素,并通过系统的评估才能得到结论。在介绍临床意义评估标准之前,先介绍一些需要了解或注意的信息,便于之后能做出正确的解读。

首先需要注意的是关于 CNV 结果的基本信息,包括 CNV 的起始点、终止点、区间大小、染色体位置和变异类型。① 尽管实验结果往往会给出详细的 CNV 起始点和终止点,但是这两个位点并不是 CNV 的断裂位置,只是其大概位置。因为目前用于检测 CNV 的技术除了覆盖度高的高通量测序以外,其余均无法准确地得到 CNV 两端的断裂位置,仅能得到其大概位置作为参考。因此,当 CNV 起始点位于基因内部时,需要格外注意,如果该基因在 CNV 区间内的片段较小,可能该 CNV 并没有打断基因,这就需要明确断裂点后才能判断 CNV 是否打断了基因。② CNV 区域的长度并不直接等同于其致病性强弱。长的 CNV 可能不致病,而短的 CNV 则可能致病(详细讨论见本章后续内容)。③ CNV 所在的染色体及位置也需要注意。如果涉及性染色体,就需要结合患儿或者胎儿的性别才能准确评估其拷贝数变化的影响。如果涉及异常染色体区或着丝粒附近区域,由于这些区域通常由无转录活性的重复 DNA 序列组成,不包含基因或包含基因少,那么该 CNV 无临床意义的可能性较大。④ 变异的类型主要是指拷贝数正常(如 UPD 区域)、拷贝数减少(一般以缺失表示)和拷贝数增加(一般以重复表示),其中缺失或增加还需要注意拷贝数变化的数量,以一个拷贝的增加或减少最为常见。但有一种特殊情况需要注意,那就是嵌合体,嵌合体是指该个体包含两种或两种以上的细胞系。从 CNV 的角度看,嵌合体就是由两种拷贝数不同的细胞系所组成,CNV 呈现的结果就是拷贝数变化并不是以整数倍形式增加或减少,而是以百分数形式增加或减少。例如,某一个染色体片段的拷贝数变化为增加 50%,这说明该个体此次检测样本中 50% 的细胞存在该染色体片段 1 个拷贝的增加,剩余 50% 的细胞该染色体片段的拷贝数是正常的。此外,因为不同的基因组版本中相同基因的染色体位置可能会发生变化,所以在解读 CNV 时应选择正确的基因组版本。CNV 所参考的基因组版本一般由实验室采用的 CNV 平台决定，目前最常用的基因组版本为 GRCh37/hg19。

其次需要注意的是评估 CNV 所使用的文献和数据库。文献收集一般是通过在 PubMed 等文献数据库中搜索所查询 CNV 的相关信息，获取既往文献报道的情况。由于文献往往对其中报道的 CNV 的致病性及其致病机制有详细的分析，部分文献还指出了 CNV 的关键基因或关键致病基因，这对于评估相同区域不同长度 CNV 的致病性有重要的参考作用。但是，在参考文献时应评估这些文献对 CNV 致病性评估的证据是否充分，以免形成错误的结论。除了文献数据库外，还有常用的人群样本数据库能为 CNV 致病性评估提供重要的证据，包括 DECIPHER 数据库、ClinVar 数据库、OMIM 数据库和 DGV 数据库。① DECIPHER 数据库（Database of Chromosomal Imbalance and Phenotype in Humans using Ensembl Resources，https://decipher. sanger. ac. uk）由英国剑桥大学韦尔科姆基金会桑格学院研究所建立。该数据库囊括了超过 250 个中心提供的 18 000 个病例信息，包含了患者所携带的所有的 CNV 区间、临床表型、父母来源情况、父母表型等，可以从中了解到所查询 CNV 区间相关的病例信息，该数据库也为每条 CNV 的致病性进行打分和评估，可以为所查询 CNV 可能导致的表型或其致病性提供重要的参考。② ClinVar 数据库（https://www. ncbi. nlm. nih. gov/clinvar/）是美国国家生物技术信息中心（National Center for Biotechnology Information，NCBI）建立的数据库。该数据库将分散的数据进行整合，详细地记录了病例的临床表型、遗传变异、实证数据及功能注解与分析等信息，并组织专家对遗传变异的致病性进行评审，逐步形成一个标准的、可信的、稳定的遗传变异-临床表型相关的数据库。该数据库整合的变异不仅包含基因点突变，而且还包含 CNV。因此，在对 CNV 致病性评估时也可以参考该数据库相关信息。但需要注意，该数据库目前仍在建设中，一些 CNV 暂时还未完成专家的评审，因此，在参考其评审结果时应注意专家评审的完成程度。③ DGV 数据库（Database of Genomic Variants，http://dgv. tcag. ca）截至 2015 年已经收集了近 7 000 000 条人类基因组中大于 50 bp 的结构变异。由于该数据库收集的均是健康人的基因组结构变异，该数据库对于评估 CNV 是否为多态性提供了重要的数据支持。④ OMIM 数据库（http://www. omim. org/）即在线人类孟德尔遗传（Online Mendelian Inheritance in Man）数据库，包含了几乎所有已知的孟德尔疾病和超过 15 000 个基因的相关信息。通过该数据库可以查询 CNV 区间内基因的相关信息及其所对应疾病的信息，包括基因基本信息、基因的功能、基因的结构、对应的疾病或症状、疾病的临床特点、遗传方式等。这为判断基因导致相应疾病的致病机制提供了初步的资料评估，对于评估 CNV 是否会引起其区间内所包含基因的功能变化提供了重要的依据，也为 CNV 可能引起的临床表型提供了重要的参考。值得注意的是，DECIPHER 数据库和 OMIM 数据库还记录了已知的微缺失/微重复综合征，这些综合征患者具有相同或相似的临床表型，CNV 致病区域相对明确，而且多数综合征的关键区域或关键基因已经明确,通过查询这两个数据库可以获知 CNV 是否包含这些已知微缺失/微重复综合征对应的区间或关键区域,也是评估 CNV 致病性的重要依据之一。此外,本地数据库比对也是 CNV 致病性评估中非常重要的手段之一,但由于本地数据库的构建需要该实验室或单位有一定样本量的积累,这对于新开展 CNV 检测或准备开展 CNV 检测的实验室或单位不利。不过,随着共享数据的呼声越来越高,数据库共享将是未来的趋势,也是解决该缺陷的重要手段。由于不同人种在遗传背景、环境因素等方面的差异,同一 CNV 在不同人群中的致病性并不完全一致。而本地数据库可以提供在同一遗传背景下 CNV 的相关信息,这对于评估当地人群所携带 CNV 的致病性更为重要。

尽管文献和数据库为 CNV 致病性的评估提供了众多的证据,但在使用这些证据时应谨慎。① 即使是针对同一区间的 CNV,不同的平台所报告的 CNV 长度是不一样的,尤其是早期的基于细菌人工染色体(BAC)的芯片研究所报道的良性 CNV 往往比真实区间要长。② 对于性染色体上的 CNV(主要是指 X 染色体)需要注意患者的性别,在数据库中许多已报道的 X 连锁的 CNV 来源于无表型的女性携带者,而在男性中该 CNV 则可能致病。此外,数据库管理者可能因为这种原因未收集性染色体的数据,那么 X 染色体和 Y 染色体上的 CNV 就可能被遗漏。③ 大多数来自大量样本数据研究的 CNV 事实上并没有得到众多实验室的证实,因此,对于来源于单个研究或仅使用一种平台检测出的 CNV 在解读时应谨慎对待。④ 数据库中人群样本的选入都基于某种标准,在使用这些数据时必须考虑这些个体是如何被筛选的以及他们有多少可能性会有临床表型,需要考虑的因素包括不完全外显、遗传度差异、发病年龄及父源性或母源性的基因印记等。如果在普通人群中有相对高的出现频率并且在多个研究 CNV 的解读报告中均为非致病性 CNV 时证据更充分。更需要注意的是,可能有很多文献引用或参照同一个数据库的信息,那么这种多次报道的同一 CNV 可能来源于同一样本,这种证据应谨慎对待。

1) CNV 致病性评估

基于人群的研究已经鉴定出成千上万的 CNV,由于检测方法分辨率的限制,其中大部分的 CNV 长度超过 5 kb[48-50]。而这些 CNV 的功能涉及生物学的各个领域,从细胞表型到各种具有遗传基础的疾病,包括孟德尔疾病、复杂疾病和感染性疾病[51]。尽管现在的技术越来越好,发现的 CNV 越来越多,CNV 的断裂点位置越来越精确,但是这并不意味着 CNV 结果解读越来越轻松。正好相反,随着该技术的快速发展及大范围应用,不断有新的 CNV 被发现,而界定这些 CNV 的临床意义变得越来越具有挑战性。因此,为了协助各个实验室对 CNV 进行致病性评估并促进评估结果的一致性,美国医学遗传学与基因组学学会(American College of Medical Genetics and Genomics,ACMG)制定了 CNV 诊断的专业指南[52]。该指南将 CNV 的临床意义分为三大类,分别是致病性 CNV、临床意义不明性 CNV(variants of uncertain clinical significance,VOUS)和良性 CNV。其中临床意义不明性 CNV 是一个相对宽泛的分类,由于目前证据有限,无法确定此类 CNV 是致病性的还是良性的,以后既可能被分为致病性的,也可能被分为良性的,但又由于其长度达到了实验室报告的标准需要在报告中写明。不过,根据收集到的证据,可将临床意义不明性 CNV 分为临床意义不明但可能致病性 CNV、临床意义不明无法分类性 CNV 和临床意义不明但可能良性 CNV(见图 4-25)。

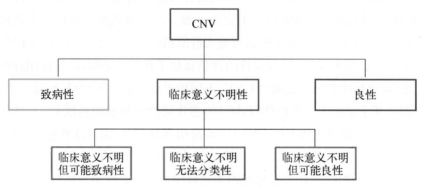

图 4-25 CNV 的临床意义分类

2) CNV 分类

(1) 致病性 CNV。

致病性 CNV(pathogenic)包括下列情况:① 该 CNV 在以往的多个研究中已被定义为具有临床意义,即使 CNV 的外显率不同和患者的表型有差异,该 CNV 也应评估为致病性 CNV;② 该 CNV 尽管在医学文献中无相同的报道,但其区间内存在已报道的明确致病性的小 CNV,那么即使目前该 CNV 可导致的临床表型尚不完全清楚,该 CNV 是致病性的这一点也是毋庸置疑的。

病例 15:

患儿,男,4 个月大,因"先天性心脏病"就诊。患儿为第 2 胎第 2 产,足月顺产,母亲孕期 B 超发现心脏强光点,未予处理,出生时无窒息史,出生体重为 3.2 kg,出生后反复出现"感冒""肺炎",当地医院 B 超示:主动脉全程偏短,窦管结合部轻度狭窄,左、右肺动脉分支轻至中度狭窄,卵圆孔未闭。体格检查示:身高 63 cm,体重 5.5 kg,鼻梁低、短鼻、长人中,心脏可闻及杂音,四肢肌力、肌张力正常,余体格检查均未见异常。父母非近亲结婚,无家族遗传病史。患儿及父母行染色体核型分析未见异常,患儿进一步行 SNP 微阵列检测,检测结果提示 7 号染色体存在杂合缺失约 1.4 Mb(见图 4-26)。

SNP 微阵列检测结果:Arr[hg19] 7q11.23(72760213-74134911)×1

致病性评估:该 CNV 缺失片段对应 Williams-Beuren 综合征的致病区间(chr7:72744455-74142672),且该区间内包含一个与主动脉瓣狭窄相关的已知致病基因弹性

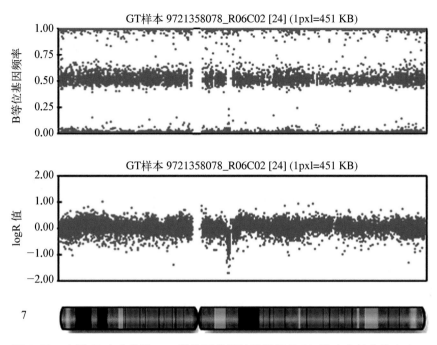

图 4-26　病例 15 中患儿的 SNP 微阵列检测结果提示 7q11.23 杂合缺失约 1.4 Mb

蛋白(elastin)基因,该基因杂合缺失可导致 Williams-Beuren 综合征,该综合征患者的主要临床表现为先天性心脏病、特殊面容和轻中度智力障碍等。综上所述,患儿所携带 CNV 符合第一条,评估为致病性 CNV。

病例 16:

患儿,男,3 岁 6 个月,因"精神运动发育迟缓"到遗传门诊就诊。患儿为第 1 胎第 1 产,母亲孕期无特殊,出生时无缺氧、无皮肤黄染,出生体重为 2.9 kg,5 个月大小能抬头,8 个月大小能独坐,2 岁能独走。2 岁时父母察觉其生长发育迟缓,且不会喊人,但未予重视。患儿 3 岁时父母发现患儿生长发育及智力比同龄儿有明显落后,主要表现为仅会喊人(从 2 岁开始会喊人),能用叫喊等方式表达需求,但不会其他词句,生活基本不能自理。遂在当地医院就诊,智力测试提示重度智力落后,IQ 值为 35 分,生长发育评估提示明显落后,眼肌电图、脑电图、头颅 MRI 及血尿代谢筛查未见明显异常,诊断为"精神运动发育迟缓",行康复训练半年,未见明显效果。现患儿会叫"爸爸""妈妈",但不会其他词语,能听懂父母的指令,与父母进行简单交流。既往无发热、抽搐史,无智力倒退、重复刻板行为,平时大小便正常,睡眠正常。父母非近亲结婚,家族其他成员无类似表现或其他遗传病。体格检查示:身高 88 cm,体重 14.2 kg,头围 44.8 cm。小头,头发、睫毛色黑、稀疏正常,眼距较窄,鼻梁低,人中长,双侧耳位低,耳廓正常,牙齿排列正常。四肢肌张力略低,肌力可,能独走,步态正常,可慢动作进行跑跳,深、浅反射正常,脑膜刺激征、病理征阴性,其余系统正常。行染色体核型分析,结果提示 46,XY;使用 CNV-seq 进行基因组拷贝数变异分析,结果提示 1q43q44 杂合缺失约 7.3 Mb(见图 4-27)。

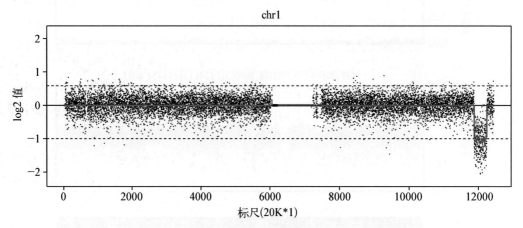

图 4-27　病例 16 中患儿 CNV-seq 检测结果提示 1q43q44 杂合缺失约 7.3 Mb

CNV-seq 检测结果:seq[hg19] del(1)(q43q44)

chr1:g.237640001-244940000del

致病性评估:在该 CNV 范围内,有文献报道[53]了一个携带有 1q43 区域内的新发的(de novo)缺失型 CNV(chr1:239597095-240508817)的患者,该患者主要表现为智力障碍、隐睾、身材矮小和胼胝体发育不良;ClinVar 数据库中该范围内也包含了多条被评估为致病性或可能致病性缺失型 CNV;DECIPHER 数据库中该范围内有多个病例报道,多数患者表现为智力障碍,可伴有行为异常、小头畸形、腹股沟疝、肌张力低下等;OMIM 数据库中该范围内包含了多个基因,但是否为剂量敏感型基因不明。综上所述,该患儿所携带 CNV 符合(2),评估为致病性 CNV,但该 CNV 可能导致的表型尚不清楚,应定期对患儿进行追踪随访。

(2)临床意义不明但可能致病性 CNV。

临床意义不明但可能致病性 CNV(uncertain clinical significance, likely pathogenic),包括以下两种情况:① 该 CNV 仅在一个病例中被报道,但具有明确的断裂点和表型,而且该表型与患者的临床特点相符;② 该 CNV 区域中包含了基因,且其功能与患者表型明显相关。但需要注意的是,仅来源于模型推测的功能数据需要谨慎对待,一般不推荐使用;如果是来源于非特异的症状(如智力障碍)和(或)有限的功能证据(如仅有关于神经元表达量方面的证据),则强烈不推荐使用。

病例 17[54]：

患儿,女,第 1 胎第 1 产,足月因产程进展不满意行剖宫产,出生体重约 3.3 kg,身长 48 cm,头围 34 cm。出生时由于缺氧在新生儿科住院治疗 2 周,住院期间发现喂养困难,但随年龄增大有所改善。出生时即有髋关节脱位,在 30 个月大时行手术纠正,35 个月能独走。8 个月能喊"妈妈",7 岁时智力测试提示轻度智力低下(IQ 值为 56 分),平时多动,注意力不集中。5 岁起面部和大腿间断性出现湿疹和皮肤过敏。曾在外院行眼科检查发现患有近视、散光,头颅 MRI、血尿代谢筛查均未发现异常。父母非近亲结婚。在 7 岁 8 个月时到遗传门诊就诊,体格检查示:体重 20 kg,身高 118 cm,头围 52.4 cm,眼距宽,内眦赘皮,眉毛稀疏,三角形鼻孔,招风样耳,牙齿间隙宽,心脏听诊正常。行染色体核型分析和 SNP 微阵列检测,染色体核型分析结果正常,SNP 微阵列结果提示 Xp11.3 缺失约 228 kb。

SNP 微阵列检测结果:Arr[hg19] Xp11.3(44572770-44801613)×1

致病性评估:该 CNV 在 DECIPHER、ClinVar、DGV 等数据库中无相关报道,查询 OMIM 数据库,其缺失区间包含了 DUSP21 基因的全部和 KDM6A 基因的部分(见图 4-28),DUSP21 基因无表型相关信息,KDM6A 基因是 Kabuki 综合征的致病基因之一,该综合征呈 X 连锁显性遗传,患者主要临床表现为特殊面容、骨骼异常、皮纹异常、轻中度智力障碍和出生后生长发育迟缓,与本例患者表型相符。综上所述,该 CNV 满足(2)中②,评估为临床意义不明但可能致病性 CNV。

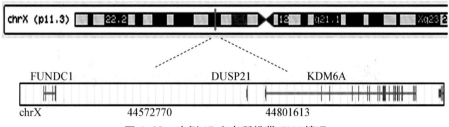

图 4-28　病例 17 患者所携带 CNV 情况

病例 17 患者所携带 CNV 包含了 DUSP21 基因的全部和 KDM6A 基因的部分(图中虚线为两侧断裂点大概位置)

(3) 临床意义不明无分类性 CNV。

临床意义不明无分类性 CNV(uncertain clinical significance with no subclassification),包括下列情形:① 该 CNV 包含基因,但是是否为剂量敏感性基因未知;② 该 CNV 在多个数据库或文献中的证据是相互矛盾的,且至今关于其临床意义尚未有定论。

病例 18：

患儿,男,6 个月,因"生长发育落后"转诊至遗传门诊。患儿为第 3 胎第 3 产,足月顺产,母亲孕期及出生时无特殊,出生体重为 2.85 kg,出生后混合喂养,每次 90 ml,7～

8 次/日,有吐奶,3 个月大时父母察觉患儿体重增长过慢在当地医院就诊,肝肾功能、甲状腺功能、生长激素、消化道造影和血尿代谢筛查等检测均未见异常,诊断为"生长发育迟缓",具体处理不详,未见明显好转。6 个月大时转上级医院进一步诊治。患儿自出生以来无高热、抽搐等,睡眠可,大小便正常。家族中其他成员无类似症状或患有其他遗传病。体格检查示:身高 60 cm,体重 3.3 kg,无特殊面容,竖头不稳,不喜追光追物,双手通贯掌,背部和臀部体毛浓密,余未见异常。行染色体核型分析和 SNP 微阵列检测,染色体核型分析结果未见异常,SNP 微阵列检测发现 21q11.2 重复约 1.02 Mb(见图 4-29)。

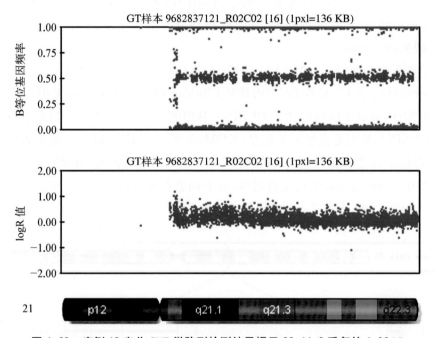

图 4-29　病例 18 患儿 SNP 微阵列检测结果提示 22q11.2 重复约 1.02 Mb

SNP 微阵列检测结果:Arr[hg19] 21q11.2(14687571-15711772)×3

致病性评估:该 CNV 在 DECIPHER、DGV 等数据库中无相关报道;查询 OMIM 数据库,其所在区间包含 3 个基因,分别为 *POTED*、*ABCC13* 和 *LIPI* 基因,*POTED* 和 *ABCC13* 基因无表型记录,*LIPI* 基因为高甘油三酯血症易感基因,是否为剂量不敏感基因未知。综上所述,该 CNV 符合(3)中③,因此,该 CNV 评估为临床意义不明无分类性。

病例 19:

患儿,男,8 岁,因"智力障碍和行为异常"到遗传门诊就诊。患儿为第 1 胎第 1 产,母孕期及出生时均无特殊情况,出生体重为 3.8 kg,4 个月大时能抬头,8 个月大时能坐,1 岁能爬,1.5 岁会走。患儿 1.5 岁时父母发现其语言发育较同龄儿落后,行为异常,表现为重复做旋转动作,在当地医院就诊,孤独症行为量表测试因不配合无法完成,智力测试提示发育落后(具体不详),行康复训练 6 个月,智力反应及认知能力有所提高,可喊人,但与同龄儿仍有明显差距,行为异常无改善,后未再进行诊治。现患儿可说少量词句,可进行简单交流,但不会计算。7.5 岁起患儿无明显诱因清醒时出现四肢强直、僵硬,无双眼凝视、口吐白沫、嘴唇发绀等,呼之可应,持续约 10 s 后自行缓解,于外院进行诊治,脑电图提示未见尖棘波发放,头颅 MRI 提示侧脑室增宽,未予处理,今转至遗传门诊进一步诊治。体格检查示:身高 118 cm,体重 30 kg,头围 54 cm,神志清晰,无明显特殊面容,无眼神交流,可进行简单交流,能听指令,但不能准确回答常识性问题,不会 10 以内的加减计算。胸腹部外观未见明显异常,心、肺听诊无明显异常,四肢肌张力和肌力正常,外生殖器检测外观无明显畸形,可扪及双侧睾丸,大小正常。

G 显带染色体核型分析检测结果提示为 46,XY,16qh+,22ps+,为正常多态;使用 CNV-seq 行基因组 CNV 分析发现 6q26 处杂合缺失约 0.62 Mb(见图 4-30)。

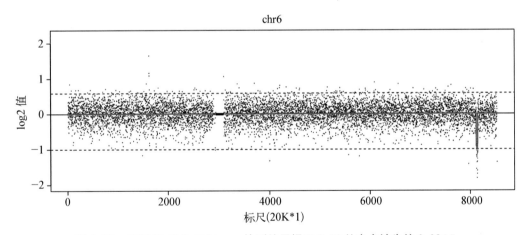

图 4-30 病例 19 患儿 CNV-seq 检测结果提示 6q26 处杂合缺失约 0.62 Mb

CNV-seq 检测结果:seq[hg19]del(6)(q26)
chr6:g. 162560001-163180000del

致病性评估:在该 CNV 范围内,DECIPHER 数据库中收录有多例缺失片段患者,其中多例患者表现为孤独症谱系障碍,可伴有特殊面容、并指、智力障碍、喂养困难等,有 1 例患者临床表现为发育迟缓;DGV 数据库中有 1 例正常人携带报道;OMIM 数据库中该 CNV 范围内包含了 *PRKN* 和 *PACRG* 基因的部分,*PRKN* 基因与常染色体隐性遗传病青少年 2 型帕金森病相关,也是麻风病、肺腺癌和卵巢腺癌的易感基因,该基因部分缺失被认为与这些疾病相关,*PACRG* 基因目前尚不明确与何种表型相关。综上所述,该 CNV 符合(3)中②,评估为临床意义不明无分类性。

(4) 临床意义不明但可能良性 CNV。

临床意义不明但可能良性 CNV(uncertain clinical significance,likely benign),包括下列情形:① 该 CNV 不包含基因,但是由于其达到了实验室设定的报告范围而被列出;② 该 CNV 在普通人群数据库中有少数病例报道,但还不满足多态性条件。

病例 20:

患儿,男,因阵发性点头样发作 2 个月就诊。患儿为第 1 胎第 1 产,足月顺产,母孕期及出生时无特殊,出生体重为 3.2 kg,混合喂养,食纳可。4 个月时无明显诱因出现点头样动作,伴有肢体上抬、双眼斜视,持续约数秒后缓解,无发热、手脚抽动等,每天发作7~8 次,偶尔出现一天 30 次左右发作,未予重视。来院就诊,发现患儿追光追物反应正常,能扶物独坐。体格检查:无特殊面容,右手可见小指外侧多出一指,四肢肌力、肌张力正常,余检测阴性。辅助检查:脑电图提示异常婴儿脑电图,SZFY 全自动儿童生长发育测试、血尿代谢筛查、头颅 MRI 等均未见异常。进一步行染色体核型分析和基于高通量测序的基因组 CNV 分析,染色体核型分析未见异常,高通量测序提示 6q22.33重复约 0.14 Mb(部分结果,见图 4-31)。

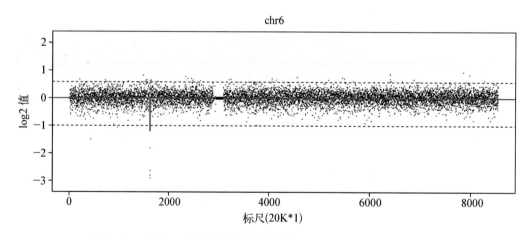

图 4-31　病例 20 患儿高通量测序结果提示 6q22.33 重复约 0.14 Mb

高通量测序结果:seq[hg19] dup(6)(q22.33)

　　　　　　chr6:g.127960001_128100000dup

致病性评估:该 CNV 在 DECIPHER、DGV、ClinVar 等数据库中无相关报道,查询OMIM 数据库也不包含任何基因。综上所述,该 CNV 满足(4)中①,评估为临床意义不明但可能良性。

病例 21：

患儿，女，2 岁，因"精神运动发育迟缓和癫痫"到遗传门诊就诊。患儿为第 1 胎第 1 产，足月顺产，母孕期无特殊，出生时无窒息、缺氧等情况，出生体重约为 4.1 kg，3 个月大能竖头，8 个月大能独坐，1.5 岁能独走，1 岁会叫"爸爸""妈妈"。9 个月大时摔倒后出现抽搐，表现为双眼上翻、口唇发绀、双上肢屈曲、双下肢伸直，呼之不应，持续约 1 min 缓解，缓解后嗜睡，至今有类似发作病史 16 次，均为发热或摔跤后发作。1 岁多到当地医院就诊，智力测试提示轻度语言发育迟缓，头颅 MRI 及脑电图均未见明显异常，未予抗癫痫药治疗。1 岁 8 个月大时父母发现患儿智力较前倒退，表现为之前能识别的物体现在不能识别，走路不稳。现来遗传门诊进一步诊治。体格检查：身高 91 cm，体重 14.3 kg，头围 49 cm，神志清醒，面容无明显特殊，不听指令，不会与朋友玩耍，会喊人，并能说数个简单词句，但不与人交流。胸腹部外观未见明显异常，心、肺听诊无明显异常，四肢肌张力和肌力正常，外生殖器检测外观无明显畸形，可扪及双侧睾丸，大小正常。

G 显带染色体核型分析结果为 46，XX。使用 CNV-seq 行基因组拷贝数变异分析，结果提示 2q14.1 处重复约 0.52 Mb（见图 4-32）。

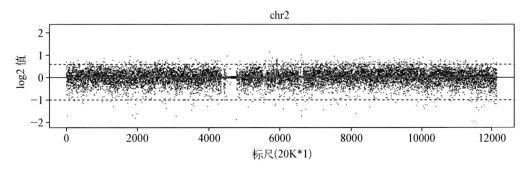

图 4-32　病例 21 患儿 CNV-seq 检测结果提示 2q14.1 处重复约 0.52 Mb

CNV-seq 检测结果：seq［hg19］dup(2)(q14.1)
chr2：g. 118040001-118560000

致病性评估：在该 CNV 范围内，PubMed、DECIPHER、ClinVar 数据库中均无病例报道，DGV 数据库 29 084 例样本群中收录有 1 例正常人携带此重复片段的记录信息。综上所述，该 CNV 符合（4）中②，评估为临床意义不明但可能良性。

（5）良性 CNV。

良性 CNV（benign）即在多个数据库或文献中被评估为无临床意义的，尤其是该 CNV 的不致病原因已经非常明确或者在人群中为多态的。一般 CNV 多态是指其在人群中的比例超过 1%。此外，需要警惕良性 CNV 的剂量改变情况。例如，如果某个区域的重复被认为是多态,但是相同区域的缺失则可能有临床意义。

病例 22:

患儿,3 岁,因"发现发育落后 2 年"就诊。患儿为第 2 胎第 2 产,足月因"脐带绕颈"行剖宫产,母孕期无特殊,出生体重为 3 kg,出生时 Apgar 评估为 10 分,6 个月抬头,13 个月独坐。患儿 1 岁左右时,父母察觉患儿发育落后,未予重视。2 岁 2 个月时能扶物独自站立,2 岁 9 个月时到当地医院就诊,发现患儿能扶物站立及扶物行走,不会独站及独走,不会喊人,不能准确识别家人,认知能力差,诊断为"全面性发育落后",予按摩、针灸、认知能力训练等综合康复治疗,并予营养神经药物促进脑组织发育治疗,1 个月后无明显好转出院。住院期间行头颅 MRI,结果提示脑外间隙增宽,两侧脑室饱满;血铜蓝蛋白、血代谢筛查、肌电图、染色体核型分析等结果均正常。今为进一步寻找病因来遗传门诊就诊。对患儿行基于高通量测序的基因组拷贝数变异分析,结果提示 14q11.2 杂合缺失约 0.38 Mb(见图 4-33)。

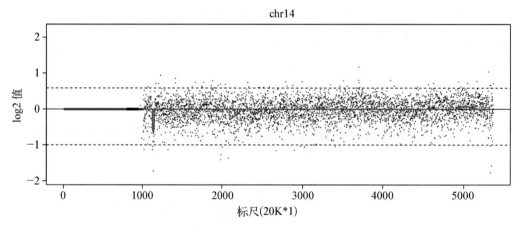

图 4-33　病例 22 患儿高通量测序结果提示 14q11.2 杂合缺失约 0.38 Mb

高通量测序结果:seq[hg19] del(14)(q11.2)

　　　　　　chr14:g.22540001-22920000del

致病性评估:该 CNV 在 DECIPHER、ClinVar 等数据库中无相关病例报道,查询 OMIM 数据库也不包含基因,DGV 数据中有多例多态报道。综上所述,该 CNV 满足多态的条件,属于良性 CNV。

尽管指南为 CNV 检测结果的解读提供了重要的参考,但仍然有些特殊问题容易被忽略而形成错误的结论,因此,在解读 CNV 时需要加以注意。

(1) CNV 长度与其致病性。在临床工作中医师或遗传咨询师往往会形成这样一个印象,即 CNV 包含的区域越大,其致病性的可能性越大,因此在解读 CNV 结果时,很容易先入为主地将大片段 CNV 当作致病性 CNV,最终导致在分析时形成错误的结论。实际上,有些 CNV 尽管缺失或者重复的区间很大,但其仍可能不致病或者仅会导致轻微的症状(如下文的病例 23),而短的 CNV 尽管包含的基因很少,甚至只有一个基因的部分,但仍可能是致病的,如病例 17。

病例 23[55]:

先证者(Ⅳ:1)在其母(Ⅲ:3)孕 26 周时发现羊水过多而行羊膜腔穿刺抽取羊水进行常规染色体核型分析,胎儿核型结果显示 13q21.2 处存在缺失,而后对其父母双方进行染色体核型分析,结果显示先证者的这个缺失源于母亲,因此,其母选择继续妊娠。Ⅳ:1 在母孕 34^{+2} 周因反复的羊水过多而早产,出生时体重为 2 005 g(第 10～50 百分位数),身长为 44 cm(第 50～75 百分位数),头围为 33 cm(第 50～75 百分位数),Apgar评分分别是 8/9/10,出生时无特殊面容或畸形,但有新生儿早期肌无力。3 周时行双侧腹股沟疝手术,10 个月能独坐,17 个月能独走。4 岁 9 个月大时对Ⅳ:1 进行随访,头围为 51.5 cm(第 25～50 百分位数),身高为 106 cm(第 10～25 百分位数),未发现特殊体征,运动和认知能力正常,仅句子结构方面的语言表达能力和精细运动不达标,此外,右手背、右肘和胸壁右侧存在色素脱失。

先证者母亲(Ⅲ:3)目前 33 岁,无特殊面容,身高为 168 cm,体重为 60 kg,母孕期无特殊,智力和运动发育正常,已接受高等和专业教育。进一步的家系成员染色体核型分析发现Ⅳ:1 的外祖父(Ⅱ:2)也携带有该缺失片段,外祖父 60 岁,身高为 173 cm,体重为 72 kg,也已接受高等和专业教育,其医疗记录无特殊。详细的家系图、染色体和aCGH 检测结果如图 4-34 所示。

aCGH 检测结果:Arr[hg19] 13q21.2(53624500-68063900)×1

致病性评估:该 CNV 在 DECIPHER 数据库中有多个病例报道,患者主要表现为智力障碍、特殊面容、指端异常等;在 ClinVar 数据库中未见区域内缺失型 CNV 致病报道;查询 OMIM 数据库,该区间包含了 *OLFM4*、*PCDH17*、*DIAPH3*、*TDRD3*、*PCDH20*、*PCDH9* 基因,其中 *DIAPH3* 基因与常染色体显性遗传听神经病 1 型(autosomal dominant auditory neuropathy-1)相关,该综合征患者的主要临床表现为听力下降,平均发病年龄为 18.6 岁,为 *DIAPH3* 基因突变导致 DIAPH3 过表达所致,其余基因目前无表型相关报道。综合这些数据库信息及该 CNV 在本例家系中的传递情况,可评定为临床意义不明但可能良性。

病例 24[56]:

先证者,女,30 岁,因"习惯性流产"到医院就诊。其足月出生,出生时无特殊,生长发育正常,受教育情况正常,目前是一名教师,智力正常。有湿疹,但无其他症状,既往也无特殊病史。她生育过 1 男孩,现 7 岁,身体健康,但其后出现 3 次流产,均发生在孕11～13 周。最近一次,认为怀孕至 20 周,但尸检结果显示为 13 周大小的男性胎儿,且

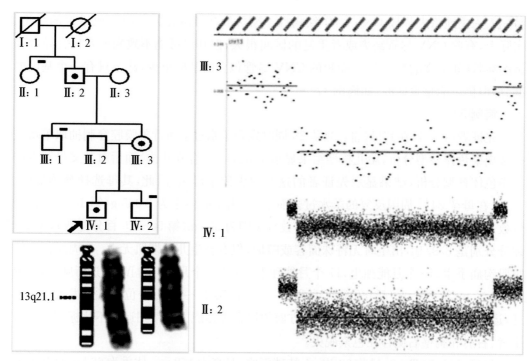

图 4-34 病例 23 家系图、染色体核型分析结果及 aCGH 检测结果

染色体核型分析结果提示先证者(Ⅳ：1)13q21.1 附近存在染色体片段的缺失，aCGH 检测结果证实其 13q21.2 处存在 14.5 Mb 的杂合缺失片段，家系成员的验证结果证实该缺失片段来源于其母亲(Ⅲ：3) 及外公(Ⅱ：2)(图片修改自参考文献[55])

有水肿、扩张性心肌病和心内膜弹力纤维增生症，未取胎儿样本行染色体核型分析。而先证者本人行染色体核型分析后发现 4q32-q34 处存在缺失，aCGH 检测也证实了该缺失片段，位于 4q34，大小至少为 9.3 Mb。先证者父母染色体核型分析结果提示均为正常，说明该缺失片段为新发。

aCGH 检测结果：arr[hg19] 4q34(173172000-182276000)×1

致病性评估：该 CNV 包含了 23 个已知蛋白编码基因，并打断了 *GALNTL6* 基因。查询 OMIM 数据库，其中已报道与表型相关的基因包括 *HPGD*、*VEGFC* 和 *AGA*，*HPGD* 基因与颅骨骨病、孤立性先天性杵状指和常染色体隐性遗传原发性肥大性骨关节病 1 型相关，这 3 种疾病均呈常染色体隐性遗传，无该基因杂合缺失致病报道，*VEGFC* 基因与淋巴管畸形 4 型相关，该病呈常染色体显性遗传，但 *VEGFC* 基因是否为剂量敏感性不明，*AGA* 基因与天冬酰胺葡萄糖胺尿症相关，该病呈常染色体隐性遗传，无该基因杂合缺失致病报道。在既往文献报道中，携带该 CNV 范围内缺失片段的患者表型通常较轻，包括轻、中度智力障碍，第五指异常，类似腭心面综合征的心脏异常，视盘水肿等。此外，也有文献报道一例心血管异常女性患者携带 4q34.2 的末端缺失，而其父亲也携带相同的缺失片段，但并无表型。因此，综合这些文献报道及病例 24

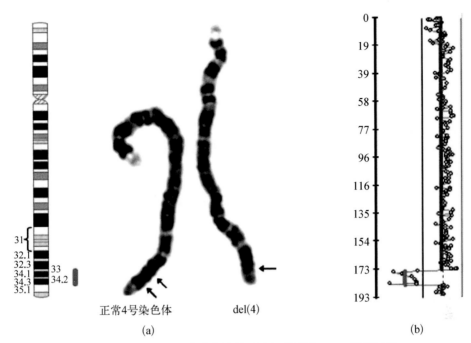

正常4号染色体   del(4)

(a)   (b)

图 4-35　病例 24 患者染色体核型分析结果及 aCGH 检测结果

(a) 高分辨 G 显带染色体核型分析结果示 4q32-q34 间存在染色体片段缺失；(b) aCGH 检测结果证实 4q34 处杂合缺失至少为 9.3 Mb(图片修改自参考文献[56])

的相关信息,该 CNV 致病性应考虑为临床意义不明无分类性。

(2) CNV 包含了与患者表型相符的致病基因并不意味着该 CNV 为致病性 CNV 或者临床意义不明但可能致病性 CNV。CNV 可能的致病机制至少有 6 种(详见 4.2.1),基因突变的致病机制也包含至少 4 种(失去功能、增强功能、获得新功能、显性负性效应),两者致病机制的一致性是判断该 CNV 是否会导致与其所包含基因对应的疾病的关键。其中,最常见的一致性判断标准就是 CNV 所引起的基因剂量变化是否是该基因所对应疾病的发病机制。如果不是,那么该 CNV 是否引起这种疾病仍未可知;如果是,而且功能证据充分,那么该 CNV 被认为会引起这种疾病。根据大量临床经验,ACMG 的指南也提供一些这方面的经验:① 单倍型剂量不足与临床表型相关的基因,其拷贝数增加可能没有表型;② 显性遗传多与突变导致基因功能变化相关,而与剂量变化不相关;③ 当拷贝数增加只涉及基因的一部分时,可能使基因的结构被破坏或编码序列发生改变而影响功能;④ 隐性遗传相关基因单拷贝的缺失仅代表突变携带;⑤ 只涉及内含子序列的短 CNV 可能对基因功能无影响。

病例 25:

孕妇因"孕早期 NT 值高(NT 约为 4 mm)"在孕中期抽羊水行染色体核型分析和基因拷贝数变异分析。染色体核型分析结果正常,SNP 微阵列结果提示胎儿 Xp22.31 重复约 1.61 Mb(见图 4-36)。后复查,对夫妇双方(均无疾病表型)行基于高通量测序的基因拷贝数变异分析(CNV-seq),结果提示孕妇本人 Xp22.31 重复约 1.66 Mb。

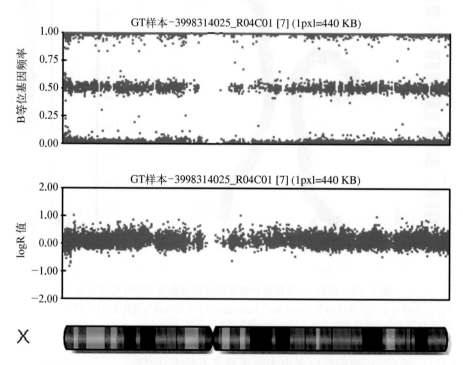

图 4-36　病例 25 胎儿的 SNP 微阵列检测结果提示 Xp22.31 重复约 1.61 Mb

SNP 微阵列检测结果:Arr[hg19] Xp22.31(6516735-8131442)×3

致病性评估:该 CNV 在 DECIPHER 数据库中有多例片段内重复的病例报道,患者主要表现为整体发育迟缓、智力障碍、认知能力受损和肌张力低等;在 ClinVar 数据库中有多例与该 CNV 区间相近的良性或可能良性 CNV 报道;查询 OMIM 数据库,该 CNV 区间包含 *HDHD1A*、*STS*、*VCX*、*DXS1283E* 基因,其中 *STS* 基因缺失可导致 X 连锁鱼鳞病,但无该基因重复突变致病报道;在 DGV 数据库中无相关报道。此外,胎儿为女性,且该 CNV 为正常母亲来源。因此,该 CNV 虽然包含了缺失致病的 *STS* 基因,但该基因重复是否致病尚不确定。综合上述信息,该 CNV 可评估为临床意义不明但可能良性。

病例 26:

患儿,男,5 岁,因"智力障碍、孤独症倾向和听力下降"就诊。患儿 4 个月大时因其父母发现患儿竖头不稳在当地医院就诊,智力测试提示轻度发育落后,听力检测提示极重度感音神经性耳聋,行康复治疗 20 余天,无效果,且病情加重,出现眼神无交流,不追物,遂停止治疗。2 岁 6 个月时曾在外院安装人工耳蜗,听力有所改善。患儿为第 1 胎第 1 产,其母孕 31^{+6} 周因"妊娠期高血压,重度子痫"行剖宫产,患儿出生时体重为 1 760 g,Apger 评分 1 min 时评分为 8 分、5 min 时评分为 9 分。患儿 7 个月大时能竖头,1 岁 3 个月可独坐,1 岁 11 个月可扶物行走,2 岁 6 个月可独立行走,但步态不稳。现患儿可独立行走,但步态异常,易摔跤;可用动作表达简单的需求,会喊人,但不会与人进行语言交流;有咬衣服、玩绳子等刻板动作。患儿平时睡眠少,每晚睡眠 3~5 个小时,大小便正常。体格检查:身高 117 cm,体重 25 kg,头围 53 cm,神志清醒,与人无眼神交流,无明显特殊面容,走路不稳,胸腹及四肢外观无明显畸形,心、肺听诊正常;四肢肌张力及肌力正常,双膝反射可引出,双踝阵挛(一);外生殖器检查发现阴茎偏小,双侧睾丸可扪及,大小为 1.2 cm×0.8 cm,尿道开口正常。辅助检查:Gesell 发育量表提示各能区均重度落后,肌电图、血尿代谢筛查、头颅 MRI 未见明显异常。遗传学检测结果:染色体核型分析结果提示为正常男性核型;利用 CNV‑seq 检测基因组拷贝数变异,结果提示 16p12.2 重复约 0.33 Mb(见图 4‑37)。

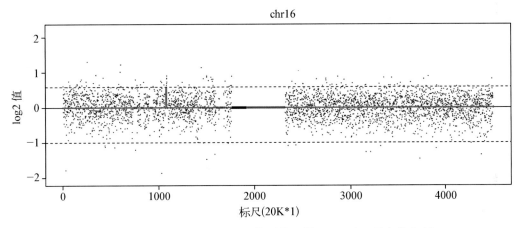

图 4‑37 病例 26 中患儿 CNV‑seq 检测结果提示 16p12.2 重复约 0.33 Mb

CNV‑seq 检测结果:seq[hg19] dup(16)(p12.2)

chr16:g.21490001‑21820000dup

致病性评估:在该 CNV 范围内,DECIPHER 数据库收录有 3 例患者,一例表现为特殊面容、智力障碍和脊柱侧弯,一例表现为短头、孤独症和语言发育迟缓,还有一例表现为双侧感音神经性听力下降、前庭导水管扩张、认知受损和口腔运动失用,但 3 例患者所携带 CNV 均来源于表型正常的父母。ClinVar 数据库收录有多个病例,尽管这些病例的 CNV 均有重叠,但其致病性不一致,既有可能致病性报道,也有临床意义不明、可能良性和良性的报道。DGV 数据库中有多例正常人携带该重复片段的报道。查询 OMIM 数据库,该 CNV 包含了 *METTL9*、*IGSF6* 和 *OTOA* 3 个基因,其中仅 *OTOA*

基因有表型相关报道,与耳聋 22 型相关,该病呈常染色体隐性遗传,主要临床表现为中重度感音神经性耳聋,但无 *OTOA* 基因重复致病报道,其剂量增加是否致病不明。综上所述,该 CNV 应评估为临床意义不明无分类性(该病例中尽管 *OTOA* 基因所致疾病与患者表型高度吻合,但其致病机制中暂无剂量增加致病报道,故不能认为患者表型就是 *OTOA* 基因重复所致)。

4.2.5 遗传咨询

遗传咨询是指临床医师或者遗传咨询师针对患者或者家属有关遗传病的病因、遗传方式、诊断、治疗、预防和再发风险等问题进行解答,并提出合理的意见或建议,以便患者得到恰当的治疗,并可指导患者或家属生育。遗传咨询一般需要 4 个过程,即信息采集、建立并证实诊断、风险评估和提供信息。

在过去的几年中,基因组 CNV 分析已经在不明原因的孤独症谱系障碍、智力低下或发育迟缓患儿中得到广泛的应用,有 15%～20% 的患儿能够通过 CMA 等技术找到病因,CMA 技术也被认为是这些疾病的一线检测手段。而在产前诊断中,由于能获取胎儿临床表型的技术手段有限,并且由于胎儿发育的特殊性,往往很难评估胎儿是否患有孤独症谱系障碍、智力低下等方面的异常,因此,对胎儿临床信息的采集非常困难。尽管如此,大量的研究仍然发现基因组 CNV 分析在产前诊断中具有重要的作用,尤其是对妊娠期间发现的胎儿结构异常,如心脏畸形、胃肠道畸形等。我国 2014 年发表的专家共识明确了其适应证和禁忌证,具体如下。

CMA 在产前诊断中的临床适应证和禁忌证:

(1) 产前超声检查发现胎儿结构异常是进行 CMA 检查的适应证,建议在胎儿染色体核型分析的基础上进行,如核型分析正常,则建议进一步行 CMA 检查。

(2) 对于胎死宫内或死产需行遗传学分析者,建议对胎儿组织行 CMA 检测,以提高其病因的检出率。

(3) 当胎儿核型分析结果不能确定染色体畸变情况时,建议采用 CMA 技术进行进一步分析以明确诊断。

(4) CMA 用于评估孕早、中期胎儿丢失原因的研究数据积累不足,暂不推荐使用。

(5) CMA 技术(特指具有 SNP 探针的平台)对异常细胞比例不低于 30% 的嵌合体的检测结果比较可靠,反之,对异常细胞比例低于 30% 的嵌合体的检查结果不可靠。

此外,在为存在上述适应证的孕妇或胎儿提供基因组 CNV 分析的产前诊断的同时,为了让孕妇或家属充分了解该技术的优缺点,还应告知其所采用方法的局限性(基于高覆盖度高通量测序的基因组 CNV 分析由于费用昂贵,在临床检测中应用少,在这里不予讨论),具体如下。① 无法可靠地检出低水平的嵌合体,一般基因组 CNV 分析可检测出 10% 以上的嵌合体,但对于异常细胞比例低于 30% 的嵌合体检测结果不可靠。② 无法检测出平衡性染色体重排和大多数的基因内点突变。如果考虑胎儿可能为平衡性染色体重排,如平衡易位或平衡倒位携带者,应建议做染色体核型分析或 FISH 检测;如考虑胎儿可能为基因点突变所致的单基因病,请参考相关章节,选择合适的检测方法。③ aCGH 检测平台和基于低覆盖度高通量测序的基因组 CNV 分析无法检测三倍体。一般三倍体胎儿是无法正常发育并出生的,往往在孕早期即停止发育,出现自然流产。因此,如果采用基因组 CNV 分析检测孕早期流产胚胎组织,建议采用 SNP 微阵列平台;如果采用 aCGH 或基于低覆盖度高通量测序的基因组 CNV 分析平台,应加做 STR 位点分析等辅助诊断或排除三倍体等整倍体异常。④ 阳性检出率仍然较低,即并非所有或绝大多数病例都能发现具有临床意义的 CNV。对于超声检查发现结构异常的病例,排除染色体核型异常后,基因组 CNV 分析检出致病性 CNV 的比例低于 10%。但是,对于流产胚胎的检测,该技术能在超过 50% 的病例中发现病因,因此,对于孕早期流产的病例,应建议取流产胚胎样本行基因组 CNV 分析。⑤ 最主要的难点是对临床意义不明性 CNV 的判读和解释,后面会详细介绍。

当对胎儿完成 CNV 检测后,最重要的就是针对 CNV 检测结果的咨询,临床意义不同的 CNV,咨询的情况也不尽相同。由于部分胎儿的检测结果会发现 2 条或多条 CNV,结果的咨询中应综合考虑这些 CNV 的临床意义,让孕妇或家属得到尽可能完整的信息,便于孕妇或家属决定继续妊娠或终止妊娠(原则上是否终止妊娠由孕妇或家属决定,国家法律法规有相关规定等特殊情况的除外)。

1) 致病性 CNV

对于致病性 CNV,医师或遗传咨询师必须向孕妇或家属详细地说明该 CNV 的致病性、胎儿可能出现的临床表型以及出生后的治疗方案等,便于孕妇或家属了解详细情况后自行选择继续妊娠或终止妊娠。

病例 27:

某孕妇孕期无阴道流血、腹痛等,孕早、中期唐氏综合征筛查均无异常,孕 28^{+1} 周行 B 超检查时发现胎儿双足内翻,羊水过少,否认孕期其他特殊情况,否认家族遗传病史。在某医院行脐带血穿刺,取脐带血行 SNP 微阵列检测,检测结果显示 22q11.21 杂合缺失约 2.6 Mb(见图 4-38)。

SNP 微阵列检测结果:Arr[hg19] 22q11.21(18895703-21462353)×1

CNV 致病性评估:该 CNV 对应 22q11 微缺失综合征的致病区间(chr22:19009792-21452445),因此,该 CNV 为致病性 CNV。

胎儿出生前或出生后可能出现的表型:根据 22q11 微缺失综合征患者的临床表现,该 CNV 可能出现 6 个主要方面的异常。① 先天性心脏病,包括法洛四联症、室间隔缺损、先天性主动脉弓离断 B 型、肺动脉狭窄/闭锁以及共同动脉干等。② 颜面异常及腭异常,前者包括大头、长脸、小颌、下颌后缩、低耳位、耳畸形、球状鼻、睑裂狭小、鼻孔前

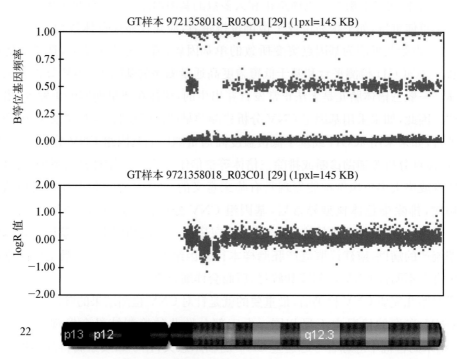

图 4-38　病例 27 胎儿的 SNP 微阵列检测结果提示 22q11.21 杂合缺失约 2.6 Mb

倾等,后者包括腭裂、悬雍垂裂、高腭弓、腭帆缩短和黏膜下裂等。③ 先天性胸腺不发育或发育不全,出生后反复出现各种病原体感染所致肺炎、鼻窦炎、中耳炎或鹅口疮等,也可出现自身免疫病。④ 甲状旁腺功能低下,表现为惊厥、喉痉挛、手足抽搐等低钙血症表现。⑤ 认知和精神异常,IQ 值通常在 70～90 分,青春期或成年时存在书写、计算、理解困难或学习能力低下,注意力缺陷,可出现精神分裂症、多动症、抑郁症、心境障碍等精神异常。⑥ 生长发育问题,出生后喂养困难,生长发育落后。⑦ 其他方面,包括肾脏畸形(羊水过少的可能原因之一)、听力障碍、癫痫、骨骼异常(包括脊柱侧弯、摇椅足、多指/趾等,该胎儿出现足内翻可能与此相关)、眼异常(包括斜视、视网膜脱离、无眼畸形等)等。

处理方案:出生前目前尚无有效的治疗方法,可通过产科 B 超或 MRI 检查排除部分器官畸形并评估胎儿宫内生长发育情况。该类患儿出生后无病因治疗方法,仅能对症治疗,对患儿应进行多学科的评估,以便了解患儿的全面健康状态。对于患儿器官畸形可到各个专科进行手术纠正;低血钙在肾内科或内分泌科医师指导下进行补钙;早期的语言训练应该在 1 岁开始,教育和行为方面的训练也是有益的;出生后发现生长激素缺乏应予补充;免疫缺乏通常不需要特殊的干预,但应积极处理感染;如果有出生后喂养困难,应到消化科排除可能的消化道畸形,采用特殊方式喂食等改善进食。夫妇双方应慎重考虑是否继续妊娠。

再发风险评估：应对夫妇双方行 FISH 或基因组 CNV 分析检测胎儿该 CNV 是否为父母之一来源。如果夫妇双方无表型，一般该夫妇不携带该 CNV，再次生育时再发风险低，但因为生殖腺嵌合不能排除，仍需进行产前诊断；如果夫妇双方之一有 22q11 缺失综合征表型，则可能为患病父亲或母亲来源，再次生育时再发风险为 50%，应行产前诊断。

此外，对致病性 CNV 进行咨询时，由于外显不全、检测到的 CNV 大小与已报道致病性 CNV 大小不一致、CNV 复杂等情况，在产前诊断的咨询中对 CNV 所对应的临床表型的预测非常困难，此时可考虑结合其他检测结果综合分析，以便更准确预测胎儿可能出现的表型。

病例 28：

孕妇，女，36 岁，因"NT 值过高"就诊。孕妇此次孕期常规进行产检，孕 12 周时行产科 B 超检查，检查结果提示 NT 值过高（5 mm），孕早期未行血清学筛查。孕期无其他特殊。既往曾顺产一女孩，现身体健康。否认家族遗传病史。孕 18 周于某院产前诊断中心抽羊水进行染色体核型分析，检测结果提示 45,X[60]/46,X,+mar[23]，为明确诊断，进一步对该胎儿样本使用高通量测序进行基因组拷贝数变异分析，CNV-seq 检测结果提示胎儿为女性胎儿，且 X 染色体异常，Xp22.33p11.23 处杂合缺失约 46.52 Mb，Xq22.1q28 处杂合缺失约 53.36 Mb，Xp11.23q22.1 嵌合性缺失约 55.39 Mb（见图 4-39）。

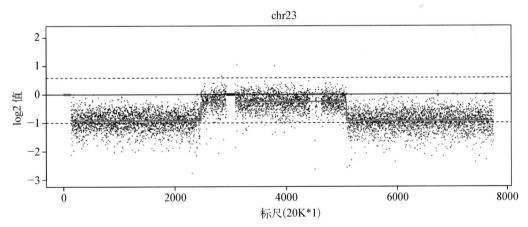

图 4-39　病例 28 胎儿 CNV-seq 检测结果

CNV-seq 检测结果显示 Xp22.33p11.23 处杂合缺失约 46.52 Mb，Xq22.1q28 处杂合缺失约 53.36 Mb，Xp11.23q22.1 嵌合性缺失约 55.39 Mb

CNV-seq 检测结果：seq[hg19] del(X)(p22.33p11.23)

chrX：g.1000-46520000del

seq[hg19] del(X)(p11.23q22.1)[mos]

chrX：g. 46520000-101910560del

seq[hg19] del(X)(q22.1q28)

chrX：g. 101910560-155270560

致病性评估：结合染色体核型分析结果和CNV-seq检测结果可以推断该胎儿为X染色体异常嵌合体，核型可能为45,X[65%]/46,X,der(X)[35%]，其中异常的X染色体表现为短臂和长臂末端均有缺失，分别为46.52 Mb和53.36 Mb。X染色体单体会导致特纳综合征，为致病性CNV，下面仅对其他两条CNV进行致病性评估。

第一条CNV为X染色体p22.33p11.23处约46.52 Mb的杂合缺失，包含Xp21邻近基因缺失综合征基因的全部。该综合征患者主要临床表现为高血脂、甘油尿、杜氏肌营养不良和先天性肾上腺发育不良等。有文献报道提示，Xp22.1缺失患者的主要临床表现为无脑畸形、脊柱裂、肺发育不全、马蹄肾和膈疝等。第三条CNV，X染色体p11.23q22.1约55.39 Mb的嵌合缺失，包含烟雾病IV型。该病患者主要临床表现为扩张型心肌病、性腺功能减退、身材矮小、发育迟缓、特殊面容。也有文献报道X染色体q26.2q28缺失患者主要的临床表现为卵巢早衰和更年期提前。综上所述，这两条CNV也属于致病性CNV。

胎儿出生前或出生后可能出现的表型：一方面，胎儿具有65%的45,X核型，即该胎儿可能出现特纳综合征的特殊面容、生长发育迟缓、智力异常和性发育不良等表现，头颈部异常可出现面部多痣、上颌骨狭窄、内眦赘皮、耳廓突出、后发际线低、短颈、颈蹼等，生长发育方面往往表现为低出生体重、成年后身材矮小、比正常女性平均身高低20 cm，智力方面通常在正常范围，但IQ值较正常人低10～15分，少部分患者需要接受特殊教育，性发育方面可能出现卵巢发育不良、幼稚子宫且大部分患者青春期无月经来潮，第二性征发育不良，具体表现为乳房发育差、腋毛和阴毛稀少、外阴发育差等；另一方面，患儿还有35%的异常X染色体，该异常X染色体可能导致的临床表现可参考本章前述致病性CNV的咨询方式进行描述。但由于X染色体存在随机失活现象，且该胎儿检测结果为女性胎儿，该样本不一定表现出上述症状。此外，由于该胎儿为嵌合体，且两种核型均存在异常，该胎儿是否出现相应的表型无法确定，但通常而言，某种核型嵌合比例越高，胎儿或者患者出现该核型对应表型的可能性越高，表型越严重。

处理方案：如果胎儿出生后仅表现为轻重不一的特纳综合征表型，胎儿出生后应到内分泌科及时就诊，进行性激素替代治疗，以促进其性腺的发育及第二性征的出现和维持；如果胎儿出生后具有两种核型对应的表型，应根据具体情况设计治疗方案，涉及器官畸形的，可以到相应外科进行手术纠正，有智力低下和生长发育迟缓的，可考虑到康复科进行训练，提高其生活、学习、工作能力。综上所述，夫妇双方应慎重考虑继续妊娠。

再发风险：由于胎儿为嵌合体，推测可能是由受精卵在发育早期进行有丝分裂时出现错误所引起，因此，胎儿的染色体异常最可能是新发，即夫妇双方核型正常的可能性大，双方再次生育时风险较低，夫妇双方可考虑行染色体核型分析进一步确定。

2）良性 CNV

由于良性 CNV 不会导致临床表型，可以排除实验室报告范围内染色体异常致病的情况。但仍应建议孕妇进行后续的常规产前检查，因为基因组 CNV 分析有其局限性，不能排除平衡性染色体异常、单基因病、多基因病等疾病，尤其对于产前 B 超检查发现胎儿存在结构异常但基因组 CNV 分析结果正常的，须请产科和其他专科医师共同会诊，综合评估胎儿异常风险。

病例 29：

孕妇，女，29 岁，孕 24^{+1} 周时四维 B 超检查发现胎儿房间隔缺损约 1.5 mm，孕早、中期血清学筛查均提示低风险，孕早期 B 超检查未见明显异常（NT 厚度为 1.5 mm），否认孕期其他特殊情况，否认毒物、放射线接触史，否认家族遗传病史。孕 24^{+3} 周行羊膜腔穿刺术，进行染色体核型分析和 SNP 微阵列检测。染色体核型结果正常，SNP 微阵列提示 15q11.1q11.2 重复约 192 kb（见图 4-40）。

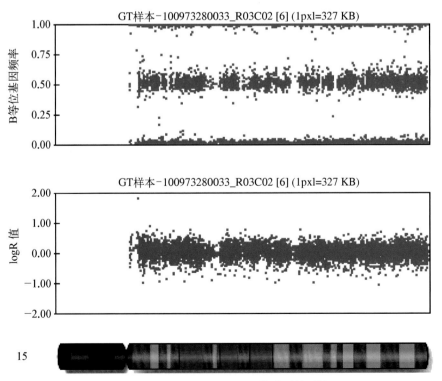

图 4-40　病例 29 中胎儿 SNP 微阵列检测结果

SNP 微阵列检测结果提示 15q11.1q11.2 重复约 192 kb（图片显示不明显）

SNP 微阵列检测结果：Arr[hg19] 15q11.1q11.2(20558072-22475877)×3

CNV 致病性评估：该 CNV 在 DECIPHER、ClinVar 数据库中无相关报道，在 DGV 数据库中有多态报道；查询 OMIM 数据库，仅包含暂无表型相关报道的基因。因此，该 CNV 评估为良性 CNV。

处理方案：SNP 微阵列检测仅能排除基因组 CNV(超过 100 kb)所致的染色体病和基因组病，不能排除其他染色体病(染色体核型分析结果正常，已排除)、其他基因组病、单基因病、多基因病和线粒体病。由于胎儿存在心脏畸形，需请产科和心脏外科医师会诊，综合评估胎儿出生后的治疗方案及其他可能的处理方案。

3) 临床意义不明性 CNV

由于临床意义不明性 CNV 既可能导致一定的表型，也可能不致病，此类 CNV 是基因组拷贝数分析检测结果的咨询难点。对于此类 CNV，应尽可能收集证据，将其划分到临床意义不明但可能致病性 CNV 或临床意义不明但可能良性 CNV 两类中，并综合其他孕期检测结果进行咨询，以便孕妇选择是否继续妊娠。但仍然有 0.5%～1% 的 CNV 被划分为临床意义不明无分类性 CNV，此类 CNV 可能导致的结局可参考数据库中同一位置、不同大小或不同类型的 CNV 的临床意义，但应谨慎对待。

病例 30：

孕妇，女，32 岁，曾生育一男孩，3 岁时因"腭裂和运动发育迟缓"在我院行外周血 SNP 微阵列检测，检测结果提示 12p13.33p11.1 重复约 34.6 Mb，覆盖了 12 号染色体短臂的全部，提示可能为 Palliter-Killian 综合征，后行皮肤成纤维细胞染色体核型分析，染色体检测结果为 47,XY,+i(12)(p10)[44]/46,XY[20]，证实为 Palliter-Killian 综合征。孕妇已再次怀孕，孕 16^{+2} 周 B 超检查提示双侧脑室脉络丛囊肿，孕期无其他异常。孕 18^{+2} 周行羊膜腔穿刺进行基于高通量测序的基因组拷贝数变异分析(CNV-seq)，CNV-seq 检测结果提示 6q24.1 重复约 0.4 Mb(见图 4-41)。

CNV-seq 检测结果：seq[hg19] dup(6)(q24.1)

chr6：g.140240001-140640000dup

致病性评估：该 CNV 在 PubMed、DECIPHER、ClinVar 数据库中无相关报道；查询 OMIM 数据库，未包含任何基因；在 DGV 数据库 17 421 例健康人样本中有 1 例携带此重复片段记录。因此，该 CNV 属于临床意义不明但可能良性 CNV。

咨询意见：排除了该胎儿患有 Palliter-Killian 综合征可能，其所携带 CNV 为临床意义不明但可能良性 CNV，致病可能性低，可基本排除 100 kb 以上染色体微缺失/微重复导致中枢神经系统畸形可能，可进一步对其父母进行 CNV-seq 检测以通过来源关系进一步辅助致病性判断。此外，胎儿患有双侧脑室脉络丛囊肿，应定期到产科就诊复查 B 超。

对于临床意义不明的 CNV，通常会通过父母验证检测该 CNV 是否为父母遗传或

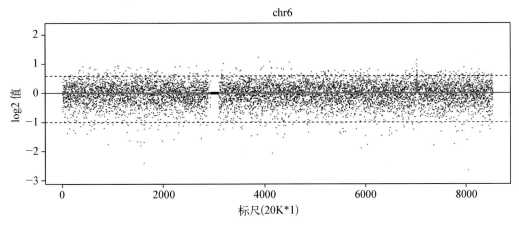

图 4-41　病例 30 中胎儿 CNV-seq 检测结果

CNV-seq 检测结果提示 6q24. 1 重复约 0. 4 Mb

者新发突变(*de novo*)以获取进一步的信息。尽管这是一个评估 CNV 临床意义的重要参考信息,但是必须强调,基于单个家系的 CNV 遗传信息评估其临床意义是很困难的,而且通常是不够严谨的。仅在包含多个患病和不患病成员的大家系中共分离的 CNV 或在多个不同家系中患者共有的 CNV 才是具有临床意义的有力证据。因此,ACMG 建议应尽可能收集临床研究中的病例数据以便尽快确定 CNV 的临床意义。如果缺乏大数据的支持,基于有限的家系信息应谨慎对待,对于基于有限家系数据得到的推断或结论,在适当情况下可以考虑添加免责声明。此外,每个 CNV 和每一个家系都应该单独进行分析,并且要重视实验室和咨询医师间的交流和沟通,以便将相关信息准确地传达给患者及家属。

　　如果一个 CNV 被发现是新发突变即并非父母来源,通常认为这是支持该 CNV 致病的一个证据,尤其是当该 CNV 已经通过基因等其他证据被怀疑具有临床意义。非亲生父母会使这种情况复杂化,通常不建议在报告中说明,而鉴定血缘关系的实验通常是不推荐的,除非医学鉴定需要,但也必须在获得知情同意之后进行。基因组部分区域具有比较高的突变频率,这一点必须考虑,因为这些区域的 CNV 也可能是新发的,但这些 CNV 通常无临床意义。此外,如果仅先证者父母一方可进行随访或后续的验证,那么即使该 CNV 非该亲本来源,也不能作为支持该 CNV 具有临床意义的证据。

　　如果 CNV 来源于父母或者其他家庭成员,有许多方面仍然需要被考虑到。结论性的推断极少是通过单个家系的遗传模式得到的。如果父母或者其他家系成员是该 CNV 的携带者,应根据先证者的临床表型对他们进行全面的医学评估。假如这些信息在检测时未提供给实验室,应建议对父母进行临床评估。父母来源的 CNV 根据父母是否与先证者有相同的表型而有不同的解释。首先,对于父母患同种病的,一般需要谨慎认为该 CNV 是该家系成员患病的病因,因为 CNV 与表型可能是单独传递的,而先证者与父母同时具有相同的 CNV 和表型仅是一种巧合,其他家系成员的进一步验证与评估将有助于判断是否该 CNV 与临床表型共分离。其次,对于父母不患病即为散发情形的,这种家系中的遗传性 CNV 通常被认为是支持该 CNV 不具有临床意义的证据,即该 CNV 是可能良性的。但是,一些特殊情况也使得这一情况复杂化,而基于多个家系的证据则更加具有说服力。特殊情况包括下列几种情形:

(1) 不完全外显即该 CNV 是致病性的,但在携带者中不一定出现相应的表型。

(2) 表现度差异即该 CNV 可引起一系列的表型,但不同携带者可具有不同的临床表型。

(3) 基因印记影响即该 CNV 对应的区域与遗传印记相关。例如,某种疾病仅在该 CNV 为父源性来源时才表现相应症状,先证者的携带者父亲没有相应症状可能是因为其本人的 CNV 为母源性。

(4) 潜在的第二个突变无法通过基因组 CNV 分析发现,即先证者所患疾病为隐性遗传病。例如,一个缺失型 CNV 来源于不患病的父亲,而一个未检测到的基因点变异来源于另外一个不患病的母亲。或者,先证者可能有一个或更多修饰基因或 DNA 元件,而这些基因或 DNA 元件与 CNV 来源于不同的亲本。

(5) 父母之一为嵌合体即该 CNV 并非存在于某个亲本的所有组织中,因此,该亲本可能没有表现出与该 CNV 相关的所有临床表型。

(6) 父母所携带 CNV 与先证者的 CNV 大小不一致。CNV 在携带者父母传递给患儿时通常很少再次发生改变,但仍然是存在的[57]。当采用 FISH 等其他方法验证 CNV 来源时,这种罕见的情况并不能被排除。

(7) X 连锁 CNV 的特殊问题。男性患者携带的 X 连锁 CNV 来源于无临床表型的母亲时,必须考虑该母亲可能是因为某种原因导致的无表型的携带者。最常见的原因是 X 随机失活,但并非所有的 X 连锁疾病在携带者母亲中都会有 X 的偏斜失活,其他家系成员尤其是与母亲有血缘关系的男性成员的验证可能会提供更多的信息。

病例 31[58]:

某孕妇,女,希腊人,37 岁,因"高龄"就诊。孕妇此次为第 4 次卵胞浆内单精子注射妊娠成功,孕期无特殊情况,于孕 17 周因"高龄"行羊膜腔穿刺,并进行染色体核型分析和使用多重连接探针扩增(multiplex ligation-dependent probe amplification, MLPA)技术进行染色体微缺失/微重复综合征检测。染色体核型分析结果正常,MLPA 检测结果提示 22q11.2 区域的杂合重复,重复片段涉及 *CLTCL1*、*CDC45*、*ARVCF*、*CLDN5*、*GB1BB*、*KLHL22* 和 *SNAP29* 基因,大小约 3 Mb,随后采用 aCGH 芯片平台进行验证,结果提示 22q11.2 杂合重复约 2.5 Mb(见图 4-42)。

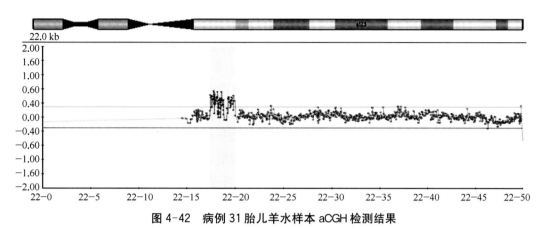

图 4-42 病例 31 胎儿羊水样本 aCGH 检测结果

aCGH 检测结果提示 22q11.2 杂合重复约 2.5 Mb(图中黄色部分)(图片修改自参考文献[58])

aCGH 检测结果：arr[hg18] 22q11.2(17333038-19835387)×3

致病性评估：该 CNV 位于 22q11 微重复综合征的致病区域(chr22：16926349-20666469 [hg18])内,覆盖了其大部分区域,且包含了 59 个 RefSeq 数据库基因和 7 个 OMIM 数据库基因,其中 *TBX1* 基因被认为可能是 22q11.2 微重复综合征的关键基因；查询 DECIPHER 数据库,多数患者表现为智力障碍等；查询 DGV 数据库,无多态报道。综上所述,该 CNV 为临床意义不明但可能致病性。

胎儿出生前或出生后都可能出现的表型：由于该胎儿所携带 CNV 覆盖率 22q11 微重复综合征的大部分,该胎儿最可能出现该综合征相关的症状。该综合征在胎儿时期可以无表型或仅表现出轻微的异常,包括 NT 增厚、轻微心脏异常、双侧腭裂、羊水过多、鼻骨缺失等,也可以出现多发异常,出生后患儿的表型也可以从正常到严重畸形不等,即存在外显不全情况。可能出现的主要症状包括生长发育迟缓、头颈部异常(包括小头、小颌、低位耳、耳发育不良、内眦赘皮、睑裂下斜、宽鼻梁、平坦鼻、高腭弓等)、先天性心脏病、腭咽闭合不全、肌张力低下、精神运动迟滞、学习障碍或语言发育障碍等。

咨询意见：该胎儿可能患有 22q11 微重复综合征,但由于该综合征存在外显不全情况,胎儿出生可能表现为正常,也可能出现严重畸形,是否继续妊娠由孕妇及家属决定。如果继续妊娠,孕妇在孕期应继续行正常产检,并且如果后续 B 超检查提示异常,应及时到产前诊断中心就诊,并进行遗传咨询。

该病例进一步检测及随访：夫妇双方也同时进行 MLPA 检测,发现胎儿所携带 CNV 来源于孕妇本人,而孕妇本人无表型(与 22q11 微重复综合征外显不全特征相符),该孕妇最后选择继续妊娠。胎儿出生后 5 个月随访,未发现特殊的表型畸形,精神运动发育正常,但应该继续进行随访。

病例 32:

先证者,女,10 岁,因"发育迟缓"就诊。系第 1 胎第 1 产,足月因"脐带绕颈"行剖宫产,出生体重为 3.7 kg,无窒息,出生后 5~6 天出现黄疸,治疗好转后复发,后在家持续治疗 1 个月好转(具体不详),约 4 个月大时会抬头,8 个月大时会坐,14 个月大时能独走,但步态不稳,18 个月大时会喊人,现 10 岁,仅会说 3~4 字的短句。曾于当地医院就诊,行发育测试,得分为 56 分,显示中度发育迟缓,头颅 MRI 未见明显异常,尿代谢筛查阴性,外院高通量测序结果提示 X 染色体杂合缺失 3.93 Mb(具体不详)。体格检查:身高 152 cm,体重 50 kg,头围 53 cm,头颅无外观畸形,鼻根稍平,无其他特殊面容,不会简单计算,可短时间对视交流。今先证者母亲再次怀孕来我院要求行相关检查。

首先对先证者及父母行 SNP 微阵列检测复查外院基因组 CNV 分析,检测结果提示先证者存在 Xq22.1q22.3 杂合缺失约 3.9 Mb(见图 4-43),父母验证显示为新发变异。

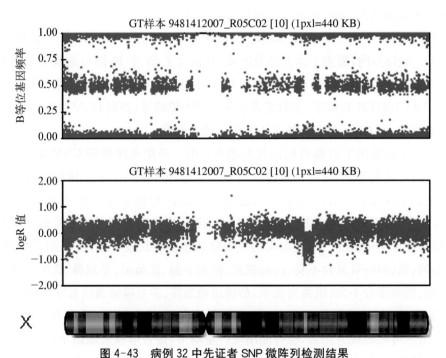

图 4-43 病例 32 中先证者 SNP 微阵列检测结果

SNP 微阵列检测结果提示 Xq22.1q22.3 杂合缺失约 3.9 Mb

先证者 SNP 微阵列检测结果:Arr[hg19] Xq22.1q22.3(102511915-106415810)×1

先证者 CNV 致病性评估:该 CNV 在 DECIPHER 数据库中有多例病例报道,患者主要表现为智力障碍或整体性发育迟缓;ClinVar 数据库中有一例片段内缺失的致病性 CNV 报道;查询 OMIM 数据库和 DGV 数据库,均无相关报道。该缺失区间包含了 18

个基因,其中 *PLP1* 和 *TBG* 基因与临床表型相关。*PLP1* 基因与佩利措伊斯-梅茨巴赫病(X 连锁隐性遗传)相关,该病患者主要表现包括眼球震颤、痉挛性四肢瘫痪、共济失调和发育迟缓,部分女性携带者也可表现出不同程度的症状,有一例女性携带该基因缺失患病的报道,另有多例存在该基因内点突变或重复的女性携带者患病的报道。*TBG* 基因与甲状腺素结合球蛋白(TBG)功能异常相关,男性该基因的错义突变或重复可导致血浆 TBG 浓度异常,无该基因缺失的病例报道。综上所述,结合该 CNV 在家系中为新发,评估该 CNV 为致病性。

咨询意见:尽管大多数 *PLP1* 基因缺失女性携带者无表型,但仍有部分女性携带者存在佩利措伊斯-梅茨巴赫病相关的症状,这可能是由 X 染色体随机失活导致全部或部分组织细胞内正常的 X 染色体失去功能引起。先证者临床表型不典型,这可能与正常 X 染色体部分失活有关,即存在 X 染色体失活偏倚,应密切观察患儿神经系统症状,定期到神经内科就诊,以便及时处理。此外,尽管先证者父母均不携带与先证者相同的 CNV,但由于不能排除生殖腺嵌合状态,且现先证者母亲已经再次怀孕,应行产前诊断。

先证者母亲再次来就诊时,36 岁,孕 21^{+1} 周。孕早、中期未行血清学筛查。孕期 B 超检查未见异常。否认孕期有毒物质和放射线接触史。行羊膜腔穿刺取羊水并进行染色体核型分析和 SNP 微阵列检测以进行产前诊断。染色体核型分析结果正常,SNP 微阵列检测结果提示 10q21.3 杂合缺失约 0.27 Mb(见图 4-44)。

SNP 微阵列检测结果:Arr[hg19] 10q21.3(68224593-68492082)×1

CNV 致病性评估:该 CNV 在 DECIPHER 数据库中有 2 例病例报道,一例患者表现为成比例的身材矮小、小头畸形和牛奶咖啡斑,另一例患者表现为生长延迟和脊髓空洞症;在 ClinVar 数据库中有多例区域内片段缺失的良性或可能良性 CNV 报道;在 DGV 数据库中有多态报道;查询 OMIM 数据库,该 CNV 缺失片段包含了 *CTNNA3* 基因的部分外显子,*CTNNA3* 基因与呈常染色体显性遗传的家族性致心律失常性右心室发育不良 13 型相关,患者主要表现为心室结构和功能的异常、心电图异常改变、心律失常和猝死,目前无该基因部分或全部缺失的致病报道。追查夫妇双方的 SNP 微阵列检测结果,胎儿该 CNV 来源于孕妇本人,孕妇本人并无相关表型。综上所述,该 CNV 为良性 CNV。

咨询意见:胎儿的 SNP 微阵列检测结果排除胎儿与先证者存在相同的 Xq22.1q22.3 杂合缺失约 3.9 Mb 的情况,但发现了另外一个良性 CNV,为偶然发现(详见本章后续内容),评估为良性 CNV,即胎儿的 SNP 微阵列检测结果未发现明确致病的染色体异常。孕妇在此后的妊娠过程中与普通孕妇一样进行正常产前检查即可。

病例 33:

孕妇,女,40 岁,因"孕妇外周血 cffDNA 产前筛查结果异常"就诊。孕妇此次妊娠期间因"高龄孕产妇"于孕 13 周在某产前诊断机构行孕妇外周血 cffDNA 产前筛查,结

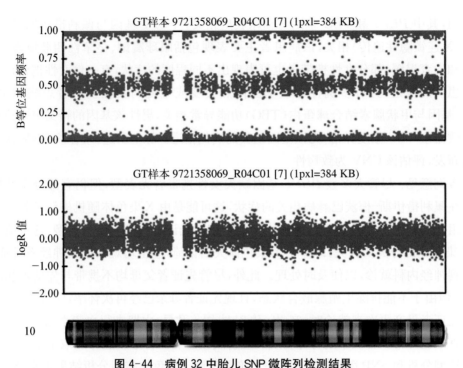

图 4-44 病例 32 中胎儿 SNP 微阵列检测结果

SNP 微阵列检测结果提示 10q21.3 杂合缺失约 0.27 Mb（图片显示不明显）

果提示唐氏综合征、18 三体综合征、13 三体综合征低风险，但额外报告发现胎儿可疑存在 9 号染色体部分缺失。孕妇此次妊娠期间无腹痛、阴道流血等特殊情况，孕早期 B 超检查结果未发现明显异常，NT 值为 1.3 mm，否认毒物、放射线接触史。10 年前曾顺产一女孩，现女孩身体健康。否认家族遗传病史。

于孕 18 周在产前诊断中心行羊膜腔穿刺术取羊水并进行染色体核型分析和 CNV-seq，染色体核型分析结果正常，CNV-seq 检测结果提示 9q33.1 处杂合缺失 2.78 Mb（见图 4-45）。

CNV-seq 检测结果：seq[hg19] del(9)(q33.1)

chr9. g.118560001-121340000del

致病性评估：在该 CNV 范围内，查询 PubMed 数据库，无相关文献报道。查询 DECIPHER 数据库，有多个携带该范围内缺失型 CNV 的病例报道，患者主要表现为智力障碍、小头畸形、特殊面容、行为异常等。查询 ClinVar 数据库，有多条缺失型 CNV 记录，但均为临床意义不明但可能良性或临床意义不明无分类性。查询 DGV 数据库，无正常人携带该 CNV 报道。查询 OMIM 数据库，该 CNV 缺失片段包含了 *PAPPA*、*DIPAS*、*ASTN2*、*TLR4*、*TRIM32* 等基因，其中 *PAPPA*、*DIPAS*、*ASTN2*、*TLR4* 基因目前无与疾病表型相关报道。*TRIM32* 基因与巴尔得-别德尔综合征 11 型（Bardet-

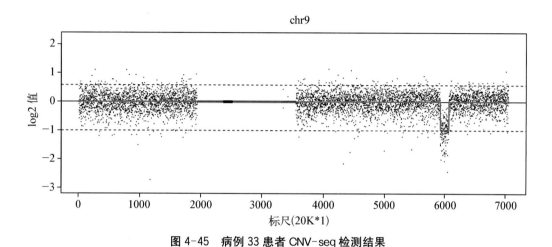

图 4-45　病例 33 患者 CNV-seq 检测结果

CNV-seq 检测结果提示 9q33.1 处杂合缺失 2.78 Mb

Biedl syndrome 11，BBS11）和肢带型肌营养不良（limb-girdle muscular dystrophy）2H型（LGMD2H）相关，BBS11 为常染色体隐性遗传，患者主要表现为学习障碍、肾功能异常、多指畸形、性腺功能减退等；LGMD2H 为常染色体隐性遗传，患者主要表现为肌肉萎缩、腱反射减弱等。由于该胎儿只有该片段的杂合缺失，根据 CNV-seq 检测结果，只能判读该胎儿为该基因杂合缺失的携带者，而该 CNV 致病性评估为临床意义不明无分类性。

后行父母验证发现，胎儿该 CNV 来源于母亲，说明该 CNV 范围的基因单倍剂量不足引起临床表型的可能性低，但不能排除 *TRIM32* 基因导致 BBS11 或 LGMD2H 可能，因为 *TRIM32* 基因突变所引起的 BBS11 和 LGMD2H 均为常染色体隐性遗传病。母亲为该基因的杂合缺失携带者，不能认为胎儿父源性的 *TRIM32* 等位基因不存在点突变等其他类型致病突变。

咨询意见：根据胎儿及母亲的检测结果，由 9q33.1 的 2.78 Mb 杂合缺失单独导致胎儿出现临床表型的可能性低，如 DECIPHER 数据库病例中记录的智力障碍、小头畸形等；胎儿为 *TRIM32* 基因杂合缺失携带者，存在患有 BBS11 或 LGDMD2H 的风险，可进行该基因测序以判断是否胎儿还携带有另外的致病突变，以辅助评估风险。孕妇在孕期仍应继续进行常规产检，且行产科 B 超检查时应重点关注胎儿肾脏、手指、性腺等器官。

4）不相关的 CNV（偶然发现）

在 CNV 的检测结果中，除发现与临床表型或检测目的相关的 CNV 外，还可能发现与其不相关的 CNV，即偶然发现（incident findings），由于从胎儿能获取的表型信息有限，这种现象在产前诊断中更加多见。偶然发现主要包括以下几种情况：① 显示为某种隐性遗传病的携带者状态,包括常染色体隐性遗传病和 X 连锁隐性遗传病,而在 X 连锁隐性遗传病中还必须考虑到 X 染色体失活的特殊情况,因此要结合既往已有文献和数据库已报道信息综合分析;② 检测到的 CNV 为致病性 CNV 或可能致病性 CNV,但该 CNV 所导致的疾病由于年龄等因素暂未发病,即预测可能有临床症状出现前状态或尚未发现的临床表现;③ 显示为与肿瘤风险增加相关的 CNV。

(1) 关于隐性遗传病携带者情况的报告与咨询。报告通常会明确说明隐性遗传病携带不在报告范围内,因此,隐性杂合突变状态不在预期的检测目的范围之中,一般不推荐报告。如果涉及临床关注的隐性遗传病,应在检测申请时对诊断实验室提出要求,实验室可以根据要求制定具体的报告规则,有些特殊的隐性突变可报告,包括:① 非常明确的隐性遗传病,而且该 CNV 在人群中的频率是相当高的和(或)该疾病的携带者筛查是常见且可行的,这种情况有理由报告给先证者或相关的家庭成员,以便他们能够进行生育相关的遗传咨询及进一步的检测。但是,必须意识到这种 CNV 仅为偶然发现,并告知申请检测的临床医师或患者该检测并不能检出所有的携带状态;② 当隐性遗传病与患者就诊的临床特征一致时,应考虑建议患者针对这个疾病做进一步的分子检测,但这仅限于有详细描述且临床表型明确的隐性遗传病,CNV 报告中应写明隐性遗传性质,并在遗传咨询时告知患者或家属仅凭 CNV 检测结果不能诊断为该遗传病。

病例 34:

孕妇,26 岁,初婚,非近亲结婚,现孕 26^{+1} 周,因"超声心动图结果异常"由外院妇产科转诊到我院。在外院于孕 24 周时行产前 B 超检查,提示单活胎、胎儿室间隔肌部缺损,孕早期做 B 超检查未见异常,孕期曾行早、中两期血清学筛查,结果均无异常,孕期未接触过有毒物质和放射线。既往史无特殊,平时月经正常。否认家族遗传病史。今行脐带血穿刺,取脐带血行基因组 CNV 分析(SNP 微阵列),检测结果提示胎儿存在 Xq21.1 杂合缺失 76.3 kb。

SNP 微阵列检测结果:Arr[hg19] Xq21.1(31843230-31919479)×1

CNV 致病性评估:该 CNV 缺失片段包含了 *DMD* 基因的部分片段,涉及 *DMD* 基因的 2 个外显子(外显子 48 和外显子 49)和 3 个内含子,男性 *DMD* 基因外显子半合子缺失会导致 X 连锁隐性遗传病进行性假肥大型肌营养不良。男性患者主要表现为进行性加重的肌无力,出生后 1~2 年内活动可正常,之后逐渐出现站立和行走困难,随后出现行走不能,必须依靠轮椅,多数患儿最终卧床不起,20 岁之前因并发痉挛、压疮、肺炎而死亡;大多数患者智力正常,少数有轻度智力低下;女性多数为杂合缺失型携带者,大多数无相关症状,少数携带者可出现轻微症状,包括肌酶升高、心脏病高发等。综上所述,该 CNV 为致病性 CNV。

咨询意见:由于该 CNV 片段较小,低于实验室最小报告标准(100 kb),首先,应建议对胎儿使用 MLPA 等其他方法确诊;其次,由于该胎儿为女性,即使确诊为 *DMD* 基因杂合缺失,也仅为携带者,而大多数女性携带者不会出现相应表型,即出生后可正常生长发育,智力通常正常;最后,如果确诊为女性携带者,出生后成年生育时因为生育男性后代有 50% 概率患病,应在生育前进行遗传咨询或怀孕时进行 *DMD* 基因的产前诊断。

(2)迟发性疾病/症状前突变或未发现疾病的报告与咨询。检测中发现一些 CNV 尽管与患者就诊的目的无关,但仍可能是明确致病的或者可能致病的,涉及迟发性疾病、疾病症状前状态和疾病前期无法诊断阶段等。尽管事先不可能给患者或者家属提供可能诊断的所有疾病列表,但通常推荐报告出 CNV 相关的症状前状态,以便患者能够及时地得到治疗或处理,实验室希望不报告此类 CNV 的可以除外,但应在《知情同意书》及报告中明确说明。

病例 35:

孕妇,女,27 岁,因"孕中期 B 超检查发现胎儿心脏可疑畸形"就诊。孕妇此次怀孕期间正常进行产检,孕早期、孕中期血清学筛查均无异常,孕早期 B 超检查提示 NT 值为 1.1 cm,孕 20 周 B 超检查提示胎儿心脏异常声像,考虑矫正型大动脉转位,胎儿大小与孕周符合,其余器官无严重畸形。抽羊水行染色体核型分析,并采用 CNV-seq 进行基因组拷贝数变异分析,染色体核型分析结果正常,CNV-seq 检测结果提示 8q21.2 处重复约 0.46 Mb 及 17p12 处重复约 1.44 Mb(见图 4-46)。孕妇无其他生育史,夫妇双方无疾病表型,否认家族遗传病史。

CNV-seq 检测结果:seq[hg19] dup(8)(q21.2)

chr8:g. 86120001-86580000dup

seq[hg19] dup(17)(p12)

chr17:g. 14100001-15540000dup

CNV 致病性评估:第一条 CNV 为 8q21.2 处约 0.46 Mb 的重复,该 CNV 在 DECIPHER 数据库、ClinVar 数据库和 DGV 数据库中均无报道;查询 OMIM 数据库,

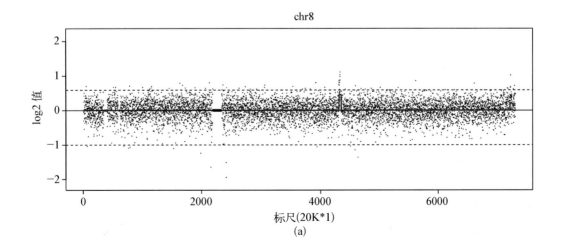

(a)

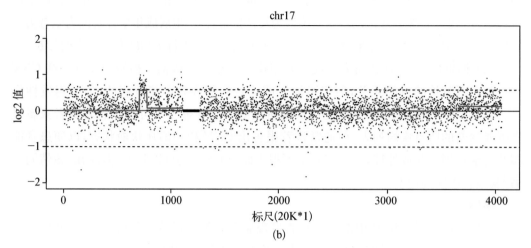

图 4-46 病例 35 中胎儿 CNV-seq 检测结果

CNV-seq 检测结果发现两条 CNV：(a) 示 8q21.2 处重复约 0.46 Mb；(b) 示 17p12 处重复约 1.44 Mb

该 CNV 包含了 *CA13*、*CA1*、*CA3* 和 *CA2* 4 个基因，并打断了 *E2F5* 基因，但仅 *CA2* 基因有表型相关报道，与骨硬化病、常染色体隐性遗传 3，伴肾小管性酸中毒的常染色体隐性遗传性骨硬化病 3 型（osteopetrosis, autosomal recessive 3, with renal tubular acidosis）相关，该疾病呈常染色体隐性遗传，患者主要临床表现为身材矮小、骨硬化，可伴有智力障碍，辅助检查可发现基底节钙化、肾小管酸中毒、血浆酸性磷酸酶增高等，无 *CA2* 基因重复导致该病报道。综上所述，该 CNV 可评估为临床意义不明无分类性。

第二条 CNV 为 17p12 处约 1.44 Mb 的重复，该 CNV 包含了进行性神经性腓骨肌萎缩症 1A 型（Charcot-Marie-Tooth disease type 1A，CMT1A）的全部以及关键基因 *PMP22*，该综合征患者的主要临床特点为运动神经元异常，运动神经传导速度降低，肥厚性神经改变，疼痛感、本体感觉、温度感、震动感等多种感觉缺陷以及弓形足等，该综合征为慢性进展性疾病且具有外显不全的情况，患者通常在 10 多岁或 20 多岁发病。综上所述，该 CNV 评估为致病性 CNV。

咨询意见：① 排除由明确致病性 CNV 引起胎儿出现心脏畸形的可能，对于胎儿心脏可疑畸形，应后续继续随访，可咨询产科医师是否行胎儿 MRI，以进一步明确诊断。如果确定胎儿有畸形，应请产科医师及小儿心血管外科医师会诊，综合分析胎儿出生后可能的生存质量、治疗方案及效果。② 胎儿携带可导致迟发性疾病 CMT1A 的致病性 CNV，胎儿出生后可能在 10 多岁或 20 岁出现感觉缺陷、慢性进行性肌无力等。孕妇及家属如果决定继续妊娠，应在胎儿出生后及时到神经内科就诊，制订合适的治疗方案，以便尽早得到治疗，延缓病情的进展，提高其生存质量。③ 建议夫妇双方行 CNV-seq 明确胎儿所携带 CNV 的来源。一方面，为辅助判断临床意义性 CNV 的致病性；另一方面,由于 CMT1A 为迟发性疾病,胎儿父母可能因为年龄尚轻而无相关表型,应检测夫妇双方明确其是否患有 CMT1A,以便尽早进行处理。

父母行 CNV-seq 检测后,检测结果提示胎儿 8q21.2 处 0.46 Mb 重复片段来源于其父亲,胎儿 17p12 处 1.44 Mb 重复片段来源于其母亲。

进一步咨询意见:由于胎儿 8q21.2 处 0.46 Mb 重复片段来源于其父亲,说明该 CNV 良性可能性大,但不能完全排除其致病性;孕妇携带有 17p12 处致病性 CNV,确诊其患有 CMT1A,应尽快到神经内科就诊,进行 CMT1A 其他相关检查,以便详细地评估其病情,并尽早制订处理方案。还有,孕妇以后再次生育时,有 50% 的概率会把该致病性 CNV 传递给后代,导致后代也患有 CMT1A,应在再次怀孕时进行产前诊断,以便指导妊娠或调整后续的处理方案。

(3) 肿瘤易感风险 CNV 的报告与咨询。当缺失型 CNV 区域内包含了已知或潜在的肿瘤抑制基因,该 CNV 应被慎重对待。如果该肿瘤抑制基因具有明确致病的种系变异,那么,无论是否为本次检测的目的,其外显率、对寿命的影响、肿瘤谱和临床处理等相关方面应该在报告中进行讨论。而对于潜在肿瘤抑制基因的推断应该避免,尤其是在人类样本中缺少明确的种系变异或者该基因的肿瘤抑制作用仅在动物或体外实验中得到证实。

病例 36[59]:

患者,女,22 岁,因为"轻度智力障碍、病理性肥胖、特殊面容"就诊。患者为领养,5 个月大时由现在的父母领养,其出生前、出生时及家族史无法获取。婴幼儿期,患者无生长发育迟缓,但儿科医师发现其肌张力低下。2 岁时,患者出现癫痫,并用苯巴比妥治疗至青春期。随后,与该患者失去联系,无法随访,直到患者 22 岁进行常规体检。患者的养父诉患者整体发育推迟 1 年,直到 7~8 岁才达到正常的体重,患者无摄食过多、觅食、攻击性或自残等异常行为。患者 22 岁就诊时体格检查:身高 156.8 cm(第 10~25 百分位数),体重 114.5 kg(超过第 97 百分位数),头围 56.5 cm(第 50~70 百分位数),手臂长 16.5 cm(低于第 3 百分位数),手指长 6.5 cm(低于第 3 百分位数),左右通贯掌,右手异常掌纹,足长 21.25 cm(低于第 3 百分位数),趾甲发育不良,睑裂下裂,左眼外斜视,低耳位,后发际线低,嘴角下翻,腭弓正常,轻度的腭咽壁发育不全,牙釉质发育不良,全身的肌张力低下。

染色体核型分析结果正常,染色体微阵列芯片 aCGH 检测结果提示 5q22.1q22.2 杂合缺失约 1.8 Mb,该缺失区间包含了 APC 基因,并通过 FISH 检测进一步证实。

咨询意见:APC 基因与家族性腺瘤样息肉病相关,该病呈常染色体显性遗传,患者通常在 16 岁出现息肉,39 岁出现肿瘤,主要临床表现为成百上千的结肠息肉,如果不进行结肠切除等手术治疗,此类患者患结肠癌的风险接近 100%。结肠外的表现包括胃十二指肠息肉,骨瘤,多牙或缺牙,先天性视网膜色素上皮增生,软组织肿瘤,上消化道、下消化道及甲状腺恶性肿瘤等。约 95％的家族性腺瘤样息肉病可发现 *APC* 基因的突变。根据既往报道，*APC* 基因的缺失可导致家族性腺瘤样息肉病。因此，对于病例中患者应进行息肉相关检查，以便及时治疗。此外，该患者可采取低卡路里饮食，并增加锻炼，以改善肥胖等症状。

CNV 致病性评估：该 CNV 导致 *APC* 基因的缺失，为致病性 CNV，此处不再进行详细评估。

再发风险评估：该患者有 50％的概率将该异常 CNV 传递给后代。因此，该患者打算再次妊娠时应进行产前诊断，以便指导妊娠。

进一步随访：随后对患者使用结肠纤维内镜检查，发现数百个腺瘤样息肉，上消化道内镜在胃十二指肠发现超过 50 个无蒂息肉，并在十二指肠部位发现轻度的乳头状增生，甲状腺 B 超提示双侧甲状腺结节，细针穿刺病理检测提示乳头状甲状腺癌，患者随后接受了甲状腺切除术和术后[131]I 放射治疗。

4.3　单基因病的产前精准诊断

前面几个章节已经详细阐述了染色体病的无创产前筛查、有创产前诊断以及单基因病的无创产前诊断。本节主要阐述单基因病的有创产前诊断，包括覆盖小型变异的常规检测以及其他致病变异如甲基化、动态变异的检测。针对单基因病的产前诊断技术，除了传统的 PCR、Sanger 测序等之外，近年来高通量测序技术已在临床广泛应用，高通量测序技术从根本上改变了传统的遗传病诊断思路和流程。传统的诊断流程包括专科医师鉴别有遗传病的患者转诊临床遗传科，临床遗传专科医师对患者进行系统评估，结合临床表征及家系分析、辅助检查结果等分析比较、鉴别诊断，然后针对最为可能的临床诊断，选择对应的基因进行分子检测。分子确诊的阳性率取决于临床诊断的准确性，而临床诊断的准确性在很大程度上取决于临床医师对遗传病的诊疗经验和知识以及遗传病本身是否具有特征性的临床表现。高通量测序技术能一次性经济、快速、有效地检测人类基因组中的所有基因或所有已知的致病基因，所以可以在没有明确临床诊断的情况下，通过基因突变的证据达到对遗传病的明确诊断，极大地提高了疾病的诊断率，甚至在一些特殊的病例及家系中能揭示新的候选致病基因。尽管高通量测序技术作为遗传病常规诊断手段的历史还不长，但因技术可靠及广泛的临床有效性（clinical validity）且检测成本持续下降，这一方法已经被临床广泛接受，迅速成为基因小型变异分子诊断的首选技术，也从先证者的诊断过渡到产前诊断。下面就单基因病诊断的遗传检测方法选择及选择原则、高通量测序及结果解读、遗传咨询等几个主要方面做简要讨论。

4.3.1 遗传检测方法选择及选择原则

基因组的小型变异包括单个或多个核苷酸（小于 50 bp）的替换、插入及缺失，检测这些小型变异最有效的传统方法是对利用聚合酶链反应（polymerase chain reaction，PCR）扩增的 DNA 片段进行 Sanger 测序（第一代测序）。Sanger 测序经过 40 年的不断完善及临床应用，迄今仍被认定为序列变异检测的"金标准"。该方法能对基因组中特定区域（通常是致病基因的外显子及其侧翼序列）进行专门测序。如果有明确目标，Sanger 测序能相对快速、经济、有效、准确地检测绝大部分小型变异。对遗传病的分子诊断而言，Sanger 测序一直是最有效的检测方法，影响它检测率的主要因素不是它的技术问题，而是遗传病临床诊断的准确性问题。因为 Sanger 测序通量小，如果要一次检测许多基因，成本就大大提高。在目前第二代测序已经日趋成熟的时代，Sanger 测序的诊断应用价值主要在于那些临床诊断比较明确（如对新生儿筛查苯丙酮尿症阳性的婴儿做 *PAH* 基因的检测）、遗传及位点异质性不强的疾病（如对临床诊断或家族史提示囊性纤维化的患者做 *CFTR* 基因的检测），特别是有变异热点的基因（如对软骨发育不全的患者进行 *FGFR3* 基因 1138 位点的目标性测序）[60-62]。Sanger 测序也非常适用于对家系其他成员进行已知家族性特异变异的检测。由于 Sanger 测序仍被认为是"金标准"，目前大多数实验室还用 Sanger 测序验证第二代测序找到的变异，不过这样的做法将来会越来越少。事实上，Sanger 测序的敏感性不如第二代测序。Sanger 测序有由引物位置包含变异导致等位基因丢失（allele dropout）的可能，这在以杂交捕获为主的第二代测序技术中不会发生。而且，因为第二代测序对一个位点进行重复测序，漏检的可能性要小得多。随着第二代测序技术的改进及实验室对假阳性的深入了解，可以只对一小部分值得怀疑的第二代测序结果（如 indel 变异的可靠性要差些）进行 Sanger 测序验证。其实，目前实验室对第二代测序检测到的变异进行第一代测序验证，其主要作用是排除样本混淆的可能。

前面几章介绍的基因组 CNV 分析技术目前还达不到对小的 CNV 进行有效检测的程度。尽管现在 CNV 的定义是 50 bp 以上序列的数目变异，但无论是芯片还是高通量测序，都无法对几十千碱基对（kb）以下的 CNV 进行全基因组范围检测。对于少数几个特定位点，如一个或几个基因外显子，可以用定量 PCR 检测拷贝数的变化。定量 PCR 是一种实时 PCR，在扩增过程中 PCR 产物的多少能反应底物浓度，即 DNA 拷贝数的多少[63]。

定量 PCR 是基于 DNA 的线性扩增对样本中某一已知片段进行绝对或相对定量。利用反应中的荧光标记，可测量 DNA 的生成。在实时定量 PCR（real-time quantitative PCR，qPCR）反应中，PCR 的每一个循环都可监测 DNA 的扩增。当 DNA 扩增处于指数增长期时，荧光量增加超过本底水平。每个反应管内的荧光信号强度达到设定阈值时所经历的循环数称为循环阈值(Ct 值)。将某一已知量的标准样本 DNA 进行多重稀释，可绘制 log(起始浓度)与 Ct 值的标准曲线。未知样本中 DNA 或 cDNA 的量则可基于它们的 Ct 值来计算。实时定量 PCR 也可用于 DNA 的相对定量。在反应中，利用与目标区域特异性结合的引物，将目标区域标记上不同的荧光染料。一些商业用定量 PCR 仪含有多个检测通道。在这种多重检测系统中，PCR 扩增产生的目标 DNA 或 cDNA 的量可与管家序列如 GAPDH 或 β-actin 的量相比较。有两类化学检测方法可用于实时定量 PCR 分析。第一种检测方法，利用一种可掺入双链 DNA 分子的嵌入染料。在这些荧光染料中，最常用的是 SYBR® Green。由于嵌入染料可掺入任意双链 DNA 分子，这种检测方法适用于单个扩增子研究。第二种检测方法，利用与目标片段特异性结合的引物或寡核苷酸，如 TagMan 探针、分子信标或蝎形引物。寡核苷酸标记了荧光染料和淬灭剂。寡核苷酸本身没有显著荧光，当它与模板退火(如在分子信标中)或者在延伸过程中将染料从寡核苷酸切除时(如在 TagMan 探针中)发出荧光。对每个引物使用不同荧光的染料可进行多重 PCR。不少实验室用这种方法验证高通量测序产生的 CNV，或用它来检测某些位点的拷贝数变异。

对于特定位点拷贝数变异的检测，目前使用更为广泛的技术是多重连接探针扩增(MLPA)技术[64]。MLPA 是多重 PCR 的一种形式，该技术针对特定基因组靶区域设计多个长度不等的寡核苷酸探针对，利用探针对外侧的通用引物对，同时扩增多个基因组靶区域，扩增信号的强度反应靶区域的量(即为拷贝数)。

MLPA 的典型特征不是扩增目标序列，而是 MLPA 探针与目标序列杂交。与标准的多重 PCR 相反，单对 PCR 引物用于 MLPA 扩增。利用商业试剂盒所得扩增产物的大小在 130～480 核苷酸(nucleotide, nt)，可通过毛细管电泳进行分析。将所得峰值模式与对照样本的峰值模式相比较，可知拷贝数异常的片段。MLPA 可分为 5 个主要步骤：① DNA 变性和 MLPA 探针杂交；② 连接反应；③ PCR 反应；④ 电泳分离扩增产物；⑤ 数据分析(见图 4-47)。在第 1 步中，DNA 变性后与 MLPA 探针混合液孵育过夜。MLPA 探针由两条单独的寡核苷酸构成，每条均含有一段 PCR 引物序列。两条探针寡核苷酸直接杂交到邻近目标序列(见图 4-47 中步骤 1)。只有当两条探针寡核苷酸都杂交到邻近目标区域的时候，它们才能在连接反应中被连接起来(见图 4-47 中步骤 2)。只有连接起来的探针才能在接下来的 PCR 反应中以指数方式扩增(见图 4-47 中步骤 3)，探针连接产物的数量是样本中目标序列数量的量度标准。用毛细管电泳将扩增产物进行分离(见图 4-47 中步骤 4)。没有连接起来的探针寡核苷酸只含有一段引物序列，它们不能以指数方式扩增，也就不会产生信号。因此，在 MLPA 中没有必要除去未结合的探针，这也使得 MLPA 方法易于操作。

临床诊断杜氏肌营养不良(DMD)的患者，实验室检测应首先考虑用针对 DMD 基因的 MLPA 检测，因为 2/3 以上的 DMD 患者是由一个或多个外显子缺失或重复引

步骤1. 变性和杂交

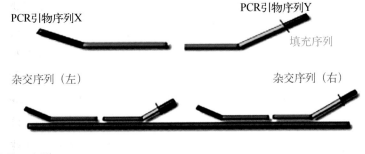

步骤2. 连接

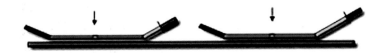

步骤3. 用通用引物X和Y进行PCR
只有连接起来的探针才能以指数方式扩增

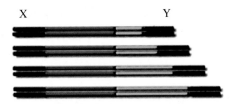

步骤4. 片段分析

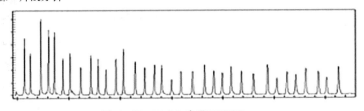

图 4-47　MLPA 步骤原理图

(图片修改自 http://mlpa.com/)

起的[65]。

　　虽然 MLPA 的主要用途是对目标区域的拷贝数进行检测,但它也能区分单个碱基不同的两个不同目标区域。这一特殊表现正好用于诊断进行性脊髓性肌萎缩(SMA)基因的拷贝数变异,因为 SMN1(致病基因)和 SMN2(非致病高度同源基因)基因的第 7外显子(94%以上的 SMA 患者有 SMN1 的第 7 外显子纯合缺失)只有一个碱基的差异,特殊设计的 MLPA 探针能区分 SMN1 和 SMN2,并同时检测出拷贝数变异[66]。另外，MLPA 还有一种特殊的用途，那就是对由表观遗传异常导致的疾病，如 Prader-Willi 综合征或 Angelman 综合征进行甲基化检测（甲基化特异性 MLPA，MS-MLPA）。在 MS-MLPA 中，针对甲基化位点设计特异性探针，用甲基化敏感性限制性内切酶处理基因组 DNA，破坏甲基化 DNA 以防止探针连接，从而降低扩增信号。与未用酶处理的基因组 DNA 产生的扩增信号相比，酶处理的 DNA 甲基化位点的扩增信号强度反映甲基化水平[67]。很大一部分基因的突变谱系包含序列变异和拷贝数变异，对大多数这样的基因检测来说，在选择 Sanger 或 MLPA 哪种先做时没有很好的依据。但如果某一个患者的临床症状提示缺失的可能性大，那就先做 MLPA，因为它比测序更容易、更快。在大多数情况下，Sanger 测序先用于变异检测，如果结果正常，则可用 MLPA 进行可能的外显子缺失或重复检测。这两种检测方法同时进行，在一般情况下可以提高阳性检出率 10%～30%。

动态变异三核苷酸重复疾病是一类由三核苷酸重复扩增导致的遗传病。三核苷酸重复扩增是一种突变，即某特定基因或内含子区域的三核苷酸重复超过正常稳定阈值，不同基因该阈值不同。表 4-2 为一类在编码区导致多聚谷氨酰胺（polyQ）扩增的动态变异导致的疾病，这类疾病多聚谷氨酰胺的重复次数不是很多，一般能用常规 PCR 进行扩增检测。表 4-3 中列出的由动态变异导致的人类遗传病，因为重复的变异次数较多，特别因为简单重复高 GC 含量等，常规 PCR 不能有效扩增、检测这些变异，需要一些特别的检测方法。

表 4-2 多聚谷氨酰胺疾病

疾 病 类 型	基 因	正常多聚谷氨酰胺重复数	致病性多聚谷氨酰胺重复数
齿状核红核苍白球丘脑下核萎缩（dentatorubropallidoluysian atrophy, DRPLA）	*ATN1* 或 *DRPLA*	6～35	49～88
亨廷顿病（Huntington's disease, HD）	*HTT*	6～35	36～250
脊髓延髓肌萎缩症（spinal and bulbar muscular atrophy, SBMA）	*AR*	9～36	38～62
脊髓小脑共济失调 1 型（spinocerebellar ataxia type 1，SCA1）	*ATXN1*	6～35	49～88
脊髓小脑共济失调 2 型（spinocerebellar ataxia type 2，SCA2）	*ATXN2*	14～32	33～77
脊髓小脑共济失调 3 型（spinocerebellar ataxia type 3，SCA3）	*ATXN3*	12～40	55～86
脊髓小脑共济失调 6 型（spinocerebellar ataxia type 6，SCA6）	*CACNA1A*	4～18	21～30

（续表）

疾 病 类 型	基 因	正常多聚谷 氨酰胺重复数	致病性多聚谷 氨酰胺重复数
脊髓小脑共济失调 7 型（spinocerebellar ataxia type 7，SCA7）	*ATXN7*	7～17	38～120
脊髓小脑共济失调 17 型（spinocerebellar ataxia type 17，SCA17）	*TBP*	25～42	47～63

表 4-3　非多聚谷氨酰胺疾病

疾 病 类 型	基 因	密码子	正常/ 野生型	致病性 重复数
脆性 X 综合征（fragile X syndrome，FXS）	*FMR1*	**CGG**	6～53	200＋
脆性 X 相关震颤/共济失调综合征（fragile X-associated tremor/ataxia syndrome，FXTAS）	*FMR1*	**CGG**	6～53	55～200
脆性 X 智力障碍（fragile X mental retardation，FMR）	*AFF2* 或 *FMR2*	**CCG**	6～35	200＋
弗里德赖希共济失调（Friedreich's ataxia，FRDA）	*FXN* 或 *X25*	**GAA**	7～34	100＋
强直性肌营养不良（myotonic dystrophy，DM）	*DMPK*	**CTG**	5～34	50＋
脊髓小脑共济失调 8 型（spinocerebellar ataxia type 8，SCA8）	*OSCA* 或 *SCA8*	**CTG**	16～37	110～250
脊髓小脑共济失调 12 型（spinocerebellar ataxia type 12，SCA12）	*PPP2R2B* 或 *SCA12*	5′末端 **nnn**	7～28	66～78

　　以脆性 X 综合征为例，*FMR1* 基因 5′端 CGG 重复达到 200 次以上，导致位点的甲基化，从而使基因失活致病，传统的检测方法是 DNA 印迹法。这一技术费时费力，对 DNA 模板量的要求量也很高，传统的 PCR 无法扩增这么长的高 GC 序列，但最近几年发展起来的特殊 PCR 检测方法逐渐实现了检测长 GC 序列的可能。目前常用的是三重引物 PCR（triplet-primed PCR，TP-PCR），它可以准确地测出前突变的 CGG 重复数目，也能确认全突变的存在与否（不能准确测出 CGG 重复数目）[68]。图 4-48 为 TP-PCR 的基本原理，图 4-49 为 TP-PCR 的结果图示（合成样本，同时存在正常、前突变和全突变）。

　　这项技术大大加快了脆性 X 综合征的分子检测效率。如果对同一样本用两种限制

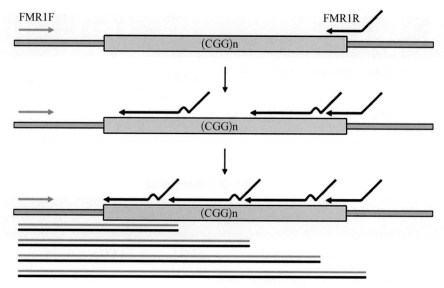

图 4-48 三重引物 PCR 法

FMR1F 和 FMR1R 分别为正向和反向引物。反向引物杂交在 3′-CGG 序列末端及下游序列,也可以随机杂交在 CGG 序列上。经过最初一轮 PCR,延伸的反向引物可以以自身为引物。最终在 ABI 3730 电泳上因"断续"模式产生不同大小的 PCR 产物

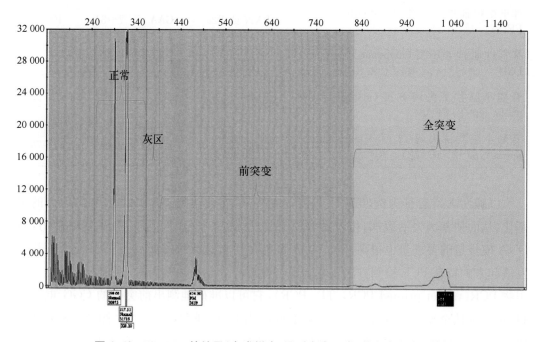

图 4-49 TP-PCR 的结果(合成样本,同时存在正常、前突变和全突变)

性内切酶进行预处理,其中一个是甲基化敏感的(如 Hpa II),另一个是甲基化不敏感的(如 $Hind$ III),然后分别进行 PCR 扩增,通过比较两个结果间的差别,可以检测此位点的甲基化程度。对脆性 X 位点而言,事实上甲基化程度才和疾病的发生与严重程度更密切相关。这里必须指出,对于产前绒毛样本,甲基化检测是不必要的,因为它不能反映胚胎的甲基化水平。何时采用动态位点检测完全依赖于疾病临床诊断的结论。

变异的精准检测需要结合精准的解释及咨询,下面就脆性 X 综合征结果的解释、突变类型与表型相关性做进一步阐述。所有携带全突变的男性患者均有不同程度脆性 X 综合征的表现。其严重程度不能从全突变的大小进行预测。但若是前突变也存在或大多数全突变分子是非甲基化的,其表型可能不太严重。携带全突变的女性患者表型多样,可能因携带一个扩增的脆性 X 等位基因而表现出与男性患者一样严重的表型。全突变女性患者也可能表现出极轻度的学习障碍或没有可察觉的缺陷。其严重程度既不能从全突变的大小来判断,也不能从 X 染色体失活模式进行预测。携带前突变的个体不应仅仅被认为是无症状的遗传病携带者。携带前突变的女性有脆性 X 卵巢早衰(fragile X premature ovarian failure,FXPOF)和脆性 X 相关震颤/共济失调综合征(fragile X-associated tremor/ataxia syndrome,FXTAS)的发生风险。携带前突变的男性有 FXTAS 的发生风险。若个体因智力障碍、孤独症或学习障碍行诊断性检测而发现携带前突变,这两者之间并非有一定关联。除检测出脆性 X 智力低下蛋白缺陷或全突变嵌合体外,这只能看作是一种巧合性的发现。携带过渡区等位基因的个体应看作是无症状的。因智力障碍、孤独症或学习障碍行诊断性检测而发现携带中间等位基因时,相较于前突变,携带中间等位基因更应被认为是一个巧合性的发现。

4.3.2　高通量测序技术及结果解读

第二代测序又称为下一代测序(NGS)或高通量测序,其出现改变了遗传检测的方式,引起了遗传检测模式的转变。高通量测序技术包括多种基于不同技术的方法,可实现大规模平行测序。高通量测序技术具有高通量和低单碱基成本的特点,目前已越来越多地用于临床检测。高通量测序技术按其复杂程度由低到高以及检测对象由少到多可分为 3 个不同的分析水平,即疾病靶向基因包测序、全外显子组测序(whole-exome sequencing,WES)以及全基因组测序(WGS)[69-71]。

高通量测序技术的最新进展正在使基于高通量测序的诊断方法在合理的周转时间内更具成本效益。目前,基因包的检测主要用于以下几个情况:① 具有很大遗传异质性的临床表型,如耳聋基因包;② 需要进行分辨诊断的临床表现类似的疾病,如心肌病基因包;③ 不同疾病共享一种临床表现的情况,如癫痫基因包;④ 同一个信号转导途径里的基因,如 Rasopathy 基因包检测 Noonan 综合征。对于临床没有一个比较明确的方向或表型极其复杂的病例,全外显子测序或医学外显子测序(检测所有已知的孟德尔致病基因)已经越来越多地用于常规的遗传评估。鉴于蛋白质编码序列仅占人类基因组的 1％左右，却含有引起人类疾病的约 85％的已知变异[72]，目前多使用 WES 而非 WGS 进行孟德尔遗传病的遗传检测。由于受技术限制，某些外显子区域无法通过现行的杂交法进行有效富集捕获，此外，某些外显子区域因为高度同源序列和重复序列的存在无法进行有效测序，这导致目前 WES 的覆盖度为 90％～95％[73]。WES 除了能检测已知疾病相关基因突变外，也能检测新近发现的致病基因，同时还能发现新的候选致病基因，因此，WES 是临床表型复杂/不特异、临床诊断不明以及尚未出现临床表型的病例的理想检测手段，也是发现新致病基因的有效策略。WES 的测序能力和成本介于疾病靶向基因组测序和 WGS 之间，由于 WES 的测序深度一般低于疾病靶向基因组测序，其灵敏度和特异度也较疾病靶向基因组测序相应减低，需要进行 Sanger 测序确认以排除假阳性突变信号。WES 只能检测比较大的 CNV，而 WGS 可以检测到更小的 CNV 及平衡易位等结构变异以及基因组中的纯合区域（AOH），WGS 测序还具有同时覆盖编码和非编码区域、测序样品制备简单、不需要靶区域的 PCR 或杂交富集、能更快速完成检测等优势。可以预测，当 WGS 的成本降低至常规检测范围时，WGS 将成为临床诊断的首选技术。但要实现这一目标面临许多挑战，特别是在数据解析（信息学）领域。高通量测序的操作流程包括 3 个主要步骤：样品制备、测序以及数据分析。样品制备包括患者样本的采集、DNA 提取、文库构建、加生物分子标签（barcode）、目的区域捕获富集、PCR 扩增等；测序即把制备好的样品上机测序，目前有多种商业化的测序平台可供选择，不同的测序平台由于所用技术不同，测序通量、读长、测序时间、准确性、测序成本等都不尽相同，可根据实际需求选择相应的测序平台；数据分析即通过计算机流水线技术对测序数据进行处理，从而分析 DNA 变异，数据分析流程主要包括碱基识别、序列比对拼接、变异识别和变异注释等。

根据美国医学遗传学与基因组学学会（American College of Medical Genetics and Genomics，ACMG）的高通量测序技术指南[74]，高通量测序应用于临床检测必须经过对检测技术平台及检测项目的优化和验证，建立一个标准化的流程和质量保障措施，以保证检测技术的有效性。在对平台及检测项目充分论证的基础上，仍需对每一个患者所产生的数据从测序覆盖度、测序深度等角度进行评估，以保证这些数据达到预先设定的标准，只有达到最低要求的测序数据才能用来做变异分析。

高通量测序操作完成后，应出具相应报告，简明扼要地阐明结果及其临床意义。高通量测序报告应包括已鉴定的变异列表，所有变异应按照人类基因组变异协会（HGVS）制定的命名规则进行规范化命名，基因名称应与国际人类基因组组织基因命名委员会（the HUGO Nomenclature Committee，HGNC）的命名一致，应标注参考基因序列号或基因转录本序列号、蛋白质序列号。对于已知致病基因的变异需按照ACMG 发布的遗传变异分类指南进行评估和分类[75]；对于 WES 或 WGS 检测所发现的、位于致病性不明基因上的变异，实验室可制订相关规程，决定是否需要报告；对于检测目的外的意外发现，实验室应制订相应方案，在符合医学实践和伦理道德的基础上，决定是否需要报告。报告应给出高通量测序检测的平台、方法以及技术参数，并说明分析检测中的局限性。

高通量测序报告在列出基因变异列表的同时，应进行相应结果解读，从而有助于医师及患者对检测结果的理解。针对高通量测序鉴定发现的孟德尔遗传病相关的基因变异，应采用 ACMG 发布的遗传变异分类指南进行致病性评估[74]。根据该指南，可从变异位点在正常人群中的频率、错义变异的软件预测分析、变异的功能研究数据、共分离数据、变异是否为新发以及等位基因数据等方面，收集变异分类的证据，包括极强的致病证据（very strong pathogenicity，PVS）、强烈的致病证据（strong pathogenicity，PS）、较强的致病证据（moderate pathogenicity，PM）、支持的致病证据（supporting pathogenicity，PP）、极强的良性证据（stand-alone benign，BA）、强烈的良性证据（strong benign，BS）以及支持的良性证据（supporting benign，BP）7 类。根据所获得的证据，按照特定规则对变异的致病性进行分类，可分为致病（pathogenic）、可能致病（likely pathogenic）、临床意义不明确（uncertain clinical significance）、可能良性（likely benign）以及良性（benign）。高通量测序报告中需提供变异分类的证据及证据的来源，致病和可能致病的基因变异需要注明相应的疾病及遗传模式，一般可能良性和良性的变异不纳入报告。对于 WES 和 WGS 检测到的位于致病性不明基因上的变异，除了鉴定变异是否会改变基因或蛋白质功能外，还应评估基因与患者表型的相关性。除对变异进行结果解读外，高通量测序报告还应为送检医师及患者提供相关的建议。

遗传病的精准诊断不仅取决于检测技术的准确性及合理采用，而且取决于测序数据分析的精准性。高通量测序因为产生的变异数据量大，每一个变异的原初致病概率就相当低。如果没有一套严谨的致病性分析指南，许多变异会被错误地判定为致病性，导致假阳性。而假阳性的后果也是非常严重的，不仅会使患者失去了找到真正致病原因的机会，而且会误导临床治疗和遗传咨询。为了做好高通量测序数据的精准分析，需要从两个层面把握。第一个层面是把握基因和疾病的关系，特别是是否有充分的证据支持这个基因确实是某个疾病的致病基因，这个层面的分析称为基因临床有效性分析，或称为基因校勘（gene curation）[76,77]。第二个层面就是上面提到的变异的致病性分析（ACMG 指南）。

4.3.2.1 基因校勘

美国 ClinGen 组织最近发表了《系统开展基因校勘的标准流程》，其内容主要是从公共数据库（包括普通人群的变异数据库、患者基因组变异数据库等）和信息库（包括发表的病例、文章等）中收集遗传学及功能研究两大方面的证据，同时了解是否有不支持或矛盾的证据存在[77,78]。其中遗传性证据包括两大类：一类是源自病例水平（case level）的证据，另一类是源自实验组-对照组水平（case-control）的证据。通常描述个体或家族中特定基因变异的情况属于前者；如果是通过统计学分析方法，研究某个变异是否在患者人群中比在对照人群中有显著富集，就属于后者。

不同程度的遗传性证据，如已经报道的携带不同致病变异的病例数、变异的种类、家系中变异和疾病的共分离（减数分裂）次数或富集的统计差异的程度[考虑 P 值、比值比（odds ratio，OR）及置信区间（confidence interval，CI）]等，给予不同的分值。功能的证据可以源自体内（$in\ vivo$）或体外（$in\ vitro$）的研究体系，依据功能研究的具体证据水平给予不同的分值，如动物模型的证据水平高于细胞水平，有拯救实验的证据高于单纯的基因敲除实验的证据，用患者来源细胞做体外功能研究的证据高于用非患者细胞的实验证据。

整合所有证据的分值，再考虑证据的重复性、非矛盾性等事实，将基因与疾病的关系分成如下几个级别：

（1）肯定级（definitive）。该基因在这种特定疾病中的作用已经在研究和临床诊断环境中多次得到证明，并且已经持续至少 3 年以上且没有出现该基因与指定疾病关系相矛盾的可信证据。ClinGen 标准流程的分值在 12～18 分，并被重复支持。例如，引起遗传性耳聋-色素性视网膜炎综合征（即 Usher 综合征）2 型的 *ADGRV1* 基因通过以下校勘分析（提供了证据的出处及类别），依据界定为"肯定级"致病基因（见表 4-4 到表 4-6）。

表 4-4　基因致病性评估示例：*ADGRV1* 基因遗传性证据

证据类型		病例信息类型	参考			分值		证据出处（PMID 号）
			默认	范围	最高	得分	小计	
病例水平的数据	变异证据	常染色体显性遗传或 X 染色体连锁遗传的疾病						
		新发变异	2	0～3	12	/	/	/
		先证者携带预测或证明为无义突变的变异	1.5	0～2	10	/	/	/
		先证者携带有证据显示对基因有影响的其他类型变异	0.5	0～1.5	7	/		/
		常染色体隐性遗传的疾病						PMID：14740321 PMID：26432996 PMID：25743181 PMID：25572244
		复合变异，其中包括至少一个新发变异或已证明/预测的无义变异	/	0～3		7.0		
		复合变异，其中两个变异（非预测/证明的无义变异）均有一定证据显示其对基因有影响	1	0～1.5	12	1.0	8	

（续表）

证据类型		病例信息类型				参考			分值		证据出处（PMID号）
						默认	范围	最高	得分	小计	
				测序方法							
病例水平的数据	分离证据	在一个或多个家系中分离的证据	LOD总分值	候选基因测序	全外显子/全基因组，或候选区所有基因		0～3	3	3	3	PMID：14740321 PMID：25743181 PMID：25572244
			2～2.99	0.5	1						
			3～4.99	1	2						
			≥5	1.5	3						

	病例-对照研究类型	病例-对照研究质量标准	参考		分值	
			得分/研究	最高	得分	小计
病例-对照水平的数据	单变量分析	（1）变异检测方法 （2）把握度 （3）偏差与混淆 （4）统计显著性	0～6	12	12	12
	总变量分析		0～6			
遗传性证据的总得分（最高12）					12	

表4-5　基因致病性评估示例：*ADGRV1*基因实验性证据

证据类别	证据类型	参考			分值		证据出处（PMID号）
		默认	范围	最大	得分	小计	
功能	生化功能	0.5	0～2	2	1	1	PMID：23035094 PMID：25406310
	蛋白质相互作用	0.5	0～2				
	表达	0.5	0～2				
功能改变	患者细胞	1	0～2	2	0	0	/
	非患者来源的细胞	0.5	0～1				
模型和补救实验	动物模型	2	0～4	4	4	4	PMID：17295842 PMID：16775142
	细胞模型	1	0～2				
	动物模型中的补救实验	2	0～4				
	在同等类似物中的补救实验	1	0～2				
实验性证据的总得分（最高6）						5	

表 4-6　基因致病性评估示例：*ADGRV1* 基因遗传性证据和实验性证据综合评估

评判标准	遗传性证据 (0～12分)	实验性证据 (0～6分)	总分(0～18分)	一段时间内重复支持的证据(是/否)
描述	病例水平、家系分离，或病例-对照数据支持基因与疾病相关	基因水平的实验证据支持基因与疾病相关	遗传性和实验性证据的相加	经过一段时间(超过3年)超过2篇有说服力证据的文献
打分	12	5	17	是
计算分类		有限支持级		1～6
		中等支持级		7～11
		强支持级		12～18
		肯定级		12～18 以及一段时间内的重复支持证据
可信的矛盾的证据(是/否)				
计算分类(日期)			肯定级　09/15/2016	
校勘专家(日期)			肯定级　02/15/2017 由 ClinGen 听力损伤工作小组评估	

　　（2）强支持级(strong)。该基因在疾病中的作用已经在至少两项独立研究中得到强有力的支持证据，其中包括已有多个独立的先证者携带有明确致病性的变异以及在基因水平有不同的功能实验证据的支持。此外，也没有出现可信的不支持及矛盾证据。ClinGen 标准流程的分值在 12～18 分，但不必有重复支持的证据。

　　例如，引起家族性胸主动脉瘤/夹层(familial thoracic aortic aneurysm and aortic dissection，TAAD)的 *LOX* 基因，通过以下校勘分析，依据界定为"强支持级"致病基因：*LOX* 基因遗传性证据 9 分(包括先证者携带无义变异 3 分，先证者携带其他类型变异 3 分，LOD 分数 3 分)，实验性证据 6 分(包括生化功能 1 分，患者细胞 1 分，动物模型 4 分)，共计总分 15 分，但无"经过一段时间(超过 3 年)超过 2 篇有说服力证据的文献"。

　　（3）中等级(moderate)。此类基因有中等强度(ClinGen 标准流程的分值在 7～11 分)的证据支持该基因在疾病中的因果作用，包括至少有 3 个独立的先证者携带有充分证据支持致病性的变异以及支持基因疾病相关性的中等实验证据；该基因在疾病中的作用可能未经独立报道，但也没有出现可信的不支持及矛盾证据。

　　例如，导致隐性无脑回畸形 5 型的基因 *LAMB1*，通过以下校勘分析，依据界定为"中等级"致病基因：*LAMB1* 基因遗传性证据 7 分(包括常染色体隐性遗传的疾病复合变异 4 分，LOD 分数 3 分)，实验性证据 1 分(包括细胞模型 1 分)，共计总分 8 分。

　　（4）有限级(limited)。只有有限的证据(ClinGen 标准流程的分值在 1～6 分)支持该基因在这种疾病中的因果作用,如只有少于 3 个支持基因疾病因果关系的变异,尽管在先证者中观察到变异,但没有足够的证据证明它的致病性,同时只有有限的实验证据支持基因与疾病的相关性。该基因在疾病中的作用可能未经独立报道,但也没有出现可信的不支持及矛盾证据。

例如,有报道认为 *CRYM* 是神经性耳聋的致病基因,通过以下校勘分析,依据界定为"有限级"致病基因:*CRYM* 基因遗传性证据 2.5 分(包括新发变异 2 分,先证者携带其他类型变异 0.5 分),实验性证据 3 分(包括生化功能 2 分,功能改变 1 分),共计总分 5.5 分。

(5)无证据级。此类基因还没有报道与疾病存在因果关系。这些基因可能位于连锁间隔,在动物模型或信号转导途径中"暗示"与疾病的相关性,但没有直接支持该基因与疾病的相关性。

(6)矛盾级。尽管曾经有过基因和疾病相关的报道,但是自初次报道后出现了与原初结论矛盾的证据。这样的情况可以归成两类。一是有争议,即自从初步报告确定基因与疾病之间的关系以来,出现了引起争议的可信证据。反对的证据不必超过原有的支持证据。二是驳回了原有的结论,反对的证据明显超过了原先支持的任何证据。将一个基因归属此类需要经过临床领域专家的酌情应用,需要对现有证据进行全面审阅。

4.3.2.2 变异的致病性分析

以上对基因和疾病相关性的级别分类,与产前测序数据的分析直接相关。产前诊断属于预测性检测(predictive test),因为在绝大多数情况下,没有足够的临床表型信息为胎儿提供诊断性检测(diagnostic test)。对于预测性检测,数据分析对象要把握在肯定级和强支持级之内,因为只有对那些已经确立了基因和疾病相关性的基因进行分析,才能比较有把握地预测胎儿受变异影响导致的后果。尽管美国医学遗传学与基因组学学会/分子病理协会(ACMG/AMP)对序列变异致病性分析的指南相当详细,但每一个条款都需要有正确的理解,特别是要了解在哪些例外的情况下某一条款不能使用,下面就该指南不同条款的适用条件及例外做简要说明[79]:

1) PVS1 极强致病性变异

这一条款针对那些导致无功能的变异(null variants),如无义突变、移码突变、经典剪接位点±1 或 2 点突变、起始密码子变异、单个或多个外显子缺失等。这些变异由于无法产生转录产物或由无义突变引起转录本降解,最终导致基因产物完全缺失而破坏基因功能。

病例 37:

患儿,女,7 岁 2 个月,因"发现身材矮小,面容异常"就诊。患儿自幼智力运动发育落后,现在读 1 年级,学习成绩欠佳;每年有较重感染性疾病 1~2 次,需住院治疗。体格检查:身高 101 cm(小于同性别同年龄-3SD),体重 19 kg,头围 49 cm,身材匀称;智力反应偏落后；特殊面容（弓形眉，外侧 1/3 稀疏，下眼睑外翻，长睑裂，上睑下垂，大耳朵，牙列异常，高拱腭，小颌畸形等）；心脏可闻及 Ⅱ 级杂音；腹部软，四肢肌力、肌张力正常；双手小指偏短，弯曲。辅助检查：高分辨染色体分析结果示 46，XX；智力测试 51 分。家族史：无。

基因检测提示 *KMT2D* 基因（NM_003482.3）存在"无义变异 c.14878C＞T，p.Arg4960*（杂合）"；父母该位点均为正常基因型。

结果解读：该基因结果为 *KMT2D* 基因存在无义变异"**PVS1**"，是新发突变"PS2"。因此，按照 ACMG 标准，可以归类为"致病性"级别。结合患儿的临床表型特征特殊面容、智力运动发育落后等，可以诊断为 Kabuki 综合征。

PVS1 级别的变异对基因本身的影响往往是很大的，但这种变化是否致病还需要考虑如下几种情况：

（1）这一条款只适用于那些由于功能丧失（loss of function）而致病的基因。比如绝大多数引起隐性遗传病的基因是由于功能丧失而致病的，当这些基因中出现无功能的变异时，会用到这一条款。但必须肯定此基因导致疾病的机制是功能丧失而不是其他。值得注意的是，不是所有引起隐性遗传病的基因都是通过功能丧失机制致病的。例如，引起家族性地中海热（familial Mediterranean fever）的基因 *MEFV*，尽管主要是以隐性遗传方式致病，但它的致病机制是功能获得（gain of function）[80]。人类基因组变异数据库（The Human Gene Mutation Database，HGMD）中收录的 *MEFV* 基因致病变异几乎都是错义变异，除非已经有其他证据证明在这个基因中无功能的变异是致病的，否则不能自动使用这一条款。对于显性遗传病来说，致病机制情况更为复杂。功能丧失致病的基因还要区分是因为单倍体剂量不足（haploinsufficiency）致病，还是因为显性负效应（dominant-negative）致病，PVS1 这一条款适用于前者，而不适用于后者，这一条款更不适用于功能获得性基因的变异。例如，有些基因（如许多肥厚性心肌病基因）只有发生杂合错义突变才致病，而杂合无功能变异却是良性的。仅基于这一项证据，对显性肥厚性心肌病来说，*MYH7* 基因上出现一个新的杂合无义突变不一定是致病的[81]。

FGFR3 基因突变可以导致"软骨发育不全"等遗传性骨病，但其致病突变均为错义变异，热点突变有 c.1138G＞A（p.Gly380Arg）、c.1620C＞G（p.Asn540Lys）等。

病例 38：

某患儿，男，6 岁 3 个月，因"发现生长发育迟缓，骨骼畸形"就诊。初诊第一代测序结果显示 *FGFR3* 基因存在 c.1927delG；p.D643fs*18 变异，考虑诊断为"软骨发育不全？"，但父亲无症状携带此变异，因此不能明确诊断。经遗传病基因包检测，结果提示该患儿 *GALNS* 基因有复合杂合变异 c.106_111del，p.Leu36_Leu37del 与 c.812T＞C，p.Leu271Pro（het），结合临床表型特征，最终诊断为"ⅣA 型黏多糖贮积症"。

（2）对基因 3′ 远端下游的截短变异，使用这一条款时要特别注意变异是否位于最后一个外显子或者出现在倒数第二个外显子的最后 50 个碱基对，因为在这种情况下，这种无义突变介导的转录降解（nonsense-mediated decay）可能不会发生，这个基因可能会表达一个长度不正常的蛋白质[82]。但这个长度不正常的蛋白质不一定没有功能，甚至还能获得新的功能，因此 PVS1 在这种情况下不适用。对这些长度不正常的蛋白质必须进行功能分析研究才能明确它们的致病性。

（3）就剪接位点变异而言，因外显子剪接位点的供体/受体位点改变或产生了新的剪接位点，可能导致外显子丢失、缩短，也可能会使内含子序列变成外显子部分。虽然剪接位点变异可能被预测为无功能变异，但是该变异类型造成的影响应视具体情况而异，有时对阅读框的影响很小，其产生的效果如同阅读框内的缺失/插入，其长度变化较小，可以保留蛋白质的关键结构域，因此导致轻微或中性效应，有时可产生功能获得效应，在这种情况下应该考虑用 PM4 而不是 PVS1。许多时候对于剪接位点变异，需要通过 RNA 或蛋白质功能分析确认。

（4）基因会有不同的转录本，哪一种转录本与生物学功能相关，在哪些组织会表达哪些转录本，这些都是需要进行重点考虑的。如果一个截短变异只限于一个转录本或并非所有转录本，则必须考虑到可能存在其他同工型蛋白质，防止过度解释。

（5）如果发现一个无功能变异位于某个外显子上，而该外显子先前无致病变异报道，那么该外显子可能被选择性剪接了，此时需要谨慎考虑该变异的致病性。特别是在人群数据库中又见到在此外显子中有无功能变异，就更有可能提示其致病的可能性较小。当预测的截短变异是偶然发现时（与检测指征无关），应特别小心，在这种情况下该位点致病的可能性非常低。

2）PS1 突变为同一氨基酸

因遗传密码的简并性，不同的核苷酸变异可能导致相同的氨基酸变化。在多数情况下，尤其是当致病机制是蛋白质功能发生改变时，如已确定某一错义变异是致病突变，应考虑与其位于同一变异位点的不同形式的碱基改变也可能产生相同的错义突变结果即氨基酸改变相同（如 c. 34G＞C；p. Val12Leu 和 c. 34G＞T；p. Val12Leu），那么这些变异也应是致病突变。

病例 39：

患儿，男，3 岁，因"反复晕厥，1 年内晕厥 7 次"就诊。晕厥多因情绪激动或活动后出现，伴面色苍白、四肢发绀、小便失禁，无高热，无抽搐等，晕厥前无特殊不适，持续 1～2 min 自行好转。心电图检查显示：长 Q-T 间期、ST-T 段改变。动态心电图检查显示：① 窦性心律；② Q-T 间期显著延长；③ 显著窦性心律不齐、部分时间窦性心动过缓；余电解质、心肌酶、肌钙蛋白、血常规等均无明显异常。家族史：患儿母亲在怀孕第 2 胎（患儿妹妹）时心电图示 QTc 间期为 480 ms；患儿舅舅年幼时不明原因猝死。

遗传病基因包检测结果提示：*KCNQ1* 基因变异 c. 1140G＞C，p. Arg380Ser（杂合），患儿父亲该位点正常，母亲携带该位点变异。

结果解读：有文献报道 c. 1140G＞T，p. Arg380Ser 可导致长 QT 综合征，且有功能研究（PMID：15840476），因此符合"**PS1**"条件，加上一个"PM2"（ESP 数据库、千人基因组数据库、ExAC 数据库正常对照人群中未发现的变异），一个"PP4"（变异携带者的表型或家族史高度符合某种单基因遗传病）。因此按照 ACMG 标准，可以归类为"可能致病性"级别。结合患儿的临床表型特征 Q-T 间期显著延长等，可以诊断为长 QT 综合征。

使用 PS1 这一条款时特别要注意，有些外显子中的变异从表面上看是改变了氨基酸，但实际上是通过影响剪接致病。这种情况就不能用 PS1，可以考虑其他的证据，特别是位于外显子边缘的错义变异需要特别关注，应用剪接预测软件（如 alamut）会有所帮助。

3）PS2 PS2、PM6 新发变异

新发变异是指患者自身携带的变异，而患者父母不携带该变异。

病例 40：

患儿，男，7 岁，因"2 年内抽搐/晕厥 7 次"就诊。运动后出现抽搐/晕厥，表现为意识丧失，双眼上翻，四肢强直，口吐白沫，小便失禁，无发热、恶心、呕吐，查体未见阳性体征，无明显家族史。初步诊断：抽搐待查。静息心电图显示：窦性心律不齐；动态脑电图、视频脑电图均正常；心脏超声检查正常；动态心电图显示：窦性心律，夜间部分时段窦性心动过缓，室性早搏，CH1 通道 T 波略高尖，深 Q 波；（第 1 次）平板运动试验中患儿头晕，不能坚持；（第 2 次）平板运动试验（＋）。考虑诊断为"遗传性心律失常"，予美托洛尔口服。在等待基因检查结果时患儿于家中无明显诱因猝死，尸检未见心脏结构异常。

遗传病基因包检测结果提示：*RYR2* 基因错义变异 c. 11597C＞A，p. Thr3866Lys（杂合），父母一代测序验证均为（－）。

结果解读：该变异为新发突变，符合"**PS2**"；该变异位点位于 RyR/IP3R 同源相关结构域（homology associated domain），该区域为明确的致病区域（已报道几十种错义变异病例），该变异位点符合"PM1"；该变异位点未在正常对照人群中被发现，符合"PM2"；变异携带者的表型或家族史高度符合某种单基因遗传病，符合"PP4"。因此按照 ACMG 标准，可以归类为"可能致病性"级别。结合患儿的临床表型特征平板运动试验（＋）等，可以诊断为儿茶酚胺敏感性多形性室性心动过速（CPVT）。

当将一个新发变异归类为致病时，需要满足以下条件。① 身份检验表明患者的父母是其生物学父母。注意，如果身份检验是假定的，而没有被证实，则判定为 PM6。② 患者的家族史符合新发变异特征。例如，显性遗传病患者的父母均未患病。在存在生殖细胞嵌合现象时,也可能有 1 个以上同胞患病。③ 患者的表型与变异基因异常引起的表型相关。例如,患者具有特殊面容、多毛和上肢缺陷[即德朗热综合征(Cornelia de Lange syndrome)],检测到 *NIPBL* 基因的新发突变即为强致病证据,而患者仅表现为非特异性的发育迟缓,通过外显子组测序发现该基因为新发变异,则判断此变异致病性的证据较弱。在使用这一条款时,需要知道平均一个基因组中会有 50～100 个新发变异,所以大多数变异是不致病的。由于全外显子占全基因组的 1% 稍多些,所以全外显子测序数据中会出现平均 1 个(0～4 个)新发变异。由于外显子中的新发变异可改变基因的编码,影响功能的可能性就大些,因而新发变异的致病性支持强度较大。但外显子中出现的新发变异也有很大可能是随机事件,所以在使用 PS2 和 PM6 时要考虑患者表型是否符合此基因突变所引起的症状,症状越特异可靠性越好。显然,这一条款在产前检测时使用会有更大的困难,因为产前的情况往往不能提供很好的临床表型信息,这时如果知道哪些基因通常是通过新发变异致病的,或有一定比例的致病变异是新发变异,检测到的变异落在这样的基因中,这一条款是可以用到的。在其他情况下需要谨慎判断。此数据库(http://denovo-db. gs. washington. edu/denovo-db/)收集了新发变异,对使用这一条款有帮助。

4) PS3 PS3、BS3 功能研究

功能实验研究是一种研究变异致病性的非常强大的工具,然而并非所有的功能研究都能有效地预测基因或蛋白质的功能。例如,一方面,一些酶化学实验方法成熟完善,可以用来评估错义变异在代谢途径中对酶活性的影响(如 α-半乳糖苷酶功能实验);而另一方面,某些功能实验在评估变异对蛋白质功能的影响时缺乏一致性。评估一个功能检测方法是否有效时,必须考虑该功能实验在多大程度上反映了其发挥功能的生物环境。例如,与体外表达蛋白质相比,直接在患者或动物模型的活检组织中进行酶的功能实验更有说服力。同样,可以反映蛋白质全部生物学功能(如酶分解底物功能)的实验比仅反映一部分功能(如一种有附带结合能力的蛋白质水解 ATP 的功能)的实验证据性更强。应重点考虑功能实验的准确性、重复性和稳定性,这些参数用于评估功能实验的分析性能以及解释样本诊断信息的正确性,该正确性容易受标本的采集方法及时间、存储及运输的影响。采用由临床实验室改进修正案(CLIA)认证实验室建立的检测方法或商品化试剂盒可减少这些因素对实验的影响。评估变异在剪接位点、编码序列、非翻译区以及更深的内含子区域的影响时,对变异在信使 RNA 水平(如信使 RNA 的稳定性、加工或翻译)进行评估,可以提供丰富的信息。相关的技术方法包括对 RNA 和(或)互补 DNA 衍生物进行直接分析,以及利用体外小基因(minigene)进行剪接分析。

由于已经有功能实验结果的变异实属极少数,这一条款的使用率很低。而且,值得注意的是,在一般情况下,作者往往有选择性地发表有阳性结果的功能实验结果,所以文献中的功能证据会有夸大作用的可能,再加上功能实验设计的种类极其繁多,严谨性差异很大,在判断使用此条款时往往有较大的困难。最大的困难,或使用这一条款时最令人担心的问题是,无论是体内还是体外的功能实验都有可能不能如实地反映人体发育、疾病发生的真实情况。虽然功能研究的证据是很有意义的,但对它的解释需要格外谨慎。例如,对于利用体外小基因进行剪接分析,如果结果显示 5% 的 mRNA 剪接产物是有剪接错误的,那么这个结果仍然不能用来支持致病性的结论[83]。然而,如果变异敲入的动物模型表现出和人一样的表型,而对照或拯救实验又能恢复正常表型,那么此时这一条款的使用就比较可靠。这方面的具体内涵预计在将来会不断细化。

5) PS4 PS4、PM2 PM2、BA1 BA1、BS1 BS1、BS2 变异频率及对照人群的使用

人群数据库对变异致病性分析起到极其重要的作用。目前最有用的数据库是美国博德研究所(Broad Institute)的 ExAC 数据库(http://exac. broadinstitute. org/)和 gnomAD 数据库(http://gnomad. broadinstitute. org/)[84,85]。目前,gnomAD 数据库包含 123 136 条全外显子测序数据及 15 496 条全基因组测序数据,也包括了 ExAC 中收录的 60 706 条全外显子测序数据。千人基因组数据库、NHLBI 外显子测序数据库里面的数据在 gnomAD 数据库也有收录,因为 ExAC 数据库里面包含许多其他的信息,如体现变异进化约束性的 pLI 值、Z 值等,它们对数据分析的作用尚不可替代。结合疾病的发病率,可以更有把握把人群中频率比预期致病的变异高的变异归为非致病性。虽然如果一个变异在人群数据库中没有出现,可以作为支持致病性的一个中等强度的证据(PM2),但该变异本身是远远不足以支持致病性的,因为许多随机的变异都可能是罕见的。在 ACMG 指南中提到,在比较变异频率时需要考虑种族的一致性,但实际上目前很少有例子或证据支持一个在某一人群中不致病的变异在另一种族中成为致病性的变异。这样的情况有待研究,但目前如果一个变异在其中的一个种族人群中的等位基因频率高于预期,就可以作为支持非致病性的证据(BS1)。以下是 ACMG 指南的阐述:在一般情况下,某一等位基因在对照人群中的频率大于疾病预期人群时,可认为是罕见孟德尔疾病良性变异的强证据(BS1),如果频率超过 5% 时,则可认为是良性变异的独立证据(BA1)。此外,如果疾病发生在早期,且变异在健康成人中以隐性(纯合子)、显性(杂合子)或 X 连锁(半合子)的状态存在,那么这就是良性变异的强证据(BS2)。如果数据库中未能检出变异的存在,应该确认建立该数据库采用的测序读长和深度是否足以检测出该位点上的变异。如果在一个大样本的普通人群或队列数据的对照人群(超过 1 000 人)中变异不存在(或隐性遗传的突变频率是低频),并且携带此变异的患者与对照人群为同一种族,那么可以认为该变异是致病性的中等证据(PM2)。许多良性变异是"个体化的"(即个人或家系独有的),因此即使在相同种族的人群中缺乏也不能作为致病性的充足甚至强的证据。

当孟德尔遗传病表型显著、频率差异大且是早期发病时,使用"病例-对照"人群研

究获得的变异数据库进行变异分析是最有效的。临床实验室检测的患者可能包括"排除"某一疾病的个体,因此他们可能不能作为表型显著的病例;当使用普通人群作为对照群体时,患有亚临床疾病的个体总是存在的。在这两种情况下,认为检测出的变异致病性证据不充分。变异频率在统计学上有显著性差异可以假定为致病性的支持证据。与此相反,对于在统计学上差异不显著,特别是极为罕见变异和不明显的表型,应谨慎解释。

比值比(OR)或相对风险用于衡量基因型(即存在于基因组中的变异)和表型(即所患疾病/结果)之间的关联,适用于任何孟德尔疾病或复杂疾病。ACMG 指南只涉及其在孟德尔疾病中的使用。相对风险与 OR 值不同,但概率较小时相对风险近似等于 OR 值。OR 值为 1.0 意味着该变异与疾病风险不相关,OR 值大于 1.0 意味着变异与疾病风险呈正相关,OR 值小于 1.0 意味着变异与疾病风险呈负相关。在一般情况下,具有孟德尔中等效应的变异,其 OR 值为 3 或者更大,高度外显的变异具有非常高的 OR 值。例如,$APOE$ 基因 E4/E4 纯合子与 E3/E3 纯合子相比,OR 值为 13[86](https://www.tgen. org/home/education-outreach/past-summer-interns/2012-summer-interns/erika-kollitz. aspx♯. VOSi3C7G_vY)。OR 值的置信区间(CI)也是一个重要的衡量工具。如果 CI 中包括 1.0(如 OR=2.5,CI=0.9~7.4),那么关联的可信度就很小。在上文 $APOE$ 的例子中,CI 为 10~16。在线可获得简单的 OR 值计算器(http://www.hutchon. net/ConfidOR. htm/andhttp://easycalculation. com/statistics/odds-ratio.php/)。

6)PM1 热点突变和(或)关键的、得到确认的功能域

某些蛋白质结构域对蛋白质的功能起了关键作用,迄今为止,在这些结构域中发现的所有错义突变均被证实为致病突变,不存在良性突变。此外,基因中某些区域已被证实存在许多突变热点,而发生在这些突变热点上的一个或多个邻近蛋白残基的致病突变则表现出更大的外显率。这两方面证据均可证实这些热点突变具有中度致病性特征。利用好这一条款需要对基因所编码的蛋白质的关键结构域和关键位点有很好的了解,目前还缺乏系统分析所有蛋白质关键结构域和关键位点以及变异热点的数据库,通过比较人群数据库中多态性变异和患者群体中的已知致病变异的分布及频率,有助于初步鉴别这样的关键区域。wInterVar 在线评估系统(http://wintervar. wglab. org/)有助于这些信息的分析及评估[87]。

7)PM3 PM3、BP2 顺式/反式检测

检测双亲样本以确定变异在基因上以顺式(in cis)(位于基因的同一拷贝)或是反式(in $trans$)(位于基因的不同拷贝)方式排列,这对评估变异的致病性非常重要。例如,当两个杂合变异发生在隐性遗传病的致病基因上时,如果已知其中一个变异为致病变异,那么当另一个待分类变异与其呈反式排列时,可以作为待分类变异的中等致病证据

(PM3)。ACMG 指南没有说明当一个变异是可能致病时是否能用这一条款。这一条款有时对产前数据分析尤为重要。另外,若待分类变异与多个已知致病变异均呈反式排列,则该证据可升级为强致病证据。但是,若待分类变异在普通人群中存在,则需要用统计学方法判断该现象是否为随机共发生事件。相反,当已知致病变异与另一个待分类变异呈顺式排列时,可以作为待分类变异的良性支持证据(BP2)。如果发生在隐性遗传病致病基因上的两个杂合变异的致病性均未知,那么确定它们以顺式或是反式排列,并不能为判断其中任一变异的致病性提供更多信息。但是,如果两者以顺式排列,则该基因两个拷贝均受影响的可能性将会降低。

对于显性遗传病,若待分类变异与致病变异呈反式排列,则可作为该变异的良性支持证据(BP2);对于特定的研究成熟的疾病模型,甚至可以考虑将其作为独立良性证据(如 CFTR 相关变异的评估)。

8) PM4 PM4、BP3 由于框内缺失/插入和终止密码子丧失导致的蛋白质长度改变

相较于单一错义突变所导致的蛋白质长度变化,一个或多个氨基酸的缺失或插入以及由终止密码子变为翻译氨基酸的密码子(如终止密码子丢失)导致的蛋白质延长更可能破坏蛋白质功能。因此,框内缺失/插入以及终止密码子丢失可作为中等致病证据。缺失、插入或延伸范围越大,缺失区域的氨基酸越保守,则支持致病的证据越强。相反,在重复区域或在进化中不是很保守的区域中的小的框内缺失/插入,致病的可能性较小。这类情况也可以理解为 PVS1 证据的弱化处理,事实上每一条款尽管在指南中归属于某一水平的证据,但它们最终的归属可以根据具体情况调整。当证据比原先界定的还要充分时,可以上调;当证据不够完全达到界定,但仍有一定证据时,可以考虑下调,而不是放弃使用这些证据的机会。

9) PM5 同一位置新的错义变异

如果一个新的错义突变发生在一个已知致病突变导致相同氨基酸改变的位置上(如 Trp38Ser 和 Trp38Leu),那么可作为中等致病证据(但不能假定一定是致病的),尤其当新的突变比已知致病错义突变更保守时。此外,不同的氨基酸变化可能导致不同的表型。例如,*FGFR3* 基因编码的 Lys650 残基的不同变化与不同的临床表型相关:p. Lys650Gln 或 p. Lys650Asn 会导致轻度软骨发育不良;p. Lys650Met 会导致严重的软骨发育不全伴发育迟缓和黑棘皮症;p. Lys650Glu 会导致 2 型发育异常及致命的骨骼发育不良[88]。另外,使用这一条款时也要注意,前面提到的致病错义变异不是通过影响剪接致病的。当新的变异不如已知致病错义变异保守时,可以考虑将此条款下调至 PP 水平。

10) PP1、BS4 共分离分析

共分离是遗传性的经典证据,但因为它提供的是间接证据,所以在使用家系中变异的共分离现象作为致病性证据时需谨慎。事实上,一个与某种表型相关的特定变异在

某一家系中的共分离现象是位点与疾病连锁的证据,而不是变异本身致病性的证据。一个已经发表的统计方法显示,在某个家系中鉴定的变异可能与真正的致病变异是连锁不平衡的。统计模型考虑到年龄相关的外显率和拟表型率,同时也将生物信息分析预测以及与已知致病突变共存作为致病性的单独定量指标。将远亲纳入统计之中是很重要的,因为与核心家系成员相比,他们不太可能同时有该疾病和变异。对整个基因进行测序(包括所有内含子以及 5′非编码区和 3′非编码区)可排查其他致病变异或另一个可能致病的变异的存在。除非仔细评估基因位点,否则非致病变异可能被错误地认为是致病变异。

当目标基因的特定变异在多个患病的家系成员中以及不同种族背景的多个家系中与表型或疾病共分离时,其致病的证据不太会受到连锁不平衡和确认偏倚的影响。在这种情况下,该标准可以作为中等或强致病证据而不是支持性证据,其强度取决于共分离的程度。关于这一点,Jarvik 和 Browning 做了进一步的阐述[89]。通过家系中减数分裂次数(而不是患病的人数)进行 N 值[$N=(1/2)^m$,m 就是有效共分离减数分裂次数]计算,在一个家系中 $N \leqslant 1/8$ 或在多于一个家系中 $N \leqslant 1/4$ 时可以作为支持证据(PP),当在一个家系中 $N \leqslant 1/16$ 或在多于一个家系中 $N \leqslant 1/8$ 时可以作为中等证据(PM),当在一个家系中 $N \leqslant 1/32$ 或在多于一个家系中 $N \leqslant 1/16$ 时可以作为强的支持证据(PS)。

反之,一个变异与表型并不共分离时,可作为该变异非致病的强证据。在进行表型分析时,需要通过仔细的临床评估排除正常个体的轻度症状和可能的拟表型(患者表型由非遗传或不同的遗传原因引起)。此外,需确认生物学家庭关系以排除收养、非生父、精子和卵子捐献以及其他非生物学关系。同时,也必须考虑外显率下降和年龄依赖性的外显率等因素,以确保无症状家系成员是真正的无症状。

在临床实验室进行共分离的统计评估可能并不容易。当鉴定了合适的家系时,为了确保建模合适,并避免得出变异与疾病相关性的错误结论,鼓励临床实验室与统计或群体遗传学专家合作。

11) PP2、BP1 变异谱

许多基因具有明确的致病变异和良性变异谱。在某些基因中,错义突变是导致疾病的常见原因,且该基因上的良性突变非常少,那么这种基因上的新发错义突变可作为致病变异的支持证据(PP2)。相反,有些基因致病的唯一已知变异是截短突变,该基因上的新发错义突变可作为良性的支持证据(BP1)。例如,ASPM 基因的截短变异是该基因引起常染色体隐性遗传小头畸形的主要致病变异类型,且该基因发生错义多态性突变的频率较高,因此 ASPM 基因上的错义变异可认为是良性影响的支持证据[90]。人类基因突变数据库(HGMD)对了解基因的突变谱有不可替代的帮助。

12) PP3、BP4 生物信息分析数据

不能过分相信生物信息学分析所得到的结果，特别是使用与预测疾病类型相同或相近的数据进行预测并且未被已知致病突变验证过的算法。此外，相同算法对不同基因的预测结果可能完全不同。如果不同种类算法的分析预测结果一致，那么生物信息学分析结果可以作为支持的证据。如果绝大多数算法的预测结果不一致，则不能仅依靠生物信息学分析结果对变异进行分类。若某一变异引起的氨基酸改变，在多个非人哺乳动物物种不太保守的区域中出现，说明该变异可能不会损害功能，可以作为良性解读的强的证据。然而，如果某基因已在人类中发生进化（如参与免疫功能的基因），在判定该基因在非保守区域中发生的变异为良性时必须小心。总之，对软件预测的结果要持保守态度，因为软件预测的敏感度、特异度均不理想。相对来说，对剪接位点的软件预测要稍可靠些。软件预测一般过高估计致病性，所以要保守使用这条。

13) PP4 表型支持

考虑几乎所有接受疾病针对性测试的患者都有某种表型，通常不将患者表型与某个基因临床特征谱匹配作为判断致病的证据。但是，如果满足以下条件，患者的表型可作为支持证据：① 临床检测的灵敏度高，大多数带有该基因致病突变的患者都检测为阳性；② 患者症状明确，与其他临床表现几乎无重叠（如戈林综合征包括基底细胞癌、掌跖坑和牙源性角化）；③ 该基因通常不存在太多的良性变异（如外显子组等人群测序可提供这样的信息）；④ 家族史与疾病遗传方式一致。表型越独特，就越能有效利用这一条款。这就需要临床医师对患者的临床症状做仔细系统评估的原因。这一点对产前诊断有更大的困难。

14) PP5、BP6 可靠的来源

现在有越来越多可靠来源（如长期专注于某一疾病领域的临床实验室）的致病性分类信息被分享在数据库中，但分类判断所依据的证据往往并未提供或者很难获取。在这种情况下，如果分类信息是近期提交的，那么它就可以作为一个单独的支持证据。然而，还是鼓励实验室共享分类的判断依据，并与提交者进行沟通以评估和创建分类证据。如果能获得证据，则不应使用这一条款，而是应该使用相关的证据。使用这一条款一般是不得已。如果可能，应与报道过此变异的实验室取得联系，了解其他证据。

15) BP5 对共发变异的观察

一般情况下，当某一变异是在有明确遗传病因的疾病患者中观察到时，可作为将该变异解读为良性的证据。不过也有例外，如某一个体可以是某一不相关隐性遗传病致病变异的携带者，因此本证据与隐性遗传病相比，更支持显性遗传病基因良性变异的分类。此外，有些疾病患者当具有多个变异时，可以导致更严重的疾病。例如，在一个具有严重表型的显性遗传病患者中鉴定了两个变异，一个是致病的，另一个是新的变异，其父母中的一个也有轻微表型，在这种情况下，必须考虑新的变异致病的可能性，且新

的变异使先证者表型加重。观察到的第 2 个新的变异不应分类为良性变异(尽管在无进一步证据的前提下也不认为该变异是致病的)。最后,有些疾病已知为多基因遗传模式,如 Bardet-Beidel 综合征,在第 2 个基因座位上的额外变异也有可能是致病的,但应谨慎进行报告。

16) BP7 同义变异

人们逐渐认识到经典的剪接序列以外的剪接错误是一类重要的致病机制,特别是对那些功能丧失为其常见致病机制的基因更是如此。因此,在假设同义核苷酸改变没有影响时应持谨慎态度。然而,如果该核苷酸位置进化不保守,且剪接评估算法预测其对剪接序列没有影响,也不会产生新的经典剪接序列,那么剪接影响的可能性就比较小。因此,如果生物信息学分析证据支持(BP4),可将新的同义变异分类为可能良性。然而,如果生物信息学分析证据表明该变异对剪接可能有影响或怀疑有影响(如发生在隐性遗传病致病基因上且与已知致病突变呈反式排列的变异),那么在得到变异对剪接影响的功能评估证据,或者得到其他可排除该变异致病作用的证据之前,该类变异应该归类为意义不明确。

变异致病性的分析是一项系统工程,ACMG 指南提供了一个很好的框架,但对具体条款的合理使用还需要进一步细化。最近发表的 sherloc 流程对 ACMG 条款做了非常有效的分解细化,大大提高了变异分析的可靠性和可重复性[91]。目前这一领域,还会有很大一部分变异被归入 VOUS。要改变这一情况,当前可采取的最有效和最低成本的措施是进行实验室间的数据共享,国内同行尚需尽力。

4.3.3 遗传咨询

在过去 10 年中,遗传学和基因组学领域新的研究发现呈"爆炸式"增长,染色体微阵列分析、基因包检测和全外显子/基因组测序等新的分子检测技术已逐步纳入主流临床实践。鉴于遗传学和基因组学的发展,临床医师被越来越多地要求在医疗中运用遗传学信息进行风险评估和预测,并帮助明确哪些患者需要进行基因检测和遗传咨询[92]。

4.3.3.1 遗传咨询所需解决的问题

遗传咨询从业者或"遗传学专业人员"包括遗传咨询师、临床遗传学家、遗传学护士和其他在该领域进行专业培训的临床医师。遗传咨询从业者应从孕前期、孕中期到儿童、成年期的各个阶段为患者提供服务[93]。

遗传性疾病的诊断可能为患者及其家属带来许多问题,包括疾病自然史、预后和治疗方案。"这是什么原因造成的?"和"这种情况会再次发生吗?"是患者及其家属最常见的问题。遗传学专业人员可以通过提供所需的事实信息以及让患者及其家属一起讨论疾病相关的心理、社会和健康方面的潜在影响,帮助患者应对这些问题。这也为遗传咨询师提供了更好的机会来评估患者对所提供信息的理解、处理以及做出自主决策的能力。

初级保健医师和专科医师提供关于疾病的临床特征、治疗和预后的教育，而遗传学专业人员则通常需要确保患者及其家属获得关于基因检测、治疗和生殖选择的综合信息，并给予心理支持。因此，通过初级保健医师、遗传学专业人员和其他专科医师合作，向患者提供最佳的遗传学保健（包括咨询）是义不容辞的。

从事遗传咨询的专业人员应以非强制的方式和同理心的态度向患者提供信息，以促进自主决策。遗传咨询提供者有责任提供专业指导，一旦充分描述了益处、风险和限制后，根据患者的需要和情况可适当建议患者考虑治疗或检测等手段[94]。最终，所提供的咨询应该是以技能为基础，并且保持灵活性，以便在任何一次咨询中均有成效[95]。

4.3.3.2 遗传咨询的内容和原则

对以全外显子为主的第二代测序，相应开展的遗传咨询应包括测试前的遗传咨询和测试后的遗传咨询。遗传检测是一项比较复杂的临床检测项目，患者及家属需要专业人员为他们提供遗传咨询。由于第二代测序检测技术目前仍处于早期发展阶段，其临床有效性还在不断改进中，第二代测序检测费用相对昂贵，检测项目的选择种类也很多，且各有其局限性和优势，因此对进行第二代测序检测的患者更有必要进行测试前的遗传咨询。通过遗传咨询使患者及家属对检测的预期结果有一定的客观的认可，对可能产生的和检测目的相关及不相关的发现有知情选择，并能充分了解检测结果对家庭其他成员的潜在影响。咨询还应包括介绍此类测试的替代方案，以供患者及家属选择。目前，对是否报道检测目的外的基因变异意外发现（incidental finding）还没有统一的规定，这也是测试前咨询的重要内容[96]。

检测后的遗传咨询对象包括送检医师、患者和家属，我国尚无一套针对第二代测序特别是全外显子测序检测进行遗传咨询的原则和操作规范，需要在实践和研究中总结发展。笔者认为，中国提供遗传咨询医师的主要工作是为临床医师及患者就基因检测报告提供针对性的诠释及咨询，包括分析明确遗传模式、评估疾病或症状的发生风险与再发风险以及提供生育相关的建议；解释遗传病的发病原因、疾病自然发展史、临床表现和可能的干预与治疗措施以及预后情况；结合心理评估识别患者及家属在情感、社会、教育和文化等方面的理解及接受问题；评测患者和（或）家庭成员对出现疾病或存在疾病再发风险的理解及反应程度；充分了解并为患者及家属提供有效的医学、教育、经济以及心理等社会资源，包括权威性的信息源（书籍、文献、网站等）、专家库、互助组织等信息；引导患者及家属参与诊断及研究项目，提供知情同意的解释。目前主要的任务是培养一批掌握基因组学知识并具备一定临床知识的遗传咨询师。遗传咨询是个体化医学的具体体现，因为每一个病例家庭都存在自身的不同情况，所以应针对每一个病例提出个体化的咨询方式和内容。由于变异的临床意义、疾病的临床表现都有很大的可变性，并且人们对许多疾病在中国患者中出现的临床表型了解尚浅，目前遗传咨询还远远做不到精准,需要鼓励临床医师不断总结和发表罕见病的自然史、预后和治疗效果等经验,为做好更精确的咨询提供依据。

在遗传咨询期间,通常需要告知其亲属相关的遗传风险。这可能会引起许多担忧,包括患者的保密性和亲属是否有权利选择知晓自身的遗传风险。鉴于目前的隐私和保密立法状况,遗传学专业人员不能直接联系被认为有风险的其他家庭成员。遗传咨询需要包括指导为什么以及如何与其他家庭成员讨论诊断和潜在影响,并指导他们获得适当的医疗资源。

遗传咨询内容通常包括讨论基因检测的适用性。遗传咨询的核心原则之一是自愿性原则,是否进行基因检测的决定都应是自愿的。因此,必须向患者提供关于基因检测的真实和潜在的风险、利益以及其他选择方案的信息,以便其综合判断做出决定。值得注意的是,患者可能会过分担心存在的风险,远超过实际的风险;而且基因检测结果不仅可能影响患者,还可能影响其他家庭成员,因此,在基因检测前先进行遗传咨询更为合适。检测前遗传咨询还应涉及不明确或意外检测结果的讨论,如意义未明的变异、偶然/次要发现的变异以及非亲缘关系等。

关于咨询对象的保密性和隐私性(包括检测结果)的重要性毋庸置疑。遗传检测提出了独特的挑战,因为遗传信息的暴露(无论是自愿的还是非自愿的)都有可能导致潜在的社会和经济后果。而基于遗传背景的保险歧视,也是遗传咨询期间需讨论的话题之一,特别是当患者在考虑症状前遗传检测时。

4.3.3.3 遗传咨询的沟通技巧

遗传咨询应根据患者自身的教育和社会经济背景提供个体化信息。遗传咨询技巧包括使用非专业术语,避免"异常"或"变异"等易引起情绪化的词语,应选择以人为本的用语强调患者而非疾病。视觉辅助工具通常有助于更好地说明所提供的信息。最重要的是,咨询内容应与患者的感知和需求保持一致,以确保患者能充分利用信息进行知情决策。

遗传学咨询师原则上应向患者家庭提供与诊断相关的所有信息。然而咨询过程受主观影响,不同咨询师或家庭所认为的相关信息可能是不同的。此外,在单次咨询过程中,不适合提供关于疾病、遗传学检测、治疗等方面的所有细节信息,因为过多的信息量可能使患者困惑并为其决策带来消极影响。例如,已孕育过骨发育不良患儿的一对夫妇前来进行产前遗传咨询时,对产前检测方案的详细解释可能比冗长讨论疾病预后更为合适。又如,在儿科领域,当父母关注的主要问题是疾病的确诊以及患儿的预后时,并不适合讲述过多产前诊断检测方面的事宜。事实上,遗传咨询旨在为咨询者提供所需要的信息,并让咨询者做出最明智的自主决定。

咨询内容还包括讨论各种"风险",包括再发风险、基因检测风险、产前诊断过程的风险等。在遗传咨询实践中,"风险"一词可能被视为消极术语,因而更倾向使用"概率"

或"可能性"[97]。然而,人们难以准确地量化自己的风险。患者对所提供的量化风险数据的记忆能力,并不能反映他们对风险的认知度以及他们可能采取的以减轻风险的行动力。因此,遗传咨询应着重了解咨询者对于风险的理解和态度而非数据。

不同的人处理风险数据的方式不同,因此,应运用各种方式包括分数、百分比和比例来表示风险。对一名后代再发风险为1%的咨询者,可能会说"您将来孕育的孩子有1%的概率会患病,这也意味着有99%的概率不会再发"。表明清楚相对风险(发生的概率和不发生的概率)能帮助患者更好地了解风险程度。此外,使用多种表示风险的方法(如百分比和分数)描述相同的风险数据是有益的。例如,遗传咨询师可以向咨询者说明,"1%的概率意味着100个人中有1人会发病,其余99人不会。"

评估风险时,咨询者需要考虑许多因素,包括个人身体状况、环境因素、职业和饮食习惯等。此外,咨询者看待风险的方式也会随着时间及阅历的改变而发生变化。由于人们看待风险的态度影响着他们将来的行为方式,遗传咨询师需要为咨询者提供相应的支持。告知风险后,应向咨询者提问,"对您而言这是高、低还是中等的概率?",因为就2%的风险而言,一个人可能认为是高风险,另一个人可能认为是微不足道的。通过提出这样的问题,遗传学专业人员可以确定咨询者是否已经了解风险以及看待风险的态度。这有助于提示咨询者对所提供信息的理解程度,并根据需要调整咨询内容。

4.3.3.4 提供必要的情感支持

在咨询期间,必须重点评估咨询者的心理需求。事实上在某些情况下,给予咨询对象情感支持比提供事实信息可能更有益。在咨询过程中,咨询者可能会表达各种情绪,包括愤怒、悲伤、否认、内疚、羞愧、无助和恐惧[98]。遗传咨询师需要明确咨询者将如何应对有关信息,以促进独立决策。重要的是,遗传咨询师应记住,咨询者如何看待发病风险、做出相关决定、适应环境以及与家庭沟通在很大程度上取决于其生活经验和文化背景。

如前所述,咨询者通常会根据在遗传咨询期间提供的事实信息做出决定。这些决定可能涉及治疗方法的选择、进行或拒绝下一步遗传检测、生育选择,或告知其他人该诊断结果及其影响。遗传咨询师应让咨询者进行自主决策,对于咨询者自主做决定时可能存在的困难应给予帮助,以减少或消除这些困难。为帮助咨询者做出当下适合家庭的最佳方案,应鼓励咨询者思考各种方案,设想不同的决定给家庭、社会、经济和情感带来的影响。体察咨询者对诊断的想法和感受,这不仅是评估其理解能力,还是确定这是否或会如何影响咨询者告知其他家庭成员、朋友、同事等这一情况的能力。咨询者还应一起讨论告知其他人其诊断与相应决定时可能遇到的语言和非言语的反应,探讨咨询者对这些可能反应的回应以及应对的策略。

向咨询者提供帮助和支持,对其信息处理和独立决策至关重要。因此,遗传咨询师需要准备咨询者及其家属在消化整合已提供的信息时可能需要的额外资源。咨询者可能会受益于参与一个正式支持团体,或与另一相同诊断的咨询者进行一对一的交流,了解其他人做出的选择。遗传咨询还必须包括转诊至其他医疗专业人员,以获得有关治疗、预后和其他医疗问题的更多信息。此外,遗传咨询师通常要提供相关疾病的特定基金会和(或)遗传学机构的信息,这些组织可以给咨询者及其家属提供额外信息和支持。遗传学专业人员必须能识别咨询者在何时可能需要额外的心理辅导,并于适当情况下转诊。

遗传学和基因组学领域的研究持续取得重大进展,这就促使遗传咨询领域需要接受更大的挑战以跟上这一进展。遗传学专业人员处于遗传学和基因组学革命的前沿,应确保能对特定遗传病咨询者的各个方面进行充分咨询,同时还要为咨询者就信息有效处理和自主决策提供所需的支持。

4.4　小结与展望

精准产前诊断是预防出生缺陷最核心的内容之一。通过产前诊断,可以有效地降低缺陷儿的出生,或者为缺陷儿得到及时、有效的处理提供机会,从而提高缺陷儿的生存质量和延长其生存周期。产前诊断的方法随着遗传学检测技术的革新发生了重大的变化,从细胞遗传学实验技术到分子遗传学实验技术,对遗传物质变异检测的分辨率越来越高,检测结果也越来越准确,这使得更多的遗传病胎儿能在母孕期得到诊断,从而帮助医师给予孕妇合适的妊娠指导及处理。尽管产前诊断有了飞速的发展,但仍然有一些问题亟待解决。

首先,随着检测技术分辨率的提高,相当一部分临床意义不明的遗传物质变异也被发现,这不仅给医师或遗传咨询师解读检测结果带来了极大的挑战,也给孕妇选择是否继续妊娠或是否需要进行必要的治疗带来了困惑。这一方面受限于目前医学遗传学及相关学科的发展,另一方面源于孕期能获取的胎儿表型信息有限。大数据的出现及共享是减少这种情况的有效方法,但这仍需要大量的努力。此外,胎儿磁共振成像等影像学技术的发展可帮助获取更多的胎儿表型信息,这也将有助于降低结果解读的难度。

其次,偶然发现、易感基因变异、延迟显性疾病、宗教信仰等特殊情况引起的伦理问题也不容忽视,这不仅需要医师在检测前后给予孕妇及家属合理的咨询,也需要行业内外的人士形成更广泛的共识,以便妥善地处理好这些问题。

最后,受目前的技术水平限制,仍有大量的遗传学问题无法解决或者尚需要进一步完善。例如,DNA 甲基化、基因组印记、非编码序列的调控作用等表观遗传学问题尽管已经有大量学者在进行研究,但在临床实践中仅少量的问题能得到解决,大量表观遗传学相关的临床问题仍无法得到全面、合理的解释。同时,与产后患儿的诊断相比,一些遗传学问题在产前诊断过程中会更加凸显。例如,线粒体 DNA 变异引起相应疾病的阈值不确定导致产前诊断时无法为孕妇及家属提供准确的结果解读。这些问题的解决是一个长期而且艰巨的任务，需要更多的学者或专家投身其中，以便攻破这些难关，这也将为精准产前诊断的发展提供新的动力。

参考文献

［ 1 ］Caspersson T，Lindsten J，Zech L，et al. Four patients with trisomy 8 identified by the fluorescence and Giemsa banding techniques［J］. J Med Genet，1972，9(1)：1-7.

［ 2 ］邬玲仟，张学. 医学遗传学［M］. 北京：人民卫生出版社，2016.

［ 3 ］Lichter P，Tang C J，Call K，et al. High-resolution mapping of human chromosome 11 by in situ hybridization with cosmid clones［J］. Science，1990，247(4938)：64-69.

［ 4 ］Joyce C A，Ross F M，Dennis N R，et al. Multipaint FISH：a rapid and reliable way to define cryptic and complex abnormalities［J］. Clin Genet，1999，56(3)：192-199.

［ 5 ］Fan Y S，Siu V M，Jung J H，et al. Sensitivity of multiple color spectral karyotyping in detecting small interchromosomal rearrangements［J］. Genet Test，2000，4(1)：9-14.

［ 6 ］Eils R，Uhrig S，Saracoglu K，et al. An optimized，fully automated system for fast and accurate identification of chromosomal rearrangements by multiplex-FISH (M-FISH)［J］. Cytogenet Cell Genet，1998，82(3-4)：160-171.

［ 7 ］Su Y A，Trent J M，Guan X Y，et al. Direct isolation of genes encoded within a homogeneously staining region by chromosome microdissection［J］. Proc Natl Acad Sci U S A，1994，91(19)：9121-9125.

［ 8 ］Weiss M M，Hermsen M A，Meijer G A，et al. Comparative genomic hybridisation［J］. Mol Pathol，1999，52(5)：243-251.

［ 9 ］Koch J E，Kolvraa S，Petersen K B，et al. Oligonucleotide-priming methods for the chromosome-specific labelling of alpha satellite DNA in situ［J］. Chromosoma，1989，98(4)：259-265.

［10］Knight S J，Horsley S W，Regan R，et al. Development and clinical application of an innovative fluorescence in situ hybridization technique which detects submicroscopic rearrangements involving telomeres［J］. Eur J Hum Genet，1997，5(1)：1-8.

［11］Knight S J，Lese C M，Precht K S，et al. An optimized set of human telomere clones for studying telomere integrity and architecture［J］. Am J Hum Genet，2000，67(2)：320-332.

［12］夏家辉. 医学遗传学［M］. 北京：人民卫生出版社，2004.

［13］Peng Y，Ma R，Zhou Y，et al. De novo ring chromosome 11 and non-reciprocal translocation of 11p15. 3-pter to 21qter in a patient with congenital heart disease［J］. Mol Cytogenet，2015，8：88.

［14］Helen V F，Jane A H. 牛津案头参考手册临床遗传学［M］. 祁鸣，黄涛生，译. 杭州：浙江大学出版社，2008.

［15］Conrad D F，Pinto D，Redon R，et al. Origins and functional impact of copy number variation in the human genome［J］. Nature，2010，464(7289)：704-712.

［16］Lupski J R. Genomic rearrangements and sporadic disease［J］. Nat Genet，2007，39(7 Suppl)：S43-S47.

［17］Cooper G M，Coe B P，Girirajan S，et al. A copy number variation morbidity map of developmental delay［J］. Nat Genet，2011，43(9)：838-846.

［18］Hochstenbach R，van Binsbergen E，Engelen J，et al. Array analysis and karyotyping：workflow consequences based on a retrospective study of 36，325 patients with idiopathic developmental delay in the Netherlands［J］. Eur J Med Genet，2009，52(4)：161-169.

［19］Miller D T，Adam M P，Aradhya S，et al. Consensus statement：chromosomal microarray is a first-tier clinical diagnostic test for individuals with developmental disabilities or congenital anomalies［J］. Am J Hum Genet，2010，86(5)：749-764.

［20］Schaefer G B，Mendelsohn N J. Genetics evaluation for the etiologic diagnosis of autism spectrum disorders［J］. Genet Med，2008，10(1)：4-12.

［21］Goddijn M，Leschot N J. Genetic aspects of miscarriage［J］. Baillieres Best Pract Res Clin Obstet Gynaecol，2000，14(5)：855-865.

［22］Lu X Y，Phung M T，Shaw C A，et al. Genomic imbalances in neonates with birth defects：high detection rates by using chromosomal microarray analysis［J］. Pediatrics，2008，122(6)：1310-1318.

［23］Sagoo G S，Butterworth A S，Sanderson S，et al. Array CGH in patients with learning disability (mental retardation) and congenital anomalies：updated systematic review and meta-analysis of 19 studies and 13，926 subjects［J］. Genet Med，2009，11(3)：139-146.

［24］Wellesley D，Dolk H，Boyd P A，et al. Rare chromosome abnormalities，prevalence and prenatal diagnosis rates from population-based congenital anomaly registers in Europe［J］. Eur J Hum Genet，2012，20(5)：521-526.

［25］Brady P D，Delle C B，Christenhusz G，et al. A prospective study of the clinical utility of prenatal chromosomal microarray analysis in fetuses with ultrasound abnormalities and an exploration of a framework for reporting unclassified variants and risk factors［J］. Genet Med，2014，16(6)：469-476.

［26］Mannik K，Magi R，Mace A，et al. Copy number variations and cognitive phenotypes in unselected populations［J］. JAMA，2015，313(20)：2044-2054.

［27］Lee J A，Lupski J R. Genomic rearrangements and gene copy-number alterations as a cause of nervous system disorders［J］. Neuron，2006，52(1)：103-121.

［28］Potocki L，Shaw C J，Stankiewicz P，et al. Variability in clinical phenotype despite common chromosomal deletion in Smith-Magenis syndrome［del(17)(p11.2p11.2)］［J］. Genet Med，2003，5(6)：430-434.

［29］Nagamani S C，Zhang F，Shchelochkov O A，et al. Microdeletions including YWHAE in the Miller-Dieker syndrome region on chromosome 17p13.3 result in facial dysmorphisms，growth restriction，and cognitive impairment［J］. J Med Genet，2009，46(12)：825-833.

［30］Lee J A，Carvalho C M，Lupski J R. A DNA replication mechanism for generating nonrecurrent rearrangements associated with genomic disorders［J］. Cell，2007，131(7)：1235-1247.

［31］Carvalho C M，Zhang F，Liu P，et al. Complex rearrangements in patients with duplications of MECP2 can occur by fork stalling and template switching［J］. Hum Mol Genet，2009，18(12)：2188-2203.

［32］Holland A J，Cleveland D W. Chromoanagenesis and cancer：mechanisms and consequences of localized，complex chromosomal rearrangements［J］. Nat Med，2012，18(11)：1630-1638.

［33］Liu P，Erez A，Nagamani S C，et al. Chromosome catastrophes involve replication mechanisms generating complex genomic rearrangements［J］. Cell，2011，146(6)：889-903.

［34］Kloosterman W P，Cuppen E. Chromothripsis in congenital disorders and cancer：similarities and differences[J]. Curr Opin Cell Biol, 2013, 25(3): 341-348.

[35] Lupski J R, Stankiewicz P. Genomic disorders: molecular mechanisms for rearrangements and conveyed phenotypes[J]. PLoS Genet, 2005, 1(6): e49.

[36] Iafrate A J, Feuk L, Rivera M N, et al. Detection of large-scale variation in the human genome [J]. Nat Genet, 2004, 36(9): 949-951.

[37] Redon R, Ishikawa S, Fitch K R, et al. Global variation in copy number in the human genome[J]. Nature, 2006, 444(7118): 444-454.

[38] Park H, Kim J I, Ju Y S, et al. Discovery of common Asian copy number variants using integrated high-resolution array CGH and massively parallel DNA sequencing[J]. Nat Genet, 2010, 42(5): 400-405.

[39] McCarroll S A, Kuruvilla F G, Korn J M, et al. Integrated detection and population-genetic analysis of SNPs and copy number variation[J]. Nat Genet, 2008, 40(10): 1166-1174.

[40] Cooper G M, Zerr T, Kidd J M, et al. Systematic assessment of copy number variant detection via genome-wide SNP genotyping[J]. Nat Genet, 2008, 40(10): 1199-1203.

[41] Barillot E, Calzone L, Hupe P, et al. Computational Systems Biology of Cancer[M]. Boca Raton: CRC Press, 2012.

[42] Alkan C, Coe B P, Eichler E E. Genome structural variation discovery and genotyping[J]. Nat Rev Genet, 2011, 12(5): 363-376.

[43] Yoon S, Xuan Z, Makarov V, et al. Sensitive and accurate detection of copy number variants using read depth of coverage[J]. Genome Res, 2009, 19(9): 1586-1592.

[44] Medvedev P, Stanciu M, Brudno M. Computational methods for discovering structural variation with next-generation sequencing[J]. Nat Methods, 2009, 6(11 Suppl): S13-S20.

[45] Ye K, Schulz M H, Long Q, et al. Pindel: a pattern growth approach to detect break points of large deletions and medium sized insertions from paired-end short reads[J]. Bioinformatics, 2009, 25(21): 2865-2871.

[46] Nijkamp J F, van den Broek M A, Geertman J M, et al. De novo detection of copy number variation by co-assembly[J]. Bioinformatics, 2012, 28(24): 3195-3202.

[47] Liang D, Peng Y, Lv W, et al. Copy number variation sequencing for comprehensive diagnosis of chromosome disease syndromes[J]. J Mol Diagn, 2014, 16(5): 519-526.

[48] Conrad D F, Andrews T D, Carter N P, et al. A high-resolution survey of deletion polymorphism in the human genome[J]. Nat Genet, 2006, 38(1): 75-81.

[49] McCarroll S A, Kuruvilla F G, Korn J M, et al. Integrated detection and population-genetic analysis of SNPs and copy number variation[J]. Nat Genet, 2008, 40(10): 1166-1174.

[50] Redon R, Ishikawa S, Fitch K R, et al. Global variation in copy number in the human genome[J]. Nature, 2006, 444(7118): 444-454.

[51] Hurles M E, Dermitzakis E T, Tyler-Smith C. The functional impact of structural variation in humans[J]. Trends Genet, 2008, 24(5): 238-245.

[52] Kearney H M, Thorland E C, Brown K K, et al. American College of Medical Genetics standards and guidelines for interpretation and reporting of postnatal constitutional copy number variants[J]. Genet Med, 2011, 13(7): 680-685.

[53] Perrone M D, Rocca M S, Bruno I, et al. De novo 911 kb interstitial deletion on chromosome 1q43 in a boy with mental retardation and short stature[J]. Eur J Med Genet, 2012, 55(2): 117-119.

[54] Yang P, Tan H, Xia Y, et al. De novo exonic deletion of KDM6A in a Chinese girl with Kabuki

syndrome: A case report and brief literature review[J]. Am J Med Genet a, 2016, 170(6): 1613-1621.

[55] Filges I, Rothlisberger B, Noppen C, et al. Familial 14. 5 Mb interstitial deletion 13q21. 1-13q21. 33: clinical and array-CGH study of a benign phenotype in a three-generation family[J]. Am J Med Genet A, 2009, 149A(2): 237-241.

[56] Bateman M S, Mehta S G, Willatt L, et al. A de novo 4q34 interstitial deletion of at least 9. 3 Mb with no discernible phenotypic effect[J]. Am J Med Genet A, 2010, 152A(7): 1764-1769.

[57] South S T, Rope A F, Lamb A N, et al. Expansion in size of a terminal deletion: a paradigm shift for parental follow-up studies[J]. J Med Genet, 2008, 45(6): 391-395.

[58] Christopoulou G, Sismani C, Sakellariou M, et al. Clinical and molecular description of the prenatal diagnosis of a fetus with a maternally inherited microduplication 22q11. 2 of 2. 5 Mb[J]. Gene, 2013, 527(2): 694-697.

[59] Heald B, Moran R, Milas M, et al. Familial adenomatous polyposis in a patient with unexplained mental retardation[J]. Nat Clin Pract Neurol, 2007, 3(12): 694-700.

[60] Blau N. Genetics of phenylketonuria: then and now[J]. Hum Mutat, 2016, 37(6): 508-515.

[61] Rosenfeld M, Sontag M K, Ren C L. Cystic fibrosis diagnosis and newborn screening[J]. Pediatr Clin North Am, 2016, 63(4): 599-615.

[62] Foldynova-Trantirkova S, Wilcox W R, Krejci P. Sixteen years and counting: the current understanding of fibroblast growth factor receptor 3 (FGFR3) signaling in skeletal dysplasias[J]. Hum Mutat, 2012, 33(1): 29-41.

[63] Weaver S, Dube S, Mir A, et al. Taking qPCR to a higher level: Analysis of CNV reveals the power of high throughput qPCR to enhance quantitative resolution[J]. Methods, 2010, 50(4): 271-276.

[64] Schouten J P, McElgunn C J, Waaijer R, et al. Relative quantification of 40 nucleic acid sequences by multiplex ligation-dependent probe amplification[J]. Nucleic Acids Res, 2002, 30(12): e57.

[65] Sansovic I, Barisic I, Dumic K. Improved detection of deletions and duplications in the DMD gene using the multiplex ligation-dependent probe amplification (MLPA) method[J]. Biochem Genet, 2013, 51(3-4): 189-201.

[66] Passon N, Dubsky D W G, Jurman I, et al. Quick MLPA test for quantification of SMN1 and SMN2 copy numbers[J]. Mol Cell Probes, 2010, 24(5): 310-314.

[67] Dawson A J, Cox J, Hovanes K, et al. PWS/AS MS-MLPA confirms maternal origin of 15q11. 2 microduplication[J]. Case Rep Genet, 2015, 2015: 474097.

[68] Rajan-Babu I S, Law H Y, Yoon C S, et al. Simplified strategy for rapid first-line screening of fragile X syndrome: closed-tube triplet-primed PCR and amplicon melt peak analysis[J]. Expert Rev Mol Med, 2015, 17: e7.

[69] van Dijk E L, Auger H, Jaszczyszyn Y, et al. Ten years of next-generation sequencing technology [J]. Trends Genet, 2014, 30(9): 418-426.

[70] Wheeler D A, Srinivasan M, Egholm M, et al. The complete genome of an individual by massively parallel DNA sequencing[J]. Nature, 2008, 452(7189): 872-876.

[71] Talkowski M E, Ernst C, Heilbut A, et al. Next-generation sequencing strategies enable routine detection of balanced chromosome rearrangements for clinical diagnostics and genetic research[J]. Am J Hum Genet, 2011, 88(4): 469-481.

[72] Majewski J, Schwartzentruber J, Lalonde E, et al. What can exome sequencing do for you[J]. J

Med Genet，2011，48(9)：580-589.

[73] Cirulli E T, Singh A, Shianna K V, et al. Screening the human exome：a comparison of whole genome and whole transcriptome sequencing[J]. Genome Biol, 2010, 11(5)：R57.

[74] Rehm H L, Bale S J, Bayrak-Toydemir P, et al. ACMG clinical laboratory standards for next-generation sequencing[J]. Genet Med, 2013, 15(9)：733-747.

[75] Richards S, Aziz N, Bale S, et al. Standards and guidelines for the interpretation of sequence variants：a joint consensus recommendation of the American College of Medical Genetics and Genomics and the Association for Molecular Pathology[J]. Genet Med, 2015, 17(5)：405-424.

[76] Smith E D, Radtke K, Rossi M, et al. Classification of genes：standardized clinical validity assessment of gene-disease associations aids diagnostic exome analysis and reclassifications[J]. Hum Mutat, 2017, 38(5)：600-608.

[77] Strande N T, Riggs E R, Buchanan A H, et al. Evaluating the clinical validity of gene-disease associations：an evidence-based framework developed by the clinical genome resource[J]. Am J Hum Genet, 2017, 100(6)：895-906.

[78] Patel R Y, Shah N, Jackson A R, et al. ClinGen pathogenicity calculator：a configurable system for assessing pathogenicity of genetic variants[J]. Genome Med, 2017, 9(1)：3.

[79] 王秋菊,沈亦平,邬玲仟,等. 遗传变异分类标准与指南[J]. 中国科学：生命科学,2017(6)：668-688.

[80] Özen S, Batu E D, Demir S. Familial Mediterranean fever：recent developments in pathogenesis and new recommendations for management[J]. Front Immunol, 2017, 8：253.

[81] Marian A J. Hypertrophic cardiomyopathy：from genetics to treatment[J]. Eur J Clin Invest, 2010, 40(4)：360-369.

[82] Nickless A, Bailis J M, You Z. Control of gene expression through the nonsense-mediated RNA decay pathway[J]. Cell Biosci, 2017, 7：26.

[83] Smith S A, Lynch K W. Cell-based splicing of minigenes[J]. Methods Mol Biol, 2014, 1126：243-255.

[84] Bahcall O G. Genetic variation：ExAC boosts clinical variant interpretation in rare diseases[J]. Nat Rev Genet, 2016, 17(10)：584.

[85] Song W, Gardner S A, Hovhannisyan H, et al. Exploring the landscape of pathogenic genetic variation in the ExAC population database：insights of relevance to variant classification[J]. Genet Med, 2016, 18(8)：850-854.

[86] Das S, Kaul S, Jyothy A, et al. Association of APOE (E2, E3 and E4) gene variants and lipid levels in ischemic stroke, its subtypes and hemorrhagic stroke in a South Indian population[J]. Neurosci Lett, 2016, 628：136-141.

[87] Li Q, Wang K. InterVar：Clinical interpretation of genetic variants by the 2015 ACMG-AMP Guidelines[J]. Am J Hum Genet, 2017, 100(2)：267-280.

[88] Bellus G A, Spector E B, Speiser P W, et al. Distinct missense mutations of the FGFR3 lys650 codon modulate receptor kinase activation and the severity of the skeletal dysplasia phenotype[J]. Am J Hum Genet, 2000, 67(6)：1411-1421.

[89] Jarvik G P, Browning B L. Consideration of cosegregation in the pathogenicity classification of genomic variants[J]. Am J Hum Genet, 2016, 98(6)：1077-1081.

[90] Nicholas A K, Swanson E A, Cox J J, et al. The molecular landscape of ASPM mutations in primary microcephaly[J]. J Med Genet, 2009, 46(4)：249-253.

［91］Nykamp K，Anderson M，Powers M，et al．Sherloc：a comprehensive refinement of the ACMG-AMP variant classification criteria［J］．Genet Med，2017，19(10)：1105-1117．

［92］Cheng T L，Cohn R D，Dover G J．The genetics revolution and primary care pediatrics［J］．JAMA，2008，299(4)：451-453．

［93］Bennett R L，Hampel H L，Mandell J B，et al．Genetic counselors：translating genomic science into clinical practice［J］．J Clin Invest，2003，112(9)：1274-1279．

［94］Weil J，Ormond K，Peters J，et al．The relationship of nondirectiveness to genetic counseling：report of a workshop at the 2003 NSGC Annual Education Conference［J］．J Genet Couns，2006，15(2)：85-93．

［95］Uhlmann W R，Schuette J L，Yashar B M．A Guide to Genetic Counseling［M］．2nd ed．Hoboken，N.J.：Wiley-Blackwell，2009．

［96］Green R C，Berg J S，Grody W W，et al．ACMG recommendations for reporting of incidental findings in clinical exome and genome sequencing［J］．Genet Med，2013，15(7)：565-574．

［97］Sivell S，Elwyn G，Gaff C L，et al．How risk is perceived，constructed and interpreted by clients in clinical genetics，and the effects on decision making：systematic review［J］．J Genet Couns，2008，17(1)：30-63．

［98］National Society of Genetic Counselors' Definition Task Force，Resta R，Biesecker B B，et al．A new definition of genetic counseling：National Society of Genetic Counselors' Task Force report［J］．J Genet Couns，2006，15(2)：77-83．

5 植入前遗传学检测

近年来,随着高通量检测技术的发展,越来越多的遗传病被诊断和发现。遗传病给家庭和社会带来了严重的经济和精神负担。绝大多数的遗传病目前尚缺乏有效的治疗手段,通过产前诊断避免遗传缺陷儿的出生是目前最主要的遗传病防控手段。

植入前遗传学检测(preimplantation genetic testing,PGT)是指在胚胎植入前阶段对胚胎或者卵细胞(极体)进行遗传学检测,避免携带遗传缺陷患儿的出生、改善妊娠结局的一种技术。它将常规产前检测提早到胚胎植入子宫之前,避免了孕妇反复流产,也避免了常规产前诊断所面临的选择性流产的窘境及伦理问题。植入前遗传学检测按其应用的目的,主要可归纳为两大类:植入前遗传学诊断(preimplantation genetic diagnosis,PGD)和植入前遗传学筛查(preimplantation genetic screening,PGS)。植入前遗传学诊断是针对有传递特定基因或染色体异常给子代高风险的夫妇,选择未携带异常基因或染色体的胚胎进行移植的诊断性检测。植入前遗传学筛查是在体外受精-胚胎移植(*in vitro* fertilization-embryo transfer,IVF-ET)过程中从遗传学的角度进行胚胎筛选的手段,在进行检测之前并不明确胚胎可能发生何种遗传异常。根据国际辅助生殖技术监控委员会(ICMART)、美国生殖医学会(ASRM)、欧洲人类生殖与胚胎学学会(ESHRE)等生殖医学相关学会最新的术语约定,植入前遗传学检测按其适应证又可分为3类:PGT-M (PGT for monogenic disease),即针对单基因病的植入前遗传学检测;PGT-SR (PGT for chromosomal structural rearrangement),即针对染色体结构重排的植入前遗传学检测;PGT-A (PGT for aneupliodies),即针对染色体数目异常的植入前遗传学检测。前两种新的分类对应于PGD的概念范畴,后一种新的分类对应于PGS的概念范畴。本章节仍按PGD/PGS的定义和分类进行阐述。

随着辅助生殖临床应用规模的日益递增和胚胎实验室技术的不断发展,同时得益于人们对遗传病的深入认识和遗传学检测方法,尤其是细胞遗传学及分子遗传学检测技术的不断改进和优化,PGD和PGS在全球范围内蓬勃发展,越来越多的患者借助PGT技术避免生育遗传病患儿或借助该技术甄选具有发育潜质的胚胎进行移植以提高临床妊娠率。

5.1　PGD/PGS 的发展史

　　PGD/PGS 技术的应用是建立在 IVF-ET 技术和遗传学检测技术革新和发展基础上的。PGD 的概念与设想最初由英国的 Robert Edwards 提出。1968 年,Gardner 和 Edwards 活检兔囊胚滋养层细胞并进行分析后,筛选出了雌性胚胎。1978 年,在 Edwards 团队的努力下,全球第 1 例通过 IVF-ET 技术培育的试管婴儿诞生,该突破被称为人类医学史上的奇迹,Edwards 本人也因此获得了 2010 年的诺贝尔生理学或医学奖,被尊称为"试管婴儿之父"。PGD 技术的诞生还得益于遗传检测技术的革新。1983 年,Kary Mullis 发明了 PCR 技术,开创了遗传学检测的新纪元,他本人因此获得了 1993 年的诺贝尔化学奖。1989 年,Alen Handyside 首次提出利用 DNA 扩增对胚胎活检样本进行检测以鉴定胚胎性别的方法。他们首先建立了胚胎活检模型,然后通过显微操作取出胚胎中的单个卵裂球,借助 PCR 技术扩增了 Y 染色体特异的重复序列,实现了胚胎性别的鉴定[1]。在随后的 1990 年,Handyside 首次采用 PCR 扩增技术针对 X 连锁隐性遗传病进行 PGD 并获得妊娠[2]。同年,Verlinsky 也报道了通过卵细胞的第一极体活检进行常染色体隐性遗传病的 PGD[3]。1992 年,Handyside 通过 PGD 筛选常染色体隐性遗传病(囊性纤维化)诞生了健康婴儿[4]。1994 年,荧光原位杂交(FISH)技术被用于胚胎性别鉴定及非整倍体检测[5],由此,辅助生殖技术开启了崭新的领域。

　　我国 PGD 技术的应用紧跟国际步伐。在我国最早开展 PGD 研究的是中山大学附属中山医院生殖医学中心。该中心在 20 世纪 90 年代末期逐步建立了胚胎活检技术、单细胞 PCR 技术、单细胞 FISH 技术及针对染色体结构异常患者的 PGD 技术。2000 年,该中心庄广伦教授等通过胚胎性别鉴定,完成了国内首例性连锁遗传病的 PGD 并获得活产。同年,在该中心也分别诞生了首例针对 α-地中海贫血和染色体易位的 PGD 婴儿,标志着我国 PGD 时代的到来。

　　在随后近 20 年的发展中,PGD 技术体系不断得到优化和完善,遗传病致病因素研究以及胚胎发育的机制研究使得 PGD 的指征和靶标更为明确,活检取材方法的优化保证了 PGD 应用的安全性,新兴的遗传学检测技术极大地提升了 PGD 的检测速度和精度。

5.2　PGD/PGS 的临床应用

5.2.1　PGD 的适应证

　　PGD 主要适用于已明确诊断的遗传病或待检测的目标位点确定的情形。具体如下:

（1）染色体异常。夫妻双方之一或双方为染色体异常携带者或患者,包括染色体结构异常,如相互易位、罗氏易位、倒位、复杂易位、致病性微缺失/微重复等,也包括染色体数目异常,最常见的为性染色体的数目异常,如 47,XXY 可酌情考虑是否进行 PGD,但 47,XYY 和 47,XXX 不建议行 PGD,这主要是因为 47,XYY 和 47,XXX 等产生性染色体异常后代的概率相对较低[6,7],但 47,XXY 的患者生育染色体异常后代的风险相对增加[8]。

（2）单基因病。主要针对具有生育常染色体显性/隐性、X 连锁显性/隐性、Y 连锁遗传病子代高风险的夫妇,如地中海贫血、DMD、SMA 等疾病,并且家族中致病基因突变已诊断明确或致病基因连锁标记明确,从而为 PGD 检测提供明确的靶标。另外,线粒体遗传病因线粒体 DNA 突变负荷与疾病的严重程度相关,可以考虑进行 PGD。

（3）遗传易感性严重疾病。一些携带严重疾病遗传易感基因的致病突变,如遗传性乳腺癌的 *BRCA1*、*BRCA2* 致病突变,也可酌情考虑进行 PGD。

（4）人类白细胞抗原(human leukocyte antigen，HLA)配型。针对曾生育需骨髓移植治疗的严重血液系统疾病患儿的夫妇,通过 PGD 进行 HLA 配型,选择与已生育患儿 HLA 配型相同且发生相同血液系统疾病风险低的胚胎进行移植,以期通过采集新生儿脐带血中造血干细胞进行移植,治疗先前生育的患儿。

5.2.2 PGS 的适应证

PGS 目前主要是针对染色体的非整倍体进行筛查。其主要适用于如下情形:
（1）女方高龄,年龄在 38 岁及 38 岁以上者。
（2）不明原因反复自然流产 2 次及 2 次以上。
（3）不明原因反复移植失败,移植 3 次及 3 次以上或移植高评分卵裂期胚胎 4～6 枚或高评分囊胚 3 枚及 3 枚以上均失败。
（4）严重畸精子症。

5.2.3 PGD/PGS 的禁忌证

针对家系中基因诊断或基因定位不明的遗传病,不应采取 PGD 手段进行治疗。在我国也禁止对非疾病性状进行基于 PGD 的胚胎选择,如性别、容貌、身高、肤色等。另外,也需要考虑其他不适宜实施 PGD/PGS 的情况,如患者本身存在 IVF-ET 治疗的禁忌证或者存在妇科或产科考虑的不适于生育的风险等。

需要特别注意的是,性别选择可以用于基因诊断尚不明确的性连锁遗传病,但对于基因诊断已经明确的家系,建议实施 PGD 时针对突变基因进行分析,不建议单纯进行性别选择。例如,对 X 连锁隐性遗传病(女方为携带者)的 PGD,若只进行单纯的性别选择,则所有男性胚胎均不能作为可移植胚胎进行移植,而实际情况是,这些男性胚胎中理论上有 50% 是未遗传来自母方致病等位基因位点的正常胚胎,不应被丢弃;而对于性别选择认为可移植的女性胚胎,理论上有 50% 是携带者,这部分胚胎若能在 PGD 中明确诊断,能为患者夫妇提供更为全面的遗传咨询和胚胎移植方案建议,若确实移植了携带致病位点(但不会出现疾病症状或出现疾病症状的风险极低)的胚胎,也能为其未来的再生育问题提供咨询和指导。而对于 Y 连锁单基因病,可仅进行性别选择。另外一类特殊情况是常见的染色体多态性变异,如 9 号染色体倒位 inv(9)(p12q13)和常见异染色质区增加 1qh+、9qh+、Yqh+ 等,不建议进行 PGD。

5.3 PGD/PGS 的流程

PGD/PGS 的实施程序复杂,涉及临床遗传咨询和知情同意、辅助生殖临床诊治、胚胎实验室操作、遗传实验室检测、胚胎移植及妊娠管理、产前遗传学检测及产后跟踪随访等,需要多学科紧密配合,共同参与完成。

5.3.1 临床遗传咨询和知情同意

由于 PGD/PGS 涉及复杂的流程和技术体系,治疗前为就诊夫妇提供详细的遗传咨询和充分的知情同意十分必要。

1) 病史采集及家系分析

针对就诊夫妇的生育情况,需询问并收集其疾病史、生育史、专科检查及健康评估结果。针对就诊夫妇诉求进行 PGD/PGS 的遗传病,需收集就诊者及相关家系成员完整的疾病信息,包括原始临床资料及遗传检测结果,依据家系成员的发病情况绘制家系图。

收集好完整的临床信息后需要详细评估就诊者是否有进行 PGD/PGS 的适应证,并向就诊夫妇解释清楚原因。对于拟进行 HLA 配型的夫妇,还需评估他们已生育的患儿目前的病情及诊治情况,合理判断其病情是否允许等待通过 PGD-HLA 配型筛选胚胎进行针对性治疗。

2) 充分了解生育和遗传风险

根据收集的临床信息,结合家系分析和先前遗传检测结果,通过查询相关公共数据库或疾病相关文献信息,明确疾病的遗传模式、发病规律,充分评估夫妇的再生育风险。在允许的情况下,还应查询已经报道的针对该疾病的 PGD 的情况,包括诊疗策略和临床妊娠结局等。

3) 就诊夫妇充分知情并自愿选择

在对就诊夫妇临床背景信息和适应证情况充分了解后,应向就诊者详细解释说明,使其充分知晓现阶段所有可能的医学干预措施及其利弊,如产前诊断、PGD/PGS、配子捐赠等。

就诊夫妇应充分了解 PGD/PGS 治疗的整个流程及技术体系的复杂性,并针对 PGD/PGS 的检测方案、安全性、有效性、局限性和风险进行说明,涉及常规体外受精治疗过程的并发症及风险;胚胎活检失败、活检后细胞降解或核丢失及活检损伤;可能涉及胚胎冷冻与复苏及其效果;遗传检测中扩增失败导致个别胚胎可能诊断不明;经PGD/PGS 检测后可能无可移植胚胎;染色体非整倍体对单基因病检测结果的影响;染色体嵌合型胚胎发育潜能的不确定性;无法常规区分与鉴别染色体平衡性结构重排的携带者和完全正常胚胎;某些基于连锁分析的检测方法可能因染色体交换导致不同遗传标记位点提供的信息矛盾或因有效的遗传标记位点数量不足无法明确判断胚胎的连锁状态;由于胚胎自身的生物学特性及检测技术的局限性仍可能有误诊的风险。另外,需向就诊夫妇说明,若获得持续妊娠,鉴于胚胎自身的生物学特性及检测技术的局限性仍可能导致误诊,进行产前诊断(羊膜腔穿刺术、绒毛膜取样术或脐带血穿刺术)确诊仍然十分必要。

在充分知情后,就诊者自愿选择是否采用 PGD/PGS 进行生殖干预以及拟采用的具体检测方案或措施。实施咨询的临床医师和遗传咨询师应做好相关记录并保存相关记录资料。

5.3.2　辅助生殖临床诊治

PGD/PGS 周期中,辅助生殖临床诊治方案与常规诊治方案的选择无较大差异,依据女方就诊者的基础内分泌、卵巢储备、子宫内膜容受性,男方就诊者的精液检查等情况,合理选择促排卵方案及相关对症治疗方案。但 PGD/PGS 的目标获卵数较多(期望获得更多胚胎用于后续检测),因此促性腺激素释放激素(GnRH)的启动剂量相对较大。通常情况下,针对单基因病的 PGD 周期中,就诊夫妇生育情况良好,通常无不良孕产史,治疗方案较为灵活,可依据不同病种遗传模式等情况综合考虑获得正常胚胎的概率来调整目标获卵数。例如,常染色体隐性遗传病的正常胚胎概率为 25%,而常染色体显性遗传病的正常胚胎概率为 50%,则针对前者的 PGD 周期的目标获卵数需要相对多一些。针对染色体平衡性结构重排的 PGD,由于就诊夫妇先前可能有反复流产等不良孕产史,其治疗时需注意子宫内膜情况,排查宫腔粘连,改善子宫内膜容受性等。针对高龄女性的 PGS,因就诊女性卵巢储备功能可能下降,获卵数有限。

5.3.3　胚胎实验室操作

胚胎实验室主要涉及体外授精、胚胎培养、胚胎活检以及胚胎冷冻等实验室操作。

5.3.3.1　授精方式的选择

为最大限度地降低来自母源颗粒细胞和父源精子(或两者释放的 DNA)对胚胎活检样本的污染风险,PGD/PGS 周期中通常采用卵胞浆内单精子注射(intracytoplasmic sperm injection，ICSI)方式对卵子进行授精，这对后续拟采用基于 DNA 扩增技术进行遗传学检测极为重要，因为来自亲本的 DNA 污染可能会导致胚胎检测结果的假阴性或假阳性；若后续的遗传学检测拟通过 FISH 技术进行检测，也可以采用常规的 IVF 方式对卵子进行授精，但在制备胚胎细胞间期核标本时应注意避免颗粒细胞核或精子细胞核的污染。

5.3.3.2　胚胎活检方法

胚胎活检是 PGD/PGS 成功的重要步骤之一，主要通过化学法、机械切割法、透明带激光打孔法在透明带上形成缺口后进行活检。化学法多利用 Tyrode's 酸或酶溶解透明带，该方法易造成细胞溶解、损伤并影响纺锤体的形成，现已基本不用。机械切割法直接用显微操作针在透明带上作"＋"或"V"形切口，该方法操作烦琐、难度较大，增加胚胎在体外的操作时间，可能对胚胎的后续发育潜力造成潜在影响。激光打孔法是采用特定波长(1.48 pm)远红外激光光束产生的热效应在透明带上进行非接触式打孔。激光法操作简便省时，可在短短几秒内完成打孔，且打孔尺度精确，在活检囊胚滋养层细胞时也可辅助显微操作快速切断细胞粘连。采用激光法活检的整个过程迅速顺畅，激光打孔也不会引起胚胎的热损伤和机械损伤[10,11]，可最大限度降低体外操作对胚胎发育造成的影响，是一种安全、简捷的方法，因而目前应用最为广泛。Geber 等对激光法和化学法活检的效果进行了随机对照研究，证实激光法活检胚胎可获得更高的成囊率并有助于改善临床妊娠结局[9]。

5.3.3.3　胚胎活检取材

PGD/PGS 中胚胎活检材料包括极体、卵裂期卵裂球、囊胚期滋养层细胞。

1) 极体活检

极体是由卵母细胞减数分裂产生的非功能性子细胞，包括第一极体和第二极体。第一极体产生于卵母细胞完成第一次减数分裂时；第二极体产生于卵子受精后，启动并完成第二次减数分裂之后。极体本身不参与卵母细胞的受精和胚胎发育过程，因此对极体活检降低了损伤卵子或胚胎的风险，带来的伦理学争议较小。另外，由于活检时间早于胚胎卵裂时间，给活检后的遗传学检测争取了更多的分析时间。极体活检可对母源性遗传异常进行诊断和筛查，但因无法评估父源性遗传异常，其应用范围较受限。但是在一些法律或者伦理不允许对胚胎进行活检和检测的国家，活检极体进行遗传学检测是唯一的选择。

极体活检可分步进行第一极体和第二极体活检，即在取卵后或 ICSI 后 0.5～2 h 活检第一极体，而在 ICSI 后 8～14 h 活检第二极体；也可以在 ICSI 后 8～14 h 同时活检两个极体。

2) 卵裂期卵裂球活检

卵裂球是较常用的活检材料，其获取较容易。一般卵裂期卵裂球活检在授精后66～70 h 进行，此时胚胎发育至 6～10 细胞时期，活检一般针对碎片含量少于 30% 的优质胚胎进行。该时期胚胎的卵裂球仍具有全能性,因此活检1~2个卵裂球不会对胚胎干性和发育造成严重影响。另外,在卵裂期活检后若能在2~3天内完成遗传学检测,则可以满足在"种植窗"期内进行新鲜胚胎移植,避免了胚胎冻存与复苏。通过卵裂球活检可对父源和母源及胚胎发育过程中的遗传物质异常进行检测。但是,卵裂球活检的检测结果易受胚胎嵌合影响,活检1~2个卵裂球进行检测可能无法反映出胚胎整体的遗传组成,从而出现假阳性或假阴性结果。而且卵裂球活检需对单细胞进行操作,增加了扩增和其他相关实验的难度,诊断失败率也较高。

3) 囊胚滋养层活检

由于卵裂期卵裂球活检存在较高的检测失败率和潜在的误诊率,目前采用卵裂球活检进行PGD/PGS的周期数已逐步减少。随着囊胚培养技术的发展完善,且对囊胚滋养层活检可获得多个细胞以供检测,具有更高的安全性和诊断准确性,囊胚滋养层活检逐步成为目前主要的活检方式。囊胚滋养层活检一般是在授精后第5~6天进行,待囊胚腔充分扩张且囊胚的质量评级达到Gardner评级4 BB以上,一般活检5~10个细胞为宜。由于目前常规体外胚胎培养的限制(最多可培养至囊胚期即授精后第5~6天),囊胚期胚胎活检后需要进行胚胎冷冻,以待遗传实验室进行遗传检测确定检测结果后再根据患者子宫内膜和内分泌情况择期进行冻融胚胎移植。因为囊胚滋养层细胞最终发育为胎盘,所以对滋养层细胞活检不会对胚胎本身造成损伤,且滋养层活检可获得足量的细胞来进行检测分析以保证检测结果的准确性。但也需要考虑,患者胚胎中仅部分胚胎可发育到囊胚阶段,从而限制了可供活检的胚胎数目(在一定程度上也节约了检测成本,因为胚胎不能发育至囊胚阶段说明其发育潜能较低),而受到移植时机的限制,采用滋养层细胞活检的患者一般只能选择冻融胚胎移植(一些PGS方法可在24 h内得出遗传学检测结果,则可争取进行新鲜胚胎移植)。若有移植新鲜胚胎的要求,则需考虑采用卵裂球活检或者囊胚期授精后第5天活检结合快速遗传学检测方法实现。另外也需要注意,由于胚胎可能存在染色体组成的嵌合现象,滋养层与内细胞团之间、滋养层各个细胞之间或者内细胞团各个细胞之间均可能存在不同的染色体组成,因而活检的滋养外胚层细胞可能无法真实反映胚胎的染色体组成而导致结果分析不准确。笔者前期通过对染色体结构重排携带者的囊胚滋养层和内细胞团细胞同时进行染色体拷贝数分析,发现滋养层和内细胞团之间检测结果的一致性为86.5%,且导致两者出现不一致结果的原因均为滋养层或内细胞团自身存在染色体拷贝数的嵌合(即滋养层各个细胞之间或者内细胞团各个细胞之间染色体组成不同)[12]。

5.3.3.4 胚胎的冷冻复苏

玻璃化冷冻复苏技术是目前主要的胚胎冷冻复苏方法。其对胚胎的损伤小,冷冻复苏效果较佳,操作简便易行,保证了冷冻复苏周期的胚胎质量,此法已取代传统的程序慢冻法而广泛用于胚胎冷冻。在冷冻保护剂的作用下,玻璃化方法使细胞迅速降温,跨越损伤细胞的敏感温度区,并固化成玻璃态,避免细胞内外形成冰晶造成理化损伤,复苏过程采用分步法避免了细胞水肿导致的渗透损伤。该技术简化了胚胎冷冻程序,能显著地改善胚胎的冷冻复苏效果并提高临床妊娠率。

总之,采用激光打孔法对囊胚期胚胎滋养层活检、结合玻璃化胚胎冷冻技术,是较为安全且有效的方法,构成目前 PGD/PGS 的重要检测技术体系。

5.3.4 遗传学实验室检测

遗传学检测是 PGD/PGS 周期中的关键环节。活检获得胚胎的细胞标本后,交由遗传学实验室对胚胎样本进行遗传学检测。常规的 PGD/PGS 遗传学检测主要包括基于 FISH 的细胞分子遗传学检测技术和基于 PCR 的分子遗传学检测技术两大技术体系。近年来,随着单细胞全基因组扩增(whole genome amplification,WGA)技术和高通量遗传学检测方法的发展,以染色体微阵列芯片和高通量测序为代表的技术体系也被广泛应用于 PGD/PGS 领域。

5.3.4.1 荧光原位杂交技术

荧光原位杂交(FISH)技术是通过荧光素标记核酸探针后,在适宜的温度下孵育被标记的探针与标本,使得两者按照碱基互补配对原则进行杂交,然后直接在荧光显微镜下检测或通过免疫荧光信号对样本进行核酸的定性、定位研究。FISH 检测的主要流程包括合适位置的探针挑选、探针标记、探针与标本变性杂交、荧光判读。由于 FISH 检测快速简洁、结果直观,曾被广泛应用于胚胎染色体异常的检测。然而进行 FISH 检测时,特异的探针需用不同颜色的荧光素标记以示区分,常见的 FISH 检测一般为双色或三色标记,因此检测的位点数目有限。尽管多色 FISH 可同时用 3 种以上的颜色标记多个位点[13],且可采用多轮杂交实现多重检测[14],但仍不能全面检测整个染色体组。另外,由于 FISH 的结果判读依据荧光信号的数目,杂交过程中信号的强弱、信号分离、信号重叠、无信号或非特异信号都可能直接影响结果的判定,导致误诊或漏诊。

5.3.4.2 聚合酶链反应

聚合酶链反应(PCR)是借助人工合成的特异性引物,以目的 DNA 序列为模板,采用耐高温 DNA 聚合酶,经变性、退火及延伸 3 个步骤的多次循环扩增目的 DNA 序列的过程。1990 年,Handyside 等[2]首次采用 PCR 技术扩增胚胎 Y 染色体长臂特异性序列,对胚胎进行性别鉴定,避免了高危 X 连锁遗传病患儿的出生。PCR 技术在单基因病的 PGD 中应用广泛,但由于胚胎样本的 DNA 模板量极少,常规 PCR 易出现等位基因脱扣(allelic drop-out,ADO)现象,易导致误诊或漏诊。巢式 PCR、多重 PCR 及荧光PCR 等技术的发展,扩展了 PGD 的诊断范围,同时也提高了诊断率和诊断准确性。

1) 巢式 PCR
巢式 PCR 的原理是设计"内""外"两对引物,两对引物扩增的目标 DNA 区域有重叠,先通过外引物进行大片段扩增,再以外引物扩增的 PCR 产物为模板,通过内引物扩增重叠的 DNA 片段。巢式 PCR 可提高扩增的特异性,并能增加 PCR 产物量,降低误诊率,在 β-地中海贫血、囊性纤维化、性别鉴定等 PGD 中都有成功应用。但是两轮 PCR 扩增增加了交叉污染的概率,也是导致误诊或漏诊的原因之一。

2) 多重 PCR

多重 PCR 是在同一 PCR 反应中加入多对引物,同时扩增同一模板 DNA 的多个区域或多个位点,从而同步完成多个基因位点的检测。该方法是单基因病 PGD 的重要方法,是避免等位基因脱扣导致误诊或漏诊的重要手段。通常,除扩增突变位点外,还会选取致病基因内或侧翼的若干个多态性遗传标记位点(如 SNP)进行同步扩增,通过与家系遗传标记位点比对进行连锁分析,判断胚胎是否遗传了亲本中带有致病变异的染色体(或染色体区段)。即使在直接的突变位点检测发生扩增失败或等位基因脱扣的情况下,也可以通过连锁分析间接判定胚胎的遗传状态。因此,多重 PCR 的使用可以提供更多的遗传信息,提示哪些位点发生等位基因脱扣,是否发生扩增错误或者污染等情况。所选用的多态性遗传标记,要在致病突变位点上、下游至少各有两个位点能够提供有效的遗传信息(informative),即它们提供的信息要能够对患者夫妇的胚胎及先证者或曾妊娠的患病胎儿的遗传物质进行有效的分析。通过多重 PCR 对突变位点和多态性遗传标记进行同步检测实现直接诊断与间接诊断相结合的方法,已广泛应用于单基因病 PGD[15,16]和 HLA 配型[17,18]等。

3) 荧光 PCR

荧光 PCR 是采用荧光标记的引物,针对特异基因片段进行扩增,产物经 DNA 测序仪或扫描仪分析以进行基因分型或片段长度(微卫星连锁分析)分析的方法。荧光 PCR 敏感性大大高于传统 PCR[19],准确性可达 1~2 bp,且缩短了诊断时间。荧光 PCR 已成功运用于性别鉴定、马方综合征[20]等疾病的诊断。

4) 实时荧光定量 PCR

荧光定量 PCR 反应体系中除有一对特异性的扩增引物外,还有一条特异性的荧光探针,在利用特异性引物进行 PCR 扩增的过程中,通过荧光探针的光学信号检测扩增产物的量,主要包括 TaqMan 探针技术和分子信标技术。该方法主要用于精确定量原始模板中特定扩增子的拷贝数。在 PGD 中,该方法可应用于线粒体疾病的诊断,以明确野生型和突变型线粒体基因组的比例。利用分子信标技术还可以在单细胞水平上对不同的等位基因进行检测[21,22]。

5) 扩增受阻突变系统

扩增受阻突变系统(ARMS)是基于等位基因特异的寡核苷酸引物 3′端发生错配时常规 DNA 聚合酶无法延伸导致扩增受阻的特性检测突变位点。该方法可通过优化反应条件,如退火温度、反应体系各成分浓度等提高扩增特异性、防止发生错配延伸。该方法已被用于进行性脊髓性肌萎缩、家族性腺瘤性息肉病等疾病的 PGD[23,24]。

5.3.4.3 全基因组扩增技术

全基因组扩增技术力求以最小的扩增偏倚对整个基因组序列进行非选择性的随机扩增，以增加痕量 DNA，使其达到进行遗传学检测分析的起始量的要求，因而能提供更为全面的遗传信息，为实现痕量 DNA 多基因位点分析和重复检测提供了可能。目前全基因组扩增技术最常用的方法主要基于 PCR 技术如简并寡核苷酸引物 PCR（degenerate oligonucleotide-primed PCR，DOP-PCR），或者基于等温扩增的技术如多重置换扩增（multiple displacement amplification，MDA）。多重退火成环循环扩增技术（multiple annealing and looping-based amplification cycles，MALBAC）是一种新颖的全基因组扩增技术，其结合了多重置换扩增和简并寡核苷酸引物 PCR 的部分特点，通过 Bst DNA 聚合酶链置换预扩增和 PCR 扩增，能实现高效均一的单细胞基因组扩增。近年也发展出更多新的扩增方法，如乳液全基因组扩增技术（emulsion WGA，eWGA）、转座子插入线性扩增法（linear amplification via transposon insertion，LIANTI）等。

1）简并寡核苷酸引物 PCR

简并寡核苷酸引物 PCR 可在全基因组扩增过程中精确保持基因组的拷贝数水平，但全基因组的覆盖度低（约 10%）。在早期的单细胞全基因组测序研究中，简并寡核苷酸引物 PCR 结合 NGS 获得高分辨的哺乳动物拷贝数图谱[25,26]。但是由于简并寡核苷酸引物 PCR 基于指数扩增，覆盖度低，其难以在单个碱基水平上进行突变检测。

2）多重置换扩增

多重置换扩增采用随机六聚体引物和具有高效链置换活性的 φ29 或 Bst DNA 聚合酶对整个基因组按多分支结构进行链置换等温扩增，扩增可在接近常温下（30℃）进行，避免在高温下 DNA 发生降解导致对扩增产物质量造成影响，也可避免基因组区域 GC 含量不同导致扩增效率的差异。该方法对单个细胞基因组或外显子组的覆盖度高（超过 90%）[27-30]，并且 φ29 DNA 聚合酶具有外切酶活性和校对活性，因而保真度高[31-33]。有较多的研究采用多重置换扩增的方法对胚胎样本进行全基因组扩增后完成了 PGD 的诊断[34-37]。但是多重置换扩增会产生明显的序列依赖性扩增偏移，导致基因组非均一覆盖，且这种扩增偏移在不同细胞的基因组之间不具有可重复性，因而难以通过标准化去除，且多重置换扩增有很强的背景噪声，因此不适于 CNV 的检测[38]；另外这种偏移易导致等位基因脱扣，研究显示单卵裂球采用多重置换扩增扩增后再进行 PCR，等位基因脱扣的平均发生率为 25% 左右[29,30,32]，可导致在基因分型时错误地将杂合位点读取为纯合位点[39]，影响检测结果的精确性。

3）多重退火成环循环扩增技术

多重退火成环循环扩增技术（MALBAC）是使用一种特殊设计的发夹结构的引物，通过 Bst DNA 聚合酶链置换预扩增形成闭合环状的 DNA 片段。在随后的预扩增循环中,这种闭合环状扩增子的复制受到抑制,从而促使引物重复扩增原始的基因组 DNA 片段。经过 8～12 轮近线性的预扩增反应后形成大量覆盖基因组的扩增子,最大限度地抑制序列依赖性扩增偏移。这些扩增子携带共同引物末端,通过 PCR 完成指数级扩增可进一步复制扩增子片段。MALBAC 技术也不能完全避免序列依赖性扩增偏移,但是 MALBAC 的扩增偏移在不同细胞间具有可复制性,因此可通过标准化去除噪声和偏移,并且 MALBAC 抑制扩增偏移也使得等位基因脱扣率降低,伴随假阴性率降低。但由于 MALBAC 使用的 Bst DNA 聚合酶保真度低于 φ29 DNA 聚合酶,其扩增引入随机错误而导致的假阳性率比多重置换扩增高[38]。MALBAC 扩增在单细胞 CNV 及单核苷酸变异(SNV)的检测中综合表现较为突出。

4)其他全基因组扩增方法

Nuc-Seq 或者称为单一核外显子组测序(single nucleus exome sequencing,SNES)的方法利用分裂间期(G2 期)细胞核进行多重置换扩增。分裂间期细胞核中 DNA 复制获得翻倍的起始基因组 DNA 模板(12～14 pg),这使得单细胞全基因组测序和全外显子组测序的技术错误发生率降低[30,40]。

基于多重置换扩增的乳液全基因组扩增技术将单细胞 DNA 片段分离到大量(10^5)皮升级的油包水微滴中进行独立充分的扩增,之后去乳化获得均一精确的单细胞全基因组扩增产物[41]。该方法需要借助微流控设备进行油包水微滴的制备,因而其应用推广相对受限。

最近,一种被称为 LIANTI 的新颖方法,利用转座子元件随机插入基因组后进行体外转录,再经反转录 PCR 对单细胞的全基因组进行扩增。该方法为完全的线性扩增,可获得单细胞水平基因组均一的扩增,抑制了优势扩增及扩增偏移[42]。因而,该方法可以真实地反映扩增前染色体的 CNV,检测分辨率也随之提高,然而该方法操作步骤较为烦琐,最终获得的扩增产物量也较有限,其推广应用仍需进行优化。

总之,全基因组扩增技术可对细胞全基因组进行高效的扩增,解决了单细胞模板少的困难,较之前的巢式 PCR、多重 PCR、荧光 PCR 等多种技术更具优势。

5.3.4.4 染色体微阵列芯片技术

全基因组扩增技术扩增后的产物需要通过其他的检测手段对遗传异常进行检测。针对单基因病,目前最常用的方法是利用全基因组扩增技术扩增的产物直接对致病基因进行扩增及检测分析。对于一些片段较大的染色体拷贝数变异(缺失/重复),尽管可以通过 FISH 方式进行检测,但是由于 FISH 受到探针的限制,检测效率并不高。要更好地解决这一问题就需要寻求一种高通量的检测技术。染色体微阵列芯片技术正好解决了这一问题。

1)比较基因组杂交

比较基因组杂交(CGH)以待检的基因组 DNA 和已知正常的参照 DNA 为探针,并采用缺口平移法用不同荧光标记两组探针后等量混合,与正常人的中期染色体进行共杂交,根据荧光强度的差异(待检测基因组与正常对照基因组荧光强度的比值)判定待检测基因组中对应序列拷贝数的改变。CGH 已成功应用于临床 PGD/PGS 的检测。与 FISH 技术相比,该技术可同时检测全染色体组的拷贝数异常[43]。但是,该技术实验过程烦琐,需要制备正常中期染色体进行原位杂交,并且杂交耗时长,因此限制了检测效率的提升。

2) 微阵列比较基因组杂交

微阵列比较基因组杂交(array-based comparative genomic hybridization,aCGH)是在 CGH 技术的基础上发展起来的芯片技术。该技术的原理与 CGH 不同的是在采用不同荧光素标记待测基因组 DNA 和正常对照基因组 DNA 后,标记好的探针是与预先制备好的高密度全基因组 DNA 芯片杂交,而非与正常人中期染色体杂交,从而大幅提升杂交的效率(杂交时间少于 24 h)以及分析的精度(可高解析度地检测整条染色体或部分染色体片段的拷贝数不平衡)。因此,该技术逐步被广泛应用于 PGD/PGS 检测[44]。

3) 单核苷酸多态性微阵列芯片

单核苷酸多态性(SNP)微阵列芯片以基因组中大量的 SNP 位点为基础,制备高密度的芯片,将待测基因组 DNA 与芯片杂交后,通过 SNP 位点的单碱基延伸及荧光信号读取判定位点上的基因型。与 aCGH 相比,SNP 微阵列芯片除了可检测染色体拷贝数变异,还能获取 SNP 位点基因分型的信息,因此,可以检测单亲二倍体等情况;同时,SNP 微阵列芯片直接将待测 DNA 与芯片进行杂交,而不需要正常人基因组 DNA 做参考,避免了荧光信号之间的相互影响;并且,SNP 微阵列芯片采用高密度探针制备芯片,分辨率高。SNP 微阵列芯片已经成功地应用于 PGD/PGS 的检测。Treff 等在检测囊胚期胚胎非整倍体时发现,SNP 微阵列芯片在提供可读结果方面比 FISH 更为可靠(分别为 96% 与 83%),并且同一胚胎不同卵裂球的染色体组成比 FISH 检测的结果具有更高的一致性(分别为 100% 与 31%)[45]。该团队也验证了联合全基因组扩增技术和 SNP 微阵列芯片进行分析的准确性。从已知核型的细胞系中抽提单个细胞进行扫描后发现,对单个 SNP 该方法的准确率达 99.2%;对全染色体组该方法的准确率达 99.8%;应用一个质量控制阈值对总体的染色体状态进行分析时,其准确率也达 98.6%,在 335 枚卵裂球中有 96.5% 的卵裂球、超过 80 000 000 个 SNP 是一致的[46]。

近年来,一种基于 SNP 微阵列芯片的核型定位(karyomapping)分析技术被逐步应用于单基因病的 PGD[47,48]。该技术基于 SNP 微阵列芯片中 SNP 标记位点的基因分型信息,结合家系的发病情况及遗传模式,通过连锁分析及单倍体分型对胚胎进行间接诊断,该方法不需事先进行预实验建立家系连锁模式,可针对已知的任一基因区域进行分析而不需对特定基因进行特殊实验设计来完成检测,适用性强;同时,该技术还能进行非整倍体检测,使得单基因病的 PGD 和非整倍体的 PGS 能在同一检测中并行完成,大大提高了检测效能。

5.3.4.5 高通量测序技术

近年发展迅速的高通量测序技术,也能全面检测单个细胞水平的遗传异常,如 SNV、CNV 等,成为 PGD/PGS 的有效策略。在 PGD/PGS 周期中,活检获得单个细胞(卵裂球或极体)或者少量细胞(5~10 个滋养层细胞)进行全基因组扩增后通过高通量测序检测胚胎的遗传组成,最后选出遗传组成正常的胚胎移植回母体子宫。

近来,许多研究将单细胞高通量测序应用于 PGD/PGS 拷贝数分析的临床前验证。Yin 等应用单细胞测序检测囊胚期胚胎的非整倍体及不平衡的染色体重排,证实高通量测序可有效检测胚胎全染色体组的拷贝数变异[49]。Hou 等的研究对人类卵子第一极体和第二极体测序后进行拷贝数分析,验证了利用极体检测母源染色体 CNV 的可行性[50]。Voet 等通过双端测序法,检测了单细胞中染色体的拷贝数,并定位了胚胎中可遗传的染色体结构重排 t(1;16)(p36;p12)[51]。Fiorentino 等通过双盲回顾性分析及前瞻性试点研究证实了通过单细胞测序检测染色体拷贝数变异的有效性,且非整倍体筛查后移植的整倍体囊胚获得 64% 的胚胎植入率和 63.8% 的临床妊娠率[52,53]。Wells 等的回顾性验证研究也证实通过单细胞测序检测非整倍体的特异度和敏感度达 100%[54]。随后的多项临床应用前验证研究证实了高通量测序用于 PGD/PGS 中染色体拷贝数变异检测的可行性[55-57]。

另外,基于单细胞高通量测序的单基因病 PGD 策略也有报道。Treff 等报道了基于半导体测序技术的单细胞靶向测序策略,可并行地进行多种单基因病的基因分型[58]。利用目标区域捕获测序技术快速筛选与致病基因突变位点连锁的 SNP 位点,通过 SNP 位点基因分型分析受检胚胎的单体型,可有效降低等位基因脱扣对胚胎检测结果的影响,提高 PGD 的准确率。Xu 等通过目标区域捕获测序对一例 β-地中海贫血家系进行 PGD,捕获测序后进行单倍体分型,可并行高效地完成胚胎遗传病诊断、HLA 配型检测以及胚胎非整倍体筛查[59]。随后的多项临床应用前验证研究证实了高通量测序用于 PGD/PGS 中单基因病及非整倍体并行检测的可行性[60,61]。

基于高通量测序技术的 PGD/PGS 前景广泛,但目前仍面临一些技术瓶颈。例如,在痕量 DNA 水平上检测染色体拷贝数的分辨率有限,通常情况下该技术体系可检测 10 Mb 以上的染色体拷贝数变异,但对 5 Mb 以下的拷贝数变异检测精度有限。尽管增加测序深度可以在一定程度上提高检测分辨率,但检测成本也随之提高。另外,基于高通量测序技术进行染色体结构重排携带者的 PGD 时,与染色体微阵列芯片技术一样,常规仅能检测区分染色体不平衡胚胎和染色体平衡胚胎,而无法区分染色体平衡胚胎中的正常胚胎和携带平衡性结构重排的胚胎。再者,尽管高通量测序检测拷贝数变异的灵敏度较染色体微阵列芯片高,但目前该方法对痕量 DNA 水平上染色体拷贝数嵌合的检测,尤其是嵌合比例的确定也需要优化和完善。

5.3.5 胚胎移植后的妊娠管理

PGD/PGS周期中胚胎移植后的妊娠管理措施与常规辅助生殖周期无明显差异。但除常规产前检查外,建议对 PGD/PGS 周期进行产前诊断以进一步确诊,并且在胎儿出生后应做好跟踪随访。

5.4 PGD/PGS 面临的挑战

尽管 PGD/PGS 技术不断发展完善,应用范围和周期数也不断扩大和增长,但受限于一些技术难点,其应用也面临多种挑战。

5.4.1 等位基因脱扣

等位基因脱扣,即一个细胞来源于双亲的两个等位基因只有一个扩增到可供检测的水平。尽管全基因组扩增技术的发展使等位基因脱扣率不断降低,但这种情况的发生仍可导致杂合子胚胎的误诊,降低了 PGD 诊断的准确率。例如,对于显性遗传病,当致病位点发生等位基因脱扣时,可能导致突变的等位基因位点脱扣而被解读为正常胚胎导致假阴性结果,使得异常胚胎被移植,其后果严重;而对于隐性遗传病,等位基因脱扣可能导致杂合型的携带者胚胎被误诊为正常胚胎或者异常胚胎。等位基因脱扣主要是由优势扩增导致,其他原因可能包括染色体非整倍体及嵌合体、扩增前细胞裂解不彻底或变性温度太低。另外,DNA 降解、扩增片段的长度及 PCR 体系和条件等可能也是等位基因脱扣和优势扩增发生的原因[62,63]。结合多个遗传标记位点的连锁分析(单倍体分型)可以最大限度地降低等位基因脱扣对诊断结果的影响,即使有少数位点发生等位基因脱扣,仍能通过其他位点的连锁状态正确推断出胚胎遗传的单体型以做出间接的诊断。

5.4.2 污染

单细胞水平的扩增反应由于起始模板量十分有限,极易受到内源性和外源性 DNA 的污染。污染的来源包括亲本来源的颗粒细胞或者精子的 DNA 污染、其他微生物的 DNA 污染,或者在实验过程中气溶胶等引入的污染等。污染可导致整批扩增和诊断结果不可信,因此开展全基因组扩增技术的实验室应采取一系列的措施以避免污染,包括严格划分实验区域(PCR 前区和 PCR 后区)、严格分区放置扩增试剂和所有的样本、将扩增试剂分装以减少从单一试管中取样的次数、在层流通风柜中进行操作、穿戴专用的灭菌服、帽子、口罩和一次性手套,定期用 DNA 变性去污剂清洗工作台面并用紫外线消毒层流通风柜等。每次扩增均须设置空白对照以检测扩增体系是否存在污染。针对胚胎样本的全基因组扩增,还应设置活检后的样本清洗缓冲液作为检测胚胎活检和转移操作中是否引入内源性或外源性污染的阴性对照。

5.4.3　扩增失败

扩增失败主要是针对单细胞水平的全基因组扩增或直接的 PCR 扩增。由于扩增起始量极其有限,增加了扩增失败的风险。扩增失败的原因可能为:① 活检的胚胎样本在转移和运输的过程中丢失;② 活检出的细胞标本发生降解或细胞本身存在核的异常;③ 细胞裂解不充分,DNA 未完全释放出来;④ 扩增体系存在问题导致扩增失败;等等。每次扩增均须设置阳性对照(可采用稀释到单细胞水平的基因组 DNA 作为阳性对照)以检测扩增体系是否存在问题。

5.4.4　安全性问题

在 PGD/PGS 过程中除了进行常规的体外受精、胚胎培养及胚胎冷冻等操作外,还增加了活检操作。活检对配子或胚胎造成机械或化学刺激,且胚胎细胞在活检后有相应减少。尽管目前未发现 PGD/PGS 会影响胚胎的发育潜能以及增加胎儿畸形率等不良妊娠的风险,但其安全性仍需要进行长期的随访来验证。另外,PGD/PGS 是在 IVF-ET 的基础上实现的,增加了患者在行 IVF-ET 治疗过程中以及妊娠、分娩及分娩后阶段发生并发症的风险。

5.4.5　伦理问题

PGD/PGS 的应用越来越广泛,确实解决了部分携带染色体异常或单基因致病突变患者的生育问题,在改善反复流产及反复植入失败等患者的妊娠结局方面也发挥了重要作用。但 PGD/PGS 也存在一些伦理的争议,这些争议值得我们关注和思考。例如,利用 PGD 技术和 HLA 配型,为了救治已出生的患儿使另一名作为脐带血或骨髓永久供体的孩子出生,这对新生的孩子是否会造成身体和心理上的创伤,值得思考。又如,PGD 可针对一些遗传易感性高的肿瘤进行检测,但许多肿瘤易感综合征的发病都是迟发性的,可以用外科手术进行治疗,而且并非所有携带肿瘤易感基因的个体都会发生恶性肿瘤,因此也需要充分考虑其针对肿瘤疾病的应用范围。在 PGD/PGS 技术进步的同时,制定并遵循合理的治疗指征与伦理原则并建立严格的伦理监督制度,十分必要。

5.5　PGD/PGS 的研究进展

传统的 PGD/PGS 方法主要是基于细胞遗传学和单细胞 PCR 的方法。芯片技术,如 aCGH 及 SNP 微阵列是目前检测胚胎染色体拷贝数变异的主要平台,而 PCR 扩增后测序结合连锁分析是检测胚胎单基因病的常规方法。采用传统 PGD/PGS 方法难以对胚胎的遗传缺陷(非整倍体、染色体亚显微结构不平衡及单基因病)进行并行的、全面的检测与筛查。为获得胚胎全面的遗传变异信息,常需要在胚胎活检标本全基因组扩增后采用不同的方法在不同技术平台上进行检测,这增加了操作的复杂性,耗时耗力且成本高昂,不适于临床推广。在进行单基因病检测时,除进行针对突变位点的直接检测外,还需借助多个微卫星标记位点或 SNP 标记位点进行连锁分析来间接推断携带致病位点的染色体的遗传状态以辅助诊断。对多个遗传标记位点扫描或测序以及在正式 PGD 检测之前对这些标记位点进行预实验(包括在家系中验证这些位点进行连锁分析的有效性、摸索实验条件和体系等),均增加耗时和成本。针对不同的病种,需要进行单独的实验设计和验证,增加了检测难度和检测耗时。

核型定位分析以及高通量测序检测两类主要的技术体系能全面地检测胚胎的遗传组成,是目前 PGD/PGS 的主要检测技术。这两类技术体系无须事先进行预实验建立家系连锁模式,可针对已知的任一基因区域进行分析而无须对特定基因进行特殊实验设计来完成检测,并能同时进行非整倍体检测,使得单基因病的 PGD 和非整倍体的 PGS 能在同一检测中并行完成,大大提高了检测效能,临床适用性高,易于推广应用。核型定位基于 SNP 微阵列中 SNP 标记位点的基因分型信息,结合家系的发病情况及遗传模式,通过连锁分析及单倍体分型对胚胎进行间接诊断,并通过 SNP 信号进行非整倍体分析。高通量测序通过使用分子标签技术,可实现数据的并行获取与分析,在同一个测序反应中高通量地进行多个样本的标准化检测分析。另外,高通量测序可以提供精确可靠的具体序列信息和拷贝数,能检测更大的动态范围,且不依赖于参考序列,既可以对已知突变进行检测以降低遗传病传递给下一代的风险,又可以检测新发的遗传变异;其准确度高,灵活性强,可将不同检测目的的文库整合并进行全面分析,如染色体拷贝数变异、单基因病甚至线粒体基因组异常的分析,而不需要多个独立的技术平台支持。

参考文献

[1] Handyside A H, Pattinson J K, Penketh R J, et al. Biopsy of human preimplantation embryos and sexing by DNA amplification[J]. Lancet, 1989, 1(8634): 347-349.

[2] Handyside A H, Kontogianni E H, Hardy K, et al. Pregnancies from biopsied human preimplantation embryos sexed by Y-specific DNA amplification[J]. Nature, 1990, 344(6268): 768-770.

[3] Verlinsky Y, Ginsberg N, Lifchez A, et al. Analysis of the first polar body: preconception genetic diagnosis[J]. Hum Reprod, 1990, 5(7): 826-829.

[4] Handyside A H, Lesko J G, Tarin J J, et al. Birth of a normal girl after in vitro fertilization and preimplantation diagnostic testing for cystic fibrosis[J]. N Engl J Med, 1992, 327(13): 905-909.

[5] Harper J C, Coonen E, Ramaekers F C, et al. Identification of the sex of human preimplantation embryos in two hours using an improved spreading method and fluorescent in-situ hybridization (FISH) using directly labelled probes[J]. Hum Reprod, 1994, 9(4): 721-724.

[6] Tartaglia N R, Howell S, Sutherland A, et al. A review of trisomy X (47,XXX)[J]. Orphanet J Rare Dis, 2010, 5: 8.

[7] Blanco J, Egozcue J, Vidal F. Meiotic behaviour of the sex chromosomes in three patients with sex chromosome anomalies (47,XXY, mosaic 46,XY/47,XXY and 47,XYY) assessed by fluorescence in-situ hybridization[J]. Hum Reprod, 2001, 16(5): 887-892.

[8] Staessen C, Tournaye H, Van Assche E, et al. PGD in 47,XXY Klinefelter's syndrome patients [J]. Hum Reprod Update, 2003, 9(4): 319-330.

[9] Geber S, Bossi R, Lisboa C B, et al. Laser confers less embryo exposure than acid tyrode for embryo biopsy in preimplantation genetic diagnosis cycles: a randomized study[J]. Reprod Biol Endocrinol, 2011, 9: 58.

[10] Boada M, Carrera M, De La Iglesia C, et al. Successful use of a laser for human embryo biopsy in preimplantation genetic diagnosis: report of two cases[J]. J Assist Reprod Genet, 1998, 15(5): 302-307.

[11] Han T S, Sagoskin A W, Graham J R, et al. Laser-assisted human embryo biopsy on the third day of development for preimplantation genetic diagnosis: two successful case reports[J]. Fertil Steril, 2003, 80(2): 453-455.

[12] Gui B, Yao Z, Li Y, et al. Chromosomal analysis of blastocysts from balanced chromosomal rearrangement carriers[J]. Reproduction, 2016, 151(4): 455-464.

[13] Speicher M R, Gwyn B S, Ward D C. Karyotyping human chromosomes by combinatorial multi-fluor FISH[J]. Nat Genet, 1996, 12(4): 368-375.

[14] 徐艳文. 胚胎植入前遗传学诊断技术的挑战[J]. 中国实用妇科与产科杂志, 2010, 26(10): 768-772.

[15] Spits C, De Rycke M, Verpoest W, et al. Preimplantation genetic diagnosis for Marfan syndrome [J]. Fertil Steril, 2006, 86(2): 310-320.

[16] Moutou C, Gardes N, Nicod J C, et al. Strategies and outcomes of PGD of familial adenomatous polyposis[J]. Mol Hum Reprod, 2007, 13(2): 95-101.

[17] Van de Velde H, Georgiou I, De Rycke M, et al. Novel universal approach for preimplantation genetic diagnosis of beta-thalassaemia in combination with HLA matching of embryos[J]. Hum Reprod, 2004, 19(3): 700-708.

[18] Fiorentino F, Kahraman S, Karadayi H, et al. Short tandem repeats haplotyping of the HLA region in preimplantation HLA matching[J]. Eur J Hum Genet, 2005, 13(8): 953-958.

[19] Fiorentino F, Biricik A, Nuccitelli A, et al. Strategies and clinical outcome of 250 cycles of preimplantation genetic diagnosis for single gene disorders[J]. Hum Reprod, 2006, 21(3): 670-684.

[20] Sermon K. Current concepts in preimplantation genetic diagnosis (PGD): a molecular biologist's view[J]. Hum Reprod Update, 2002, 8(1): 11-20.

[21] Rice J E, Sanchez J A, Pierce K E, et al. Real-time PCR with molecular beacons provides a highly accurate assay for detection of Tay-Sachs alleles in single cells[J]. Prenat Diagn, 2002, 22(12):

1130-1134.

[22] Pierce K E, Rice J E, Sanchez J A, et al. Detection of cystic fibrosis alleles from single cells using molecular beacons and a novel method of asymmetric real-time PCR[J]. Mol Hum Reprod, 2003, 9(12): 815-820.

[23] Moutou C, Gardes N, Nicod J C, et al. Strategies and outcomes of PGD of familial adenomatous polyposis[J]. Mol Hum Reprod, 2007, 13(2): 95-101.

[24] Moutou C, Gardes N, Viville S. Duplex PCR for preimplantation genetic diagnosis (PGD) of spinal muscular atrophy[J]. Prenat Diagn, 2003, 23(8): 685-689.

[25] Navin N, Kendall J, Troge J, et al. Tumour evolution inferred by single-cell sequencing[J]. Nature, 2011, 472(7341): 90-94.

[26] Baslan T, Kendall J, Rodgers L, et al. Genome-wide copy number analysis of single cells[J]. Nat Protoc, 2012, 7(6): 1024-1041.

[27] Zong C, Lu S, Chapman A R, et al. Genome-wide detection of single-nucleotide and copy-number variations of a single human cell[J]. Science, 2012, 338(6114): 1622-1626.

[28] Hou Y, Song L, Zhu P, et al. Single-cell exome sequencing and monoclonal evolution of a JAK2-negative myeloproliferative neoplasm[J]. Cell, 2012, 148(5): 873-885.

[29] Xu X, Hou Y, Yin X, et al. Single-cell exome sequencing reveals single-nucleotide mutation characteristics of a kidney tumor[J]. Cell, 2012, 148(5): 886-895.

[30] Wang Y, Waters J, Leung M L, et al. Clonal evolution in breast cancer revealed by single nucleus genome sequencing[J]. Nature, 2014, 512(7513): 155-160.

[31] Dean F B, Hosono S, Fang L, et al. Comprehensive human genome amplification using multiple displacement amplification[J]. Proc Natl Acad Sci U S A, 2002, 99(8): 5261-5266.

[32] Pugh T J, Delaney A D, Farnoud N, et al. Impact of whole genome amplification on analysis of copy number variants[J]. Nucleic Acids Res, 2008, 36(13): e80.

[33] Garmendia C, Bernad A, Esteban J A, et al. The bacteriophage phi 29 DNA polymerase, a proofreading enzyme[J]. J Biol Chem, 1992, 267(4): 2594-2599.

[34] Hellani A, Coskun S, Benkhalifa M, et al. Multiple displacement amplification on single cell and possible PGD applications[J]. Mol Hum Reprod, 2004, 10(11): 847-852.

[35] Hellani A, Coskun S, Tbakhi A, et al. Clinical application of multiple displacement amplification in preimplantation genetic diagnosis[J]. Reprod Biomed Online, 2005, 10(3): 376-380.

[36] Lledo B, Ten J, Galan F M, et al. Preimplantation genetic diagnosis of Marfan syndrome using multiple displacement amplification[J]. Fertil Steril, 2006, 86(4): 949-955.

[37] Renwick P J, Trussler J, Ostad-Saffari E, et al. Proof of principle and first cases using preimplantation genetic haplotyping — a paradigm shift for embryo diagnosis[J]. Reprod Biomed Online, 2006, 13(1): 110-119.

[38] Huang L, Ma F, Chapman A, et al. Single-cell whole-genome amplification and sequencing: methodology and applications[J]. Annu Rev Genomics Hum Genet, 2015, 16: 79-102.

[39] Lasken R S. Single-cell sequencing in its prime[J]. Nat Biotechnol, 2013, 31(3): 211-212.

[40] Leung M L, Wang Y, Waters J, et al. SNES: single nucleus exome sequencing[J]. Genome Biol, 2015, 16: 55.

[41] Fu Y, Li C, Lu S, et al. Uniform and accurate single-cell sequencing based on emulsion whole-genome amplification[J]. Proc Natl Acad Sci U S A, 2015, 112(38): 11923-11928.

[42] Chen C, Xing D, Tan L, et al. Single-cell whole-genome analyses by Linear Amplification via

Transposon Insertion（LIANTI）[J]. Science，2017，356(6334)：189-194.

[43] Wilton L. Preimplantation genetic diagnosis and chromosome analysis of blastomeres using comparative genomic hybridization[J]. Hum Reprod Update，2005，11(1)：33-41.

[44] Voullaire L，Wilton L，McBain J，et al. Chromosome abnormalities identified by comparative genomic hybridization in embryos from women with repeated implantation failure[J]. Mol Hum Reprod，2002，8(11)：1035-1041.

[45] Treff N R，Levy B，Su J，et al. SNP microarray-based 24 chromosome aneuploidy screening is significantly more consistent than FISH[J]. Mol Hum Reprod，2010，16(8)：583-589.

[46] Treff N R，Su J，Tao X，et al. Accurate single cell 24 chromosome aneuploidy screening using whole genome amplification and single nucleotide polymorphism microarrays[J]. Fertil Steril，2010，94(6)：2017-2021.

[47] Natesan S A，Handyside A H，Thornhill A R，et al. Live birth after PGD with confirmation by a comprehensive approach （karyomapping） for simultaneous detection of monogenic and chromosomal disorders[J]. Reprod Biomed Online，2014，29(5)：600-605.

[48] Konstantinidis M，Prates R，Goodall N N，et al. Live births following Karyomapping of human blastocysts：experience from clinical application of the method[J]. Reprod Biomed Online，2015，31(3)：394-403.

[49] Yin X，Tan K，Vajta G，et al. Massively parallel sequencing for chromosomal abnormality testing in trophectoderm cells of human blastocysts[J]. Biol Reprod，2013，88(3)：69.

[50] Hou Y，Fan W，Yan L，et al. Genome analyses of single human oocytes[J]. Cell，2013，155(7)：1492-1506.

[51] Voet T，Kumar P，Van Loo P，et al. Single-cell paired-end genome sequencing reveals structural variation per cell cycle[J]. Nucleic Acids Res，2013，41(12)：6119-6138.

[52] Fiorentino F，Biricik A，Bono S，et al. Development and validation of a next-generation sequencing-based protocol for 24-chromosome aneuploidy screening of embryos[J]. Fertil Steril，2014，101(5)：1375-1382.

[53] Fiorentino F，Bono S，Biricik A，et al. Application of next-generation sequencing technology for comprehensive aneuploidy screening of blastocysts in clinical preimplantation genetic screening cycles[J]. Hum Reprod，2014，29(12)：2802-2813.

[54] Wells D，Kaur K，Grifo J，et al. Clinical utilisation of a rapid low-pass whole genome sequencing technique for the diagnosis of aneuploidy in human embryos prior to implantation[J]. J Med Genet，2014，51(8)：553-562.

[55] Wang L，Cram D S，Shen J，et al. Validation of copy number variation sequencing for detecting chromosome imbalances in human preimplantation embryos[J]. Biol Reprod，2014，91(2)：37.

[56] Huang J，Yan L，Fan W，et al. Validation of multiple annealing and looping-based amplification cycle sequencing for 24-chromosome aneuploidy screening of cleavage-stage embryos[J]. Fertil Steril，2014，102(6)：1685-1691.

[57] Li N，Wang L，Wang H，et al. The performance of whole genome amplification methods and next-generation sequencing for pre-implantation genetic diagnosis of chromosomal abnormalities [J]. J Genet Genomics，2015，42(4)：151-159.

[58] Treff N R，Fedick A，Tao X，et al. Evaluation of targeted next-generation sequencing-based preimplantation genetic diagnosis of monogenic disease ［J］. Fertil Steril，2013，99（5）：1377-1384.

［59］Xu Y，Chen S，Yin X，et al. Embryo genome profiling by single-cell sequencing for preimplantation genetic diagnosis in a beta-thalassemia family［J］. Clin Chem，2015，61（4）：617-626.

［60］Yan L，Huang L，Xu L，et al. Live births after simultaneous avoidance of monogenic diseases and chromosome abnormality by next-generation sequencing with linkage analyses［J］. Proc Natl Acad Sci U S A，2015，112（52）：15964-15969.

［61］Ren Y，Zhi X，Zhu X，et al. Clinical applications of MARSALA for preimplantation genetic diagnosis of spinal muscular atrophy［J］. J Genet Genomics，2016，43（9）：541-547.

［62］Thornhill A R，McGrath J A，Eady R A，et al. A comparison of different lysis buffers to assess allele dropout from single cells for preimplantation genetic diagnosis［J］. Prenat Diagn，2001，21（6）：490-497.

［63］Piyamongkol W，Bermudez M G，Harper J C，et al. Detailed investigation of factors influencing amplification efficiency and allele drop-out in single cell PCR：implications for preimplantation genetic diagnosis［J］. Mol Hum Reprod，2003，9（7）：411-420.

附　录

附录1　ISPD产前染色体异常筛查立场声明（2015）

背景

通过对羊水细胞和绒毛膜绒毛样本的分析进行染色体异常的产前诊断是产前护理不可或缺的一部分。染色体数目改变（非整倍体和多倍体）、染色体大片段缺失、重复以及重排能通过常规染色体分析（染色体核型）进行检测，较小的拷贝数变异可通过基因芯片/微阵列检测。当已有超声证据显示胎儿存在结构异常时，染色体基因芯片/微阵列的使用显得尤为必要。

羊膜腔穿刺术和绒毛取样的方法具有一定程度的风险，可导致流产和其他妊娠并发症。因此，在大多数发达国家，常规的方法是先进行孕妇胎儿特定非整倍体筛查以评估其风险，如果风险值高，再建议行羊膜腔穿刺术或者采取绒毛取样等方法来明确诊断。染色体异常的风险可通过母亲年龄、既往妊娠史、家族史、母体血清生化检测、胎儿超声指标和母体血浆细胞游离DNA（cfDNA）检测等多种因素联合评估。有报道称，cfDNA筛查在某些非整倍体中有非常高的特异性和灵敏度，特别是对唐氏综合征（21三体综合征）的筛查。然而，必须意识到，所有的血清检测包括cfDNA检测都不能完全确诊，必须有后续的验证性检测才能获得阳性诊断结果。此外，筛查只针对特定的染色体不平衡，并没有通过侵入性检测鉴定所有可识别的异常。当女性接受特定染色体异常筛查时，她们应该被告知所有可检测异常的风险，而不仅限于筛查所包括的那些异常。

任何一种风险评测方法均可使大多数孕妇安心，因为检测结果提示她们的胎儿患染色体病的可能性较小（从而减少了侵入性手术的数量），当然同时也可确认那些高危妊娠的女性。根据筛查指标被确认为高危妊娠的女性，后续应行进一步咨询、其他相关检测以及适当的产科护理。

由于唐氏综合征是最常见的染色体非整倍体异常，产前筛查已着重对该疾病进行检测。然而，我们也认识到，许多筛查检测可能会检测到潜在的其他染色体非整倍体、遗传病、特定的胎儿解剖异常和妊娠并发症（如子痫前期）。本立场声明仅考虑到对于胎儿染色体异常进行筛查检测的效用。我们的目的是审查关键问题，并从全球角度推荐最佳的做法。

胎儿非整倍体风险评估的目的

每个孕妇都应有机会对其胎儿染色体异常的风险进行最佳评估。风险评估项目旨在为最常见和具有临床意义的胎儿染色体异常提供及时准确的个体化、患者特异性的风险评估结果。

染色体异常产前筛查的对象

染色体异常风险评估是广泛的产前临床服务中的一个组成部分,并应尽可能在孕 9 到 13 周进行。其相关临床服务包括遗传咨询、妊娠并发症和其他胎儿情况的筛查、诊断性检测(染色体分析、微阵列分析和其他基因检测)、助产和产科干预。对于进入妊娠期后才开始护理的女性,应尽快提供风险评估测试。

染色体异常的产前筛查应由医疗保健专业人员提供。实验室不得单独给患者提供检测,而应与提供全面产前护理的临床医师相互合作和协调。在行产前筛查之前,孕妇应知晓筛查相关的信息,并且在决定接受或拒绝筛查或行诊断性检测等之前,需与卫生专业人员进行沟通和讨论。

国际产前诊断学会(ISPD)已认识到在如何解读疾病的扩展范围方面存在挑战,包括筛查包以及各种检测替代方案的复杂性。为了满足这一日益增长的需求,我们可为产科医师和其他参与筛查、开发患者宣教材料和增加遗传咨询服务的医护人员提供额外的专业教育。

在同一孕期,针对特定的疾病,可能有一种以上筛查检测所获得的结果,我们应尽可能将这些信息整合分析以达成统一的风险评估结果。如果一个特定患者的风险评估不可用,在不考虑特定女性具体结果和任何额外风险因素的情况下,利用基于群体的阳性预测值(PPV)或者阳性受累概率(阳性结果中真正异常的概率,真阳性与假阳性的比,OAPR)来解释筛查结果可能是合适的。在筛查之后,应通过羊膜腔穿刺术和绒毛取样对最终诊断的风险和益处进行解释,包括通过微阵列检测具有临床意义的拷贝数变异,并必须提供非指示性的咨询服务。每个孕妇都应自行决定是否接受筛查和诊断服务。尊重伦理和文化价值观、敏感性以及每个患者的决定对于提供产前检查服务至关重要。

产前染色体异常风险评估服务可根据不同国家的卫生保健系统有所不同。此外,所选择的服务也可能因特定女性的临床情况而异,如生育能力下降、既往产科病史、其他遗传病共存的风险,或道德和伦理价值观念。其他方面的差异还包括在序贯筛查诊断检测与同时进行筛查诊断时,采用不同的风险切割值。对于产前筛查和诊断护理的标准以及提供风险评估服务所需的经济资源,提供者可能会有不同的意见。我们应认识到尽管面向这些患者的服务有各种不同的方法,但对特定女性和所服务的人群均是有益的。

ISPD 支持对于临床意义显著的染色体异常进行可负担、高质量的产前筛查以及适当的患者咨询和后续诊断性检测。

检测方案的效能

通过考虑检出率(DR)或灵敏度、假阳性率(FPR)和阳性预测值或阳性受累概率评估筛查方案的效能。这些基于人群的筛查性能指标,在比较不同方案时具有相当大的价值。阳性预测值和阳性受累概率强烈依赖于疾病的发病率。

cfDNA 筛查的一般注意事项

大多数验证性研究(见附表 1)根据羊膜腔穿刺术、绒毛取样、活产胎儿研究或表型所明确临床诊断的妊娠母体血浆样本,对 cfDNA 筛查的性能进行了评估。在许多研究中,排除了嵌合体、复杂核型和低比例胎儿 DNA 的母体样本。由于像在本文"cfDNA 检测与真正的胎儿核型不一致的原因"部分中所讨论的内容,这些研究中的检出率和假阳性率可能夸大了其实际的临床性能。从目前通过侵入性检测可检测到的所有染色体异常的角度来看,我们尚未对人群进行大规模、综合的队列研究以全面评估 cfDNA 筛查。

1) 唐氏综合征、18 三体综合征和 13 三体综合征的验证方法

3 种检测孕妇血浆 cfDNA 的方法已在临床上得到验证:鸟枪法大规模平行测序(s-MPS)通过计数 DNA 序列进行筛查;靶向大规模平行测序(t-MPS),则可对特定的 DNA 序列进行计数;还有一种是基于单核苷酸多态性分析的筛查方法。附表 1 总结了使用这 3 种方法从临床验证研究中获得常见三体的检出率和假阳性率。对于靶向大规模平行测序,正在考虑用染色体芯片代替测序。另外,还有报道提出利用 cfDNA 和 cfRNA 进行非整倍体筛选的方法,但目前还未能得以充分验证。

cfDNA 筛查的性能大大优于传统的筛查方法,且具有非常高的阳性受累概率,但仍然远未达到诊断性检测。例如,对于总人口数,基于附表 1 的所有 cfDNA 筛选方法的数据,唐氏综合征的阳性受累概率约为 1:1.2(阳性预测值为 45%);而通过常规血清和超声指标(见附表 2)筛查的阳性受累概率为 1:41~1:25(阳性预测值为 2%~4%)(见附表 2)。此外,18 三体综合征和 13 三体综合征的 cfDNA 筛选也与相对较高的阳性受累概率相关。

利用 cfDNA 筛查唐氏综合征、18 三体综合征和 13 三体综合征的 3 种方法,最初是在研究孕妇年龄和(或)母体血清和超声指标的高危孕妇研究中建立的。现在有越来越多的证据表明,这 3 种方法也适用于普通风险的女性。

附表 1　cfDNA 筛查胎儿唐氏综合征、18 三体综合征、13 三体综合征以及特纳综合征的临床试验

研究	方法	唐氏综合征		18 三体综合征		13 三体综合征		特纳综合征	
		DR(%)	FPR(%)	DR(%)	FPR(%)	DR(%)	FPR(%)	DR(%)	FPR(%)
Chiu 等	s-MPS	86/86 (100)	40/41 (97.6)						
Ehrich 等	s-MPS	39/39 (100)	1/410 (0.2)						
Palomaki 等	s-MPS	209/212(98.6)	3/1 471 (0.2)	59/59 (100)	5/1 688 (0.3)	11/12(91.7)	16/1 688 (0.9)		
Bianchi 等[a]	s-MPS	89/90 (98.9)	0/410 (0)	35/38 (92.1)	0/463 (0)	11/16(68.8)	0/485 (0)	15/20 (75)	1/462 (0.2)
Liang 等	s-MPS	40/40 (100)	0/372 (0)	14/14 (100)	0/398 (0)	4/4 (100)	1/408 (0.2)	5/5 (100)	1/407 (0.2)
Song 等	s-MPS	8/8 (100)	0/1733 (0)	2/2 (100)	1/1 739 (0.1)	1/1 (100)	0/1740 (0)	2/3 (66.7)	0/1 737 (0)
Mazloom 等	s-MPS							17/18 (94.4)	11/393 (2.8)
Stumm 等	s-MPS	40/41 (97.6)	0/430 (0)	8/8 (100)	1/463 (0.2)	5/5 (100)	0/466 (0)		
Porreco 等	s-MPS	137/137(100)	3/3 185 (0.1)	36/39 (92.3)	0/3 283 (0)	14/16(87.5)	0/3 306 (0)	9/9 (100)	11/3 269 (0.3)
Bianchi 等	s-MPS	5/5 (100)	6/1 904 (0.3)	2/2 (100)	3/1 903 (0.2)	1/1 (100)	3/1 913 (0.2)		
合计	**s-MPS**	**653/658(99.2)**	**16/10 061 (0.2)**	**156/162(96.3)**	**10/9 937 (0.1)**	**47/56(83.9)**	**20/10 006 (0.2)**	**48/55 (87.3)**	**14/6 268 (0.2)**
Ashoor 等	t-MPS	50/50 (100)	0/297 (0)	49/50 (98.0)	0/297 (0)	8/10 (80.0)	1/1 939 (0.1)		
Norton 等	t-MPS	81/81 (100)	1/2 887 (0.1)	37/38 (97.4)	2/2 888 (0.1)				
Nicolaides 等	t-MPS	8/8 (100)	0/1 941 (0)	2/2 (100)	2/1 947 (0.1)				
Verweij 等	t-MPS	17/18 (94.4)	0/486 (0)						
Norton 等	t-MPS	38/38 (100)	9/15 803 (0.1)	9/10 (90.0)	1/15 831 (0.0)	2/2 (100)	2/11 183 (0.0)	43/47 (91.5)	0/125 (0)
合计	**t-MPS**	**194/195(99.5)**	**10/21 415 (0.0)**	**97/100 (97.0)**	**5/20 963 (0.0)**	**10/12(83.3)**	**3/13 122 (0.0)**	**43/47 (91.5)**	**0/125 (0)**
Nicolaides 等	SNP	25/25 (100)	0/204 (0)	3/3 (100)	0/226 (0)	1/1 (100)	0/228 (0)	2/2 (100)	0/227 (0)
Pergament 等	SNP	58/58 (100)	0/905 (0)	24/25 (96.0)	1/939 (0.1)	12/12 (100)	0/953 (0)	9/10 (90.0)	1/955 (0.1)
合计	**SNP**	**83/83(100)**	**0/1 109 (0)**	**27/28 (96.4)**	**1/1 165 (0.1)**	**13/13 (100)**	**0/1 181 (0)**	**11/12 (91.7)**	**1/1 182 (0.1)**
合计	**所有**	**930/936(99.4)**	**26/32 585(0.16)**	**280/290(96.6)**	**16/32 065(0.05)**	**70/81(86.4)**	**23/24 309(0.09)**	**102/114(89.5)**	**15/7 575(0.20)**

注：本表仅列出回顾性研究；由于不完整的确切性和可行性所造成的偏移，已排除前瞻性试验。cfDNA，细胞游离 DNA；DR，检出率；FPR，假阳性率；s-MPS，鸟枪法大规模平行测序；t-MPS，靶向大规模平行测序；SNP，单核苷酸多态性。[a] 未能分类的病例作为阴性计数

附表2　基于3%假阳性率和阳性预测值下不同筛查方案对于唐氏
综合征检出率的预测模型

方案编号	方案(完成孕周)	DR(%)	OAPR
1a	PAPPA + 游离 β-hCG (10)，NT (12)	82	1∶29
1b	PAPPA + hCG (10)，NT (12)	80	1∶29
1c	PAPPA + 游离 β-hCG (12)，NT (12)	80	1∶29
1d	PAPPA + hCG (12)，NT (12)	79	1∶30
1d	PAPPA + 游离 β-hCG + PlGF + AFP(12)，NT (12)	85	1∶27
1e	PAPPA + hCG + PlGF + AFP(12)，NT (12)	83	1∶27
2a	AFP + 游离 β-hCG + uE₃ + InhA (15～19)	64	1∶36
2b	AFP + hCG + uE₃ + InhA (15～19)	60	1∶39
3a	PAPPA + 游离 β-hCG (10)，NT (12)，酌情 AFP + 游离 β-hCG + uE₃ + InhA (15～19)	90	1∶26
3b	PAPPA + hCG (10)，NT (12)，酌情 AFP + hCG + uE₃ + InhA (15～21)	88	1∶27
3c	PAPPA + 游离 β-hCG (10)，NT (12)，分段 AFP + 游离 β-hCG + uE₃ + InhA (15～21)	92	1∶25
3d	PAPPA + hCG (10)，NT (12)，分段 AFP + hCG + uE₃ + InhA (15～21)	91	1∶26
4a	PAPPA (10)，NT (12)，AFP + 游离 β-hCG + uE₃ + InhA (15～19)	91	1∶26
4b	PAPPA (10)，NT (12)，AFP + hCG + uE₃ + InhA (15～19)	89	1∶26
4c	PAPPA + 游离 β-hCG (10)，NT (12)，AFP + freeβ + uE₃ + InhA (15～19)	93	1∶25
4d	PAPPA + hCG (10)，NT (12)，AFP + hCG + uE₃ + InhA (15～19)	91	1∶26
4e	PAPPA + 游离 β-hCG (10)，AFP + 游离 β-hCG + uE₃ + InhA (15～19)	80	1∶29
4f	PAPPA + hCG (10)，AFP + hCG + uE₃ + InhA (15～19)	75	1∶33
5a	PAPPA + 游离 β-hCG (10)，NT + NB (12)	91	1∶26
5b	PAPPA + 游离 β-hCG (10)，NT (12)，酌情 NB	89	1∶26
5c	PAPPA + 游离 β-hCG (10)，NT (12)，酌情 TR	88	1∶27
5d	PAPPA + 游离 β-hCG (10)，NT (12)，酌情 DV	88	1∶27

（续表）

方案编号	方案(完成孕周)	DR(%)	OAPR
6a	AFP + 游离 β-hCG + uE$_3$ + InhA + NF + NBL + PT (15～19)	90	1∶26
6b	AFP + hCG + uE$_3$ + InhA + NF + NBL + PT (15～19)	89	1∶27
7a	PAPPA + 游离 β-hCG (10), NT (12), 主要的畸形(18$^+$)	88	1∶27
7b	PAPPA + hCG (10), NT (12), 主要的畸形(18$^+$)	86	1∶27
8a	主要的畸形(18+)	56	1∶41
8b	AFP + 游离 β-hCG + uE$_3$ + InhA (15～19), 主要的畸形 (18$^+$)	80	1∶29
8c	AFP + 游离 β-hCG + uE$_3$ + InhA (15～19), 酌情主要的畸形 (18$^+$)	77	1∶30
9a	PAPPA + 游离 β-hCG (10), NT (12), AFP + 游离 β-hCG + uE$_3$ + InhA (15～19), 主要的畸形(18$^+$)	96	1∶25
9b	PAPPA + hCG (10), NT (12), AFP + hCG + uE$_3$ + InhA (15～19), 主要的畸形(18$^+$)	95	1∶25

注：指定比率是为便于比较方案，并不意味是最佳切割值。DR，检出率；OAPR，阳性受累概率(真阳性)；NT，颈项透明层；NB，鼻骨缺失；TR，三尖瓣反流；DV，静脉导管；NF，颈部褶皱；NBL，鼻骨长度；PT，鼻前软组织厚度；PAPPA，妊娠相关血浆蛋白 A；游离 β-hCG，游离人绒毛膜促性腺激素 β 亚单位；hCG，人绒毛膜促性腺激素；PIGF，胎盘生长因子；AFP，甲胎蛋白；uE$_3$，游离雌三醇；InhA，抑制素 A；酌情，1/1 500～1/50 临界风险（在期限内，相当于孕中期的 1/1 200～1/38）；分段，临界或稍低风险；主要的畸形，NF 增厚，短股骨，心内局灶性强回声，肾盂扩张，肠管回声增强，脑室扩张；整孕周：如 10＝10^{+0} 周到 10^{+6} 周(参见建议提供检测的最佳时间)。预测性能是基于 NT、PAPPA，游离 β-hCG 和 hCG、NB、TR、DV、NF、NBL、PT 和 ANOMALY 等已发表的统计参数，PIGF 和 AFP 的荟萃分析结果以及标准化的母亲年龄分布。比率是基于出生时的发病率

2）性染色体异常

通过 cfDNA 分析可以评估胎儿性染色体的组成。附表 1 总结了特纳综合征的结果。对于 47,XXX,47,XXY,47,XYY，以及在活产中看到的嵌合体或变异的唐氏综合征的核型，检出率和假阳性率都没有可靠的评估。当为女性提供 cfDNA 筛查胎儿性染色体异常时，应该告知她们，胎儿性染色体的检测可能会发现胎儿和母体染色体的异常，这些异常可能是轻微或不具有临床意义的染色体异常。评估为阳性结果的临床意义可能需要涉及对母亲的侵入性检测和额外研究。当女性被提供 cfDNA 筛查、X 染色体和 Y 染色体分析时，女性应该可以选择接受或拒绝性染色体检测。在一些国家，这些类型的检测可能受到限制。

3）cfDNA 检测和真正的胎儿核型不一致的原因

cfDNA 主要来源于滋养层细胞，而这些细胞中的染色体组并不总是对应于胎儿的

染色体组。这种现象称为限制性胎盘嵌合体。胎儿和胎盘的不一致导致了假阳性和假阴性的筛查结果。真正的胎儿嵌合体也可能导致结果不一致。

所有 cfDNA 筛查方法都要求母体血浆中有足够的胎儿(胎盘)cfDNA,并且许多实验室对其检测解读有最低要求。此外,低比例的胎儿 DNA 片段似乎与 18 三体综合征、13 三体综合征、特纳综合征和三倍体的风险增加有关。对极低比例胎儿 DNA 片段的染色体异常发生率,尚无可靠评估。如果 cfDNA 筛查灵敏度不够,不足以在极低胎儿 DNA 比例的样本中识别出异常,则会导致检测失败。目前还不清楚低比例胎儿 DNA 对假阳性率和假阴性率的影响程度。

基于 cfDNA 筛查的 s-MPS 和 t-MPS 并不区分孕妇和胎儿的染色体不平衡,因此,产妇的染色体异常(原发性的或体细胞获得性的),包括小片段拷贝数变异,可能导致假阳性率。此外,双胎儿中一方由于停育消失未被检测到,可造成 cfDNA 的异常改变,进而可能产生假阳性结果或导致性别鉴定有误。

4)无结果

在几家大型实验室的报告中,cfDNA 筛查的失败率为 1.9%～6.4%。检测的失败可归结为多种因素,包括胎儿 DNA 片段的比例,这反过来又取决于胎龄、孕妇体重和实验室使用的策略。对于由胎儿 DNA 片段比例低导致的没有结果的情况,重复抽样可能会成功,尽管仍然有多达 1/3 的可能性再次失败。胎儿 DNA 片段含量低可能暗示 18 三体综合征、13 三体综合征、特纳综合征和三倍体的风险增加,但是这个风险的大小目前还不清楚(参见本文"cfDNA 检测与真正的胎儿核型不一致的原因"部分介绍)。因此,在这种情况下,如综合考虑孕妇的妊娠年龄、异常超声发现或孕妇血清筛查指标符合 18 三体综合征、13 三体综合征、特纳综合征或者三倍体,以及孕妇对于后续检测的选择,在重新抽血之前,提示可重新评估 cfDNA 的使用和其他检测方法。

5)检测的最佳孕周

cfDNA 检测可以在怀孕 9～10 周的时候提供。cfDNA 检测的胎龄将决定是否在常规筛查之后再行 cfDNA 检测。在一些实践中,可考虑对胎儿畸形进行早期的超声检查,并将 cfDNA 推迟到超声检查完成时进行。

对于检测阳性的病例,考虑采用绒毛取样或羊膜腔穿刺术具有重要的意义。但 cfDNA 筛查阳性的结果可能经绒毛取样或胎盘组织证实为阳性,但采用羊水细胞和(或)新生儿样本分析则未见异常。cfDNA 和绒毛取样都是基于胎盘细胞,这种与羊水检测结果不一致的现象可能是由于限制性胎盘嵌合体的存在。因此,对于 cfDNA 阳性结果采用绒毛取样进行验证时,还需考虑到限制性胎盘嵌合体的可能性。利用羊水细胞的分析被认为是真正胎儿核型的可靠指标。早期 cfDNA 筛查有益于疾病早期鉴定和干预,但须权衡早期诊断的困难。

6）多胎妊娠

检测还可扩大到双胎妊娠。如果 cfDNA 检测是可解释的,对检测双胎儿的非整倍体就与单胎一致。已发表的荟萃分析研究发现,cfDNA 检测的灵敏度在不对等双胎儿与单胎相似,检测特异度在所有双胎儿也与单胎类似。然而,当测定双胎中每个胎儿的胎儿 DNA 含量(FF)并使用胎儿 DNA 含量最低阈值进行解读时,检测失败率将高于单胎。

7）其他常染色体三体

一些实验室已经将检测扩展到其他常染色体三体。在妊娠的前 3 个月,这些疾病可能会导致胎儿流产的高风险,但在妊娠中期,其阳性结果的临床意义尚不清楚。一些阳性病例与妊娠时胎盘嵌合体有关,但在极少数情况下,真正的胎儿嵌合体也可能存在。一般来说,这些罕见真实嵌合条件下的表型可表现为从正常到高度异常,难以构成明确的综合征。此外,对羊水细胞的细胞遗传学分析也不能准确预测其表型。就临床意义而言,也可能出现 6 号、7 号、11 号、14 号、15 号和 20 号染色体的单亲二倍体。目前还不清楚其他常染色体三体的发病率、检出率、假阳性率和阳性预测值。只有当有足够信息表明检测阳性的妇女有死胎、严重胎儿畸形或其他不良妊娠结局的风险时,才应对这些罕见的三体病症进行检测。

8）微缺失和微重复

cfDNA 筛查也已被一些实验室扩展应用到微缺失/微重复综合征。在提供这一检测项目的实验室,测试应该局限于可定义的严重表型且临床意义重大的疾病。在这些疾病中,很多除了拷贝数变异之外,还有其他已报道的分子机制,因此,并非所有病例都可以检测,在评估每一种疾病的检出率时应该考虑到这些情况。在目前的微缺失综合征检测包中,一些疾病的产前发病率仍不清楚。微缺失和微重复综合征的检测可能存在假阳性,因而检测包中所有检测的累积假阳性率需要降低。对于一种疾病提供产前筛查时,阳性预测值也需要与其他筛查疾病相适应。医师和患者很可能不熟悉这些综合征,因此需要为患者提供相关信息和咨询服务(参见本文"患者咨询"部分)。

9）扩展 cfDNA 筛查的一般问题

我们认识到,要对其他罕见的疾病验证检测方法的检出率和假阳性率仍然有困难,因为缺乏替代的比较筛查方法,而且可能难以获取受累胎儿的检测样本。当某类筛查性能是基于有限数量的样本、实验数据,或当基于筛查推测其他病症时,应给医疗专业人员和准父母提供相关的解释信息和数据。

10）患者咨询

检测前的信息应该同时描述该检测方法的弊与利。这包括所检测疾病的范围和性质;检测方法、假阳性率和无应答率;可能较为常见的假阳性结果解释(尤其是检测罕见疾病时);为明确结果所需的额外检测;潜在检测到母体染色体异常的可能性、与嵌合体相关的不确定性、性染色体非整倍性以及其他意料之外的发现。为跟进阳性结果,咨询的内容应该包含疾病相关的一些额外信息、通过羊膜腔穿刺术或绒毛取样确诊的问题,或者涉及对新生儿的检查,以及可能需要对于那些假阳性结果进行随后的侵入性检测的一些额外超声研究。

在罕见病例中,cfDNA 筛查可能导致一些具有临床意义的偶然发现,如母体或胎儿的染色体异常,或获得性细胞遗传学异常(包括恶性肿瘤相关的一些异常)等额外的临床意义重大的发现。该筛查还可能检测出一些意义不明的拷贝数变异,而实验室医学主任认为有必要对其进行报道。对于这些情况,应提供遗传咨询和(或)患者转诊建议。

11)质量控制和质量保证

提供 cfDNA 筛查的实验室必须附上检测要求、实验室步骤、报告样本和数据储存以及患者信息保密的特定标准。相关实验室也需提供流行病学监测、检测失败率以及报告周期等详细信息。此外,还应参与相应的技能测试。

ISPD 意识到 cfDNA 筛查的质量控制和质量保证相关的特定指南还未成形。此时,我们强烈建议医疗机构所使用的实验室服务应符合与其他现行分子检测相一致的质量控制和技术检查国家指南。我们也建议针对 cfDNA 筛查制定特定的要求。

常规生化和超声筛查的一般注意事项

1)比较方案

不同母血清生化和超声筛查方案的相对效力可以通过固定的假阳性率值(1%~5%)和对比的检出率值,或者固定的检出率值(75%~90%)和对比的假阳性率值评估。对于固定的风险切割值,检出率和假阳性率值在不同的方案中是不同的。用来观察数据的统计模型是评估不同筛查方案检出率、假阳性率和阳性受累概率的一个可靠方法。

在鉴别受累和未受累孕妇方面,联合母血清生化和胎儿超声筛查在一定范围内已经具有证据确凿的功效。在特定的孕期内,这两种筛查方案都较为有效,但均不适用于孕早期或孕晚期。联合指标的使用也较为有效,在计算风险中提供这些指标间的关联已被列入考虑之中。附表 2 显示假阳性率值固定为 3% 时,不同血清学和超声方案在传统筛查唐氏综合征中的模拟性能。这一结果主要基于对 12 周胎龄的颈项透明层厚度进行测量。一般首选孕 11 周之后进行筛查,这是为了有助于优化患者的时间安排,因为这一时期可以更清楚地观察胎儿的解剖学异常,并且与孕 13 周相比,此阶段的筛查性能更高。

干预性研究可能会过高地评估筛查效果,但是为特定筛查方案的实用性提供了重要信息。所有筛查方案均会导致"偶然的"18 三体综合征、13 三体综合征或者特纳综合征的诊断,因此已有特定的算法来计算 18 三体综合征和 13 三体综合征的风险。在这些筛查方案中除了 2a 和 2b 外,大部分模型预测到检出率值超过了唐氏综合征的检出率值,甚至都没有采用额外的非整倍性特异的临界值。

2) 孕早期联合筛查

早期的非整倍体筛查(联合筛查)一般涉及颈项透明层厚度、妊娠相关血浆蛋白 A(PAPPA)、人绒毛膜促性腺激素(hGG)的测量。颈项透明层厚度被认为是特别重要的指标,因为超出正常范围的颈项透明层厚度值还与心脏缺陷以及其他严重的胎儿缺陷相关。

孕早期的联合筛查比孕中期的筛查更具优势(四联筛查),不仅是因为这时筛查可以更早得到孕妇的信息,而且具有更显著的筛查效应(对比附表 1 方案中的 1a、1b、1c、1d 和 2a、2b)。通过增加额外的血清标志物,如胎盘生长因子和甲胎蛋白(AFP),未来可能会进一步提高联合筛查的性能(1e 和 1f)。

颈项透明层厚度一般在孕 11~13 周进行测量,而孕早期的血清检测常在孕 8~13周进行(依赖于所使用的联合标志物)。

3) 孕中期四联筛查

四联筛查可以在孕 14~21 周进行,但首选 15~19 周进行,因为孕 15~19 周比较适合用甲胎蛋白进行开放性神经管缺陷的筛查。

4) 孕早期和孕中期序贯筛查

孕早期风险评估介于非常高和中等偏低的孕妇可能会受益于孕中期额外的血清学和超声联合筛查(酌情筛查),这可能与其高效筛查有关(方案 3a 和 3b)。对于那些孕早期低风险的孕妇也可以考虑额外的筛查(分段筛查)(条款 3c 和 3d),但对于大部分孕早期检测风险非常低的病例则没有必要(如小于 1/1 500)。对于酌情和分段筛查,联合运用孕早期和孕中期的检测结果对于孕中期风险评估极为重要。我们不应基于单独的孕早期和孕中期标志物(独立筛查)分别进行风险评估,因为这会导致明显更高的假阳性率并且难以进行孕中期的咨询。包含孕早期和孕中期筛查,并在所有筛查完成后(整合筛查)再综合提供一个风险值的筛查方案也会与高的检出率和低的假阳性率相关,但是会延迟风险结论和(或)限制孕妇在孕早期的选择(方案 4a 和 4b)。当同样的标志物在两个时期中都被检测时(重复检测),可能会有额外的受益(方案 4c 和 4d)。

5) 孕早期额外的超声软指标

孕早期额外的超声软指标出现后可无须再进行孕中期非整倍体筛查。最广泛使用的指标是胎儿鼻骨(NB)缺失、多普勒超声检测到的三尖瓣反流以及静脉导管中的异常血液反流。这些标志物的常规使用大幅提高了检出率(方案 5a),仅当这些在专业中心酌情完成时(方案 5b 到 5d),才可获得比较性的结果。

6) 孕中期额外的超声软指标

孕中期的额外超声软指标也能促进非整倍体的筛查。其中一种方法就是在四联筛查的同时,再检测 3 个头面部轮廓指标,包括颈部褶皱厚度、鼻骨长度和鼻前软组织厚度。这个模型预测的结果可与孕早期联合筛查进行对比(方案 6a 和 6b)。颈部褶皱厚度是使用最广泛的指标。

筛查中心一般在孕 18~23 周时,常规进行遗传学超声检查或者畸形排查,并联合一些特异性特征的存在或者缺乏来评估风险。对于修订非整倍体风险有用的一些发现(畸形、异常和标记)包括主要畸形、颈部褶皱增厚、股骨长度或者肱骨长度(FL 或者 HL)偏短、心内局灶性强回声(EIF)、肾盂扩张(P)、肠管回声增强(EB)、脑室扩大,以及鼻骨、颈部褶皱缺失或者发育不良。股骨长度和肱骨长度应以连续变量表示(如结果表示为 MoMs)而非分类变量(即超过某个值或低于某一特定的切割值),因为连续变量可以将检测区分能力最大化,并且给每位孕妇的结果更特异。心内局灶性强回声、肾盂扩张和肠管回声增强的存在需要基于客观的标准。就遗传学超声和个体指标的感知值而言,个体标志物区域性的政策变化相当大(如英国和加拿大所采用的政策)。

遗传学超声能对已经经过孕早期(方案 7a 和 7b)、孕中期(方案 8b 和 8c)或者同时两个时期(方案 9a 和 9b)筛查的孕妇使用。虽然能单独采用孕中期异常筛查修正母亲年龄特异性的非整倍体风险,但这并不是一个非常有效的筛查方法(方案 8a)。在后续其他的非整倍体筛查后用这个去修正能提高检出率,但时常发生的是,当孕妇筛查为阳性时,这将受到限制,并可能实际上降低检出率。联合母亲年龄的遗传学超声检测对于孕 21~23 周才第一次接受产前护理的孕妇是有帮助的,因为需要快速获得胎儿风险的信息。

7)多胎妊娠

基于颈项透明层厚度和血清学标志物对非整倍体风险的筛查也能运用于双胎妊娠,尽管这比单胎血清学标志物筛查的功效要低。孕早期筛查应该考虑绒毛膜性;单绒毛膜双胎被认为每个胎儿具有相同的患病风险,然而大部分双绒毛膜是异卵双胎,因而对每个胎儿都需提供风险评估。孕早期血清学标志物要求使用妊娠期特异性和绒毛膜性特异的修正因子。单独使用血清学标志物的多胎妊娠孕中期筛查与单胎妊娠相比,精确性较低。对于三胞胎和更多的多胎妊娠,风险应该基于单独的超声指标。在早期胎儿流产("消失的双胎")的情况下,更应该谨慎地解读所检测到的血清学标志物。

8)质量控制和质量保证

提供母体血清筛查检测的实验室必须参与相应的技能测试以及通过流行病学监控其筛查性能。用来计算风险的电脑程序应该设计精密的检测。

颈项透明层厚度的测量应该在富有经验和精通操作的中心运行。实施颈项透明层厚度超声检测的超声技术人员必须参加相关的能力审查。超声检查必须符合胎儿安全规范,也就是说,超声辐照应该在可探查的情况下尽可能低。

筛查方案规范

此规范是我们基于多种最先进技术、最好的产前健康护理实践、资源优化使用的评测制定的。我们意识到检测领域随着可检测染色体异常的范围、对额外孕妇群体的适用性、检测费用等改变正在迅速发展。随着这些发展的推进,新的方案或者更多女性酌情采用特定的方案将更为合适。

在生殖遗传服务的实用性方面可能还存在一些限制,包括但不限于专业的超声检验师、认证的遗传咨询师和医师或者计算风险的必备电脑程序。早期的产前参照模式和经济考虑也很可能导致筛查方案的使用具有地域差异。目前,cfDNA 筛查相对较为昂贵,可能在一些国家中还不易推广。方案的选择也必须考虑到在孕中期通过甲胎蛋白或超声检查对开放性神经管缺陷筛查的需要。

孕妇对风险的认知不同,可能造成她们倾向于某些特定的检测方法,或者选择符合个人经济基础的检查。患者超出规范化检测之外的请求不应该是拒绝检测的唯一依据。

下列筛查方案选项目前认为是适用的:

(1) cfDNA 筛查作为一线筛查适用于所有孕妇[整孕周(如 $10 = 10^{+0}$ 周到 10^{+6} 周)]。

(2) cfDNA 作为基于血清和超声筛查方案评估为高风险后的二线筛查[选项 (4)～(9)]。

(3) 对大部分已经通过常规筛查确定为高或者中等风险的孕妇群体酌情提供 cfDNA 筛查。cfDNA 酌情筛查的情况也包括,对于高风险的孕妇直接提供侵入性的产前诊断,而对于常规筛查中等风险孕妇提供 cfDNA 筛查。

(4) 孕 11～13 周行超声颈项透明层厚度检测,联合孕 9～13 周血清学标志物检测。

(5) 扩展选项(4)包括孕早期的血清学或者超声软指标。其超声检测性能需要在筛查运行所在的中心进行前瞻性验证。

(6) 经选项(4)中筛查方案测定为临界风险的孕妇,在专业中心可经选项(5)中的方案再酌情检测,以修正其风险值。

(7) 对于那些在孕 13^{+6} 周后才第一次就诊的孕妇,在孕 15～19 周检测其 4 种母体血清标志物(四联筛查)。

(8) 在分段筛查或酌情筛查(所有筛查后的数据归总于最后的风险评估中)方案中联合选项(4)和(7)。当绒毛取样无法进行时,可提供整合筛查方案。当颈项透明层厚度测量不可用时,采用血清学整合筛查。

(9) 对于那些已经经选项(4)、(7)或者(8)方案筛查的孕妇,孕中期可酌情采用超声检查修正其胎儿非整倍体的风险。其超声检测性能需要在筛查运行所在的中心进行前瞻性验证。

除一些特殊情况外,不推荐以下做法:

(1) 用母亲年龄作为非整倍体评估的唯一标准。

(2) 孕早期仅测量颈项透明层厚度,而不做其他检测。

(3) cfDNA 筛查已经明确后,再行常规染色体异常筛查。

特殊情况包括一些不适用检测的情形(如三胎儿及以上的多胎妊娠以及并发其他胎儿或母体疾病)、检测的失败,以及需要紧急风险评估的。

总结

(1) cfDNA 筛查对于一些胎儿的非整倍体,尤其是唐氏综合征的筛查具有高灵敏度和高特异性。

(2) 唐氏综合征和一些其他的新生儿染色体异常只能通过羊膜腔穿刺术或者绒毛取样所获得的细胞明确诊断。

(3) 不建议单独使用母亲年龄评估唐氏综合征的风险。

(4) 对于想要在孕早期进行风险评估的孕妇和那些没有进行 cfDNA 筛查的孕妇,在孕早期应该联合超声检测颈项透明层厚度和母体血清标志物进行筛查。

(5) 对于那些孕 13^{+6} 周后才进行第一次产前筛查,且无法提供 cfDNA 筛查的孕妇,应该进行四联标志物的血清学检测。

(6) 联合孕早期和孕中期常规标志物筛查方案是有效的。

(7) 常规非整倍体筛查方案后附带孕中期超声检查是有益的。

(8) 当 cfDNA 筛查扩展到微缺失/微重复综合征或者罕见染色体三体时,检测应该局限于针对那些临床意义显著的疾病或者非常明确的严重情况。对于每类筛查的疾病,应该具备确切的检出率、假阳性率的估算值以及相关的有临床意义的阳性检测信息。

编译自: Benn P, Borrell A, Chiu R W, et al. Position statement from the Chromosome Abnormality Screening Committee on behalf of the Board of the International Society for Prenatal Diagnosis[J]. Prenat Diagn, 2015, 35(8): 725-734.

附录 2　ISPD、SMFM 和 PQF 关于使用全基因组测序 进行胎儿诊断的联合立场声明(2018)

前言

在技术进步的驱动下,DNA 测序已经迅速成为遗传病诊断的重要工具。目前,外显子测序,包括临床外显子靶向捕获测序或全外显子测序,已经成为临床应用的主要检测方法。当然,全基因组测序很可能会作为解释工具逐步被使用,并且开发出合适的数据源和降低成本。鉴于基因组测序的复杂性,为将其整合于诊疗服务中,尤其是应用于胎儿遗传病的产前诊断中,国际产前诊断学会(International Society for Prenatal Diagnosis,ISPD)、美国母胎医学会(Society for Maternal-Fetal Medicine,SMFM)以及围生期质量基金会(Perinatal Quality Foundation,PQF)为这类检测服务的从业人员和实验室联合拟定了"需要考虑的要点"。

外显子测序是一项新兴技术,可用于评估胎儿超声检测到的结构异常。最近一篇系统性文献综述(2014—2017 年)表明,结构异常胎儿的产前诊断比例为 6.2%~80%。通过优化检测标准如一家三口分析、重点关注多发畸形或结构变异,阳性发现可能会增加。随着这项新技术的实施,我们需要进一步加强对患者和医疗专业人员的宣传教育。而且该检测的实施也面临许多重大挑战,包括在父母和(或)胎儿中的偶然发现、对家庭成员的影响以及将来再分析的责任。涵盖系统评价、队列分析、政策规范以及专家意见等文献报道的评测,已经支持基因组测序在产前诊断中的发展和应用。同时,我们还将第 21 届 ISPD 产前诊断和胎儿治疗年会上小组讨论中的核心内容和评论纳入本声明。

尽管在人类 23 对染色体上含有约 30 亿个碱基对,但人类基因组中只有约 1.5% 的遗传信息编码了约 20 000 个基因。少数疾病相关基因(4 000~5 000 个被鉴定的基因)被称为"临床外显子组",并且这些选择的基因可以在特定的实验室中进行致病性评估。

本文件的基本原则是,为将新的遗传学技术引入生殖保健中,必须综合考虑从现有产前基因检测中汲取的教训、技术创新的影响、患者和医务人员的认知以及更广泛的伦理和社会问题。在这些原则下,就基因组测序在产前诊断中的临床应用达成以下共识意见,其中包括全外显子组测序、临床外显子靶向捕获测序以及全基因组测序,以下统一简称为测序。

(1) 诊断性测序目前可用于评估经标准基因检测(如染色体微阵列分析)诊断为阴性的胎儿,或可根据公认的实践指南选择测序进行诊断,或根据胎儿表型的鉴别,遗传学专家建议行测序诊断。

(2) 由于缺乏足够的验证数据和信息阐明测序技术在产前诊断中的利弊,该技术尚无法作为常规的检测手段开展。仍然需要有足够样本量的前瞻性研究来进行验证,以指导和修订现行的应用。根据设定的研究方案,目前这类研究正在良好地开展。此外,测序可以不限于研究,当高度怀疑一个病例患有遗传病时,通过测序技术可以更快速和准确地对其进行遗传学诊断。当然,此类病例产前测序的前提是需要在具有测序临床应用专业知识并从事多学科研究的遗传专家团队磋商后的指导下进行,磋商的相关内容包括对基因组测序结果的解读、如何在产前的特定条件下进行转化应用以及产前影像学和遗传咨询的专业知识讨论等。

注意事项

1) 基于基因组测序的所有诊断与应用

建议对基于基因组测序的所有诊断与应用,无论是应用于科研还是临床服务,都需注意如下几个重要事项:

(1) 胎儿适应证的诊断测序最好进行一家三口分析,也就是将胎儿和其父母的样品一并进行测序和分析。目前,一家三口分析有利于及时解读结果,并有助于判定所检测出变异的致病性。如果只行先证者测序,则其诊断结果或潜在的诊断结果最好通过靶向检测其生物学父母的样品明确遗传方式后加以验证。

(2) 由于超声影像的局限性,目前人们对胎儿遗传病基因型-表型相关性的认识还非常有限,许多疾病的胎儿表型尚未被明确描述。因此,对于疑似遗传病的胎儿,我们很难确定是采用靶向疑似相关致病基因的测序,还是应该采用全基因组测序。而对于全基因组测序所发现的变异,我们也不确定是应遵循儿童和成人测序检测时对于结果解释和报告的指南,还是在产前条件下采用更严格的方法解释那些仅限于可明确表型的变异。

(3) 可为胎儿适应证提供测序、进行测试前教育和咨询、获得知情同意并可行检测后咨询和出具报告的人员或机构必须深入了解基于胎儿和父母的一家三口测序的益处和风险。由于结果解读和咨询非常复杂,最好是在多学科团队的协商下进行,且该团队在产前诊断和胎儿测序的临床和实验室研究方面都具有丰富的专业知识和经验。在理想情况下,团队成员可以访问受检者的所有临床记录、测序结果和胎儿影像报告。

(4) 大量的检测前宣教、咨询和知情同意以及检测后咨询是必不可少的。建议考虑如下一些方面:

① 如果可能的话,应该给予父母双方个体化的检测前教育和咨询。这种咨询需要通过细致的沟通解释复杂的遗传信息,以使父母双方在对遗传信息理解力不同和时间有限的情况下,平衡可能的学识差距。

② 其他替代面对面遗传咨询的宣传教育工具,应在引入临床护理之前进行效果评估。

③ 由于诊断性测序可透露胎儿的遗传信息,这可能会对父母一方或双方,甚至是整

个家庭造成潜在的影响。在理想情况下,胎儿的生物学父母(如果可能的话)均应提供胎儿测序的知情同意。但是,对于所有的产前环节,孕妇可以单独提供对其进行的侵入性处理的知情同意以获得胎儿遗传物质。

④ 如果采取一家三口测序,父母应单独提供他或她自己样本测序的《知情同意书》。

⑤ 检测前咨询和知情同意必须针对每个分析的基因组(即胎儿和每个生物学父亲或母亲的基因组)考虑到如下相关事项:

a. 检测结果判读的类型(即变异是致病、可能致病、意义不明、可能良性还是良性)。

b. 获得具有临床意义结果可能性的实际期望。

c. 预计出具检测结果的时间范围。

d. 无法获得检测结果的可能性(如样品质量问题),或者有些检测结果在胎儿出生前无法提供。

e. 在出具结果中对偶然发现(如非预期的儿童疾病)的纳入或排除。

f. 在出具结果中对次要发现(如癌症易感基因)的纳入或排除。

g. 如何处理胎儿样本中所发现的可能成年后发病的情况。

h. 发现非亲子关系或亲密亲子关系的可能性(如近亲或乱伦关系)。

i. 结果的出具和检测后咨询需在基于当前知识进行结果判读的基础上。因为随着时间的推移,我们对致病基因、序列变异的致病性以及胎儿表型等各方面的认识,可能会发生潜在的变化。因此,还应包括有关样本和数据保存以及数据重分析的可行性策略等信息。

j. 认识到数据共享在去识别数据库中的重要性(ISPD、SMFM 和 PQF 赞同 ACMG 的立场,即实验室和临床基因组数据共享对遗传医疗至关重要)。如果有可共享的数据,则首先应该获得关于存储这些数据的《知情同意书》,并且应告知父母哪些人有权访问以及为了什么目的。

⑥ 检测后咨询和结果返回应考虑到所记录的患者与提供者在测试前关于结果选项的讨论,包括哪些结果会被返回。建议所有进行测序的个体始终接受测试后咨询,包括那些测序并未产生有用的临床信息的人。

2) 为实验室和临床医师提供的建议

胎儿诊断性测序的科研和临床应用尽管在迅速增加,但目前这个领域仍然缺乏研究,且证据有限。早期的经验可为实验室和临床医师在应用胎儿适应证诊断性测序时提供以下建议。

虽然经验仍然有限,但现有的数据表明在以下情况下应用胎儿测序可能是有益的:

(1) 孕期中胎儿单个或多个器官系统异常提示可能存在某种遗传病因,且行 CMA 后未明确基因诊断;或者在没有 CMA 结果的特定情况下,经多学科讨论达成共识,认为胎儿的多发异常强烈表明它是某类单基因病患者。

（2）个人（母亲或父亲）有先前未确诊的具有单个或多个器官系统异常的胎儿（或患儿），提示是某种遗传病因所致，并且目前孕期胎儿具有复发性的相似异常，且行染色体核型分析或 CMA 后未明确基因诊断。此外，当这些父母做孕前咨询，但未能提供受累先证者的样本，或者不能从当前孕期胎儿中获取样本时，可根据胎儿表型，考虑为其生物学父母提供测序以检测双方是否为常染色体隐性突变的携带者。当然，如果可能的话，最好从先前的异常胎儿或患儿获取组织进行外显子组测序。

（3）经染色体核型分析和（或）CMA 检测后未明确病因，且具有反复死胎史的家庭，当前孕期胎儿具有复发性的相似异常。

（4）目前没有证据支持对侵入性产前处理（羊膜腔穿刺术、绒毛取样、脐穿刺术及其他）所获胎儿样本实施的常规检测适用于当前胎儿的异常症状。

3）有关质量标准、变异解读和结果返回

虽然证据仍然有限，但对于诊断或研究实验室的有关质量标准、变异解读和结果返回，早期经验还支持如下建议：

（1）在应用临床诊断性测序时，应当同样遵循实验室质量标准、分析和变异注释原则。与所有诊断性检测一样，临床诊断性测序应在具有产前基因组诊断检测和解读相关经验及相关部门认可的诊断实验室进行。

（2）关于表型的临床信息是测序数据解读的一个组成部分。在开始检测之前，临床信息必须由推荐的临床医师以标准格式提交，优先使用人类表型标准术语。此外，临床医师应提供影像学数据（至少包括影像报告以及尽可能提供相关图像）以支持胎儿表型。鼓励实验室建立合适的系统以促进标准化表型信息的提交，可作为申请检测时的一个环节。

（3）最初的变异注释和判别最好由诊断实验室完成，并应根据胎儿表型和其他相关临床信息解读变异的致病性及其临床意义。这一环节最好是在包括临床科学家、临床遗传学家或具有产前诊断专业知识的遗传咨询师，以及产前诊断方面的专家等多学科体系下完成，以充分考虑到所有相关临床信息。

（4）考虑到测序数据的复杂性、实验室与临床医师之间对数据的分析交流及结果解读，强烈建议在相关临床专家的支持下进行，并由相关临床专家进行最终解读，必要时可修订解读。

（5）胎儿样品测序数据的结果报告最好集中在与胎儿表型相关的致病和可能致病的基因变异上。

（6）已认识到一些实验室可能会报告那些与胎儿表型强烈相关的候选疾病基因中意义不明的变异。例如，对于与胎儿表型相关的某个常染色体隐性基因，其中一个致病性（或可能致病）变异遗传自父母中的一方，而另一个意义不明的变异遗传自父母中的另一方。这种情况在测试前咨询中就需沟通，并强烈建议在基因检测后进行遗传专家咨询。

（7）认识到一些实验室可能会报告那些导致中度至重度儿童期发作和成人发病的基因的致病和可能致病变异。各个实验室的做法可能会有所不同，但也应在检测前咨询中详细沟通。在这种情况下，应由遗传咨询专家和与疾病相关的儿科专家提供检测后咨询。

（8）当进行一家三口测序时，实验室可能会报告其他具有临床意义的发现，如检测到可能造成严重儿童疾病的父母携带者状态，这可能会对当前孕期的检测或以后妊娠带来影响。因此，出具父母样本结果的策略需在测试前咨询时就予以确定并签订知情同意。

（9）之前胎儿、婴儿或其他相关家庭成员若存在未明确或无信息的测序结果，可能会导致后续妊娠风险，因此建议再行审查。有可能的话，如果将来有怀孕计划或正在进行计划，并且自上次报告结果以来时间已经较久，则应在知情同意后对测序数据进行重分析。

（10）建议出具的结果可包括对父母未来生殖和检测选择的影响。

（11）建议结果以书面方式提供给父母，对于非专家，应以适当的语言进行遗传咨询和父母生殖选择的沟通，以利于其对未来生育决定的理解。

结论

ISPD、SMFM 和 PQF 的联合立场声明反映的是在 2017 年 11 月编制时基于当时可用数据和技术的共识。笔者认识到基因组技术正在迅速发展，其用于胎儿疾病和多发畸形产前诊断评估的科学和临床知识仍然不完整且在不断变化，急需广泛的医学健康宣传教育，以促使其合理实施、产生临床效应以及利于胎儿测序。这方面的临床和转化研究是必要的，应该优先考虑设置相关的基金。这些研究的结果可能会使本声明进一步完善，这需要定期审查和修改，以考虑到不断发展的科学、临床、伦理和社会因素。

编译自：International Society for Prenatal Diagnosis, Society for Maternal and Fetal Medicine, Perinatal Quality Foundation. Joint Position Statement from the International Society for Prenatal Diagnosis（ISPD）, the Society for Maternal Fetal Medicine（SMFM）, and the Perinatal Quality Foundation（PQF）on the use of genome-wide sequencing for fetal diagnosis[J]. Prenat Diagn, 2018, 38(1)：6-9.

索　引